New

Steps to Internal Medicine

Pathophysiology로 이해하는

내 과 학

steps to internal Medicine

내분비질환 9

村川裕二 總監修 / 相馬正義 編著

연세대학교 의과대학 차 봉 수 역

New

Steps to Internal Medicine

도서출판 정담

저자 서문

금년 여름도 더운 날이 계속되고 있다. 지구 온난화가 더 심해지고 있는 것 같다. 의학도 급속하게 진보해 어제의 상식이 오늘은 부정되는 상황이다. 이러한 의학의 진보에 따라 의학도들이 알아야 할 지식들이 더욱 늘어나고 있다.

이 책은 내분비학에서 가장 중요한 곳을 알기 쉽게 썼다고 자부한다. 내분비학을 처음 공부하는 사람이나 또 내분비학이 어렵다고 생각하는 학생들은 모두 이 책을 읽어 보기 바란다. 자신도 모르게 어느덧 내분비학이 좋아지게 될 것이다.

인간의 머리는 이상하게 구성되어 있다. 좋아지면 점점 더 이해하기 쉬워지고 기억도 쉽게 된다.

내분비학을 공부하는 분들에게 한 가지만 조언하겠다.

먼저, 호르몬의 작용과 분비조절인자를 외우기 바란다. 「왜?」라는 것을 생각하기 위해서는 이것들이 기본적인 정보가 되기 때문이다. 이것만 기억한다면, 증상, 검사, 진단, 치료는 고생하지 않아도 자연스럽게 머리에 들어올 것이다.

이 책을 통해 더욱 더 많은 사람이 내분비학을 좋아하게 되기 바란다.

2006년 8월

소마 마사요시(相馬正義)

역자 서문

의학이라는 험산준령에서도 그 본령을 이루는 것이 내과학이라고 할 수 있다. 양적으로나 내용적으로 결코 만만치 않은 내과학을 공부하면서 여러분들은 어디에 쓸모가 있을지도 모르면서 공부해 왔던 해부학, 조직학, 생리학, 생화학, 약리학, 병리학 등의 각종 지식들이 퍼즐처럼 맞추어지는 것을 경험하게 될 것이다.

내과학은 거대한 퍼즐이다. 여러분들은 내과학을 공부하면서 펼쳐지는 온갖 질병의 퍼즐 속에서 그 동안 배워온 모든 지식을 임상 현장에서 적용할 수 있는 방법을 배워나가야 한다. 이것은 단순한 암기만으로 도달할 수 있는 경지가 아니다. 기초의학에서 배웠던 인체와 질병에 대한 모든 지식을 임상적인 지식에 접목시키고 그것을 다시 환자에 적용시킬 수 있는 수준으로 끌어올리기 위해서는 근본적인 수준에서 질병을 종합적으로 이해하지 않으면 안 된다.

「Pathophysiology로 이해하는 내과학」이 독자 여러분의 큰 성원에 힘입어 「New pathophysiology로 이해하는 내과학」으로 거듭났다.

구판에서 받은 독자 여러분의 큰 사랑에 보답하기 위하여 내용을 더욱 충실하게 보완하였다.

이 책에서는 질병이 어떤 기전에 의해 일어나는지를 알게 함으로써 다양한 질환의 병리적 상태를 이해할 수 있게 기초의학부터 임상의학까지 상세하게 설명하고 있다. 따라서 임상의가 알아야 할 의학적 지식의 수준까지는 물론 국시를 비롯한 각종 시험을 앞두고 있는 학생들에게도 큰 도움이 되리라 생각한다.

의학용어는 대한의사협회의 「필수의학용어집」, 「의학용어4집」, 「대한해부학회 의학용어사전」의 신용어를 사용하였으나 부득이한 경우 구용어와 병기한 부분도 있다는 것을 알려둔다.

아무쪼록 이 책을 통해 여러분들이 내과학적인 지식을 뛰어넘는 안목과 통찰력을 얻을 수 있기 바란다.

2008 역자

ATLAS

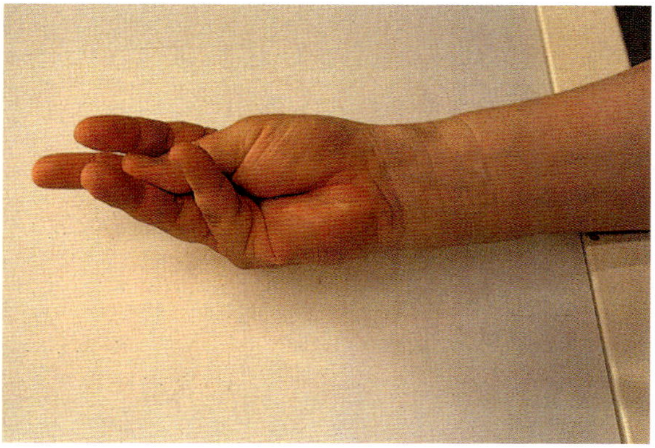

ATLAS① (본문 p.147)

Trousseau 징후

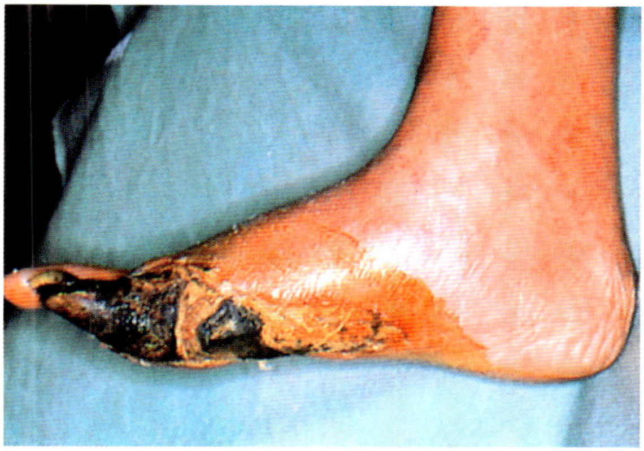

ATLAS② (본문 p.173)

당뇨병성 괴저

(『국시매뉴얼100%피부과<제4판>』, 의학교육출판사, 2005.에서 전재)

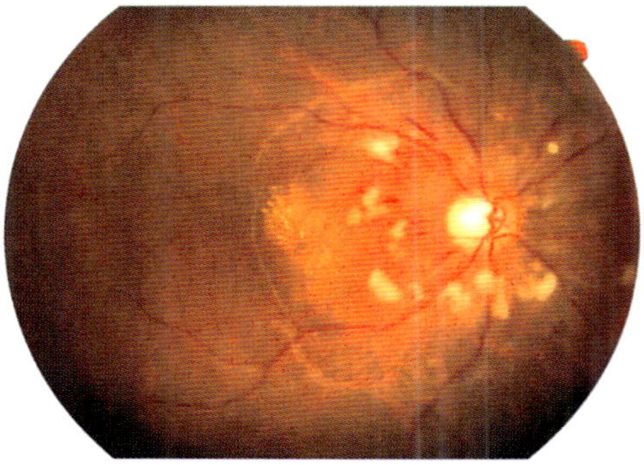

ATLAS③ (본문 p.174)

당뇨망막병증(증식성 망막증)의 안저 사진

목 차

총론

각론

II. 갑상샘

III. 부신

IV. 칼슘과 인

V. 당뇨병

VI. 생식샘

과연 그렇구나!

총 론

New Steps to Internal Medicine

총 론

New Steps to Internal Medicine

VI. 생식샘

과연 그렇구나!

I

내분비와 호르몬

내분비란 무엇인가? 내분비란 분비세포에서 분비된 물질의 작용양식의 하나이다. 분비된 물질의 작용양식에는 다음과 같은 것이 있다(**그림 1**).

① **내분비** (endocrine)
분비세포에서 분비된 물질이 혈중으로 들어가 혈행을 통해서 표적세포에 도달하여 작용한다. 이 작용양식의 물질을 호르몬이라고 한다.

② **외분비** (exocrine)
분비세포에서 분비된 물질이 직접 외부로 분비된다. 땀, 모유, 타액, 위액, 췌장액, 쓸개즙 등이 그것이다(소화관내강은 외부로 간주된다).

③ **주변분비** (paracrine)
분비세포에서 분비된 물질이 주위의 세포에 작용한다.

④ **자가분비** (autocrine)
분비세포에서 일단 세포 밖으로 분비된 물질이 자신에게 작용한다.

⑤ **세포내분비** (intracrine)
분비세포 내에서 합성된 물질이 자기 세포내에서 작용한다.

넓은 의미에서의 내분비학은 위에서 말한 것들 가운데, ②의 외분비를 뺀 모든 작용양식의 물질을 대상으로 하지만 이 책에서는 ①의 호르몬에 대해서 살펴보기로 하겠다.

호르몬이란 일종의 정보전달인자이다. 여러분은 생체 속에 있는 이 "정보"를 무엇이라고 생각하는가? 혼동하지 말아야 할 것은 호르몬=정보가 아니라는 것이다. 생체 속의 정보라고 하는 것은 DNA 즉, 유전자뿐이다. 인간의 몸을 만들고 있는 모든 정보는 유전자 속에 기억되어 있다. 그러나 이 정보는 그 상태로는 아무런 기능도 할 수 없다.

이 정보를 기능시키기 위해 필요한 인자는 하늘에 있는 별의 수만큼 많을 것이다. 아직까지 발견되지 않은 기전도 많이 있다.

어쨌든, 이러한 다양한 기능과 기전을 통해서 DNA에 기록되어 있는 우리들의 정보가 해독되고 기능을 가지게 되어 생체로서 활동할 수 있게 해 주는 것이다. 호르몬은 그러한 생체의 기능에 있어서 중요한 기전의 한 가지이다.

그림 1 **분비물질의 작용양식**

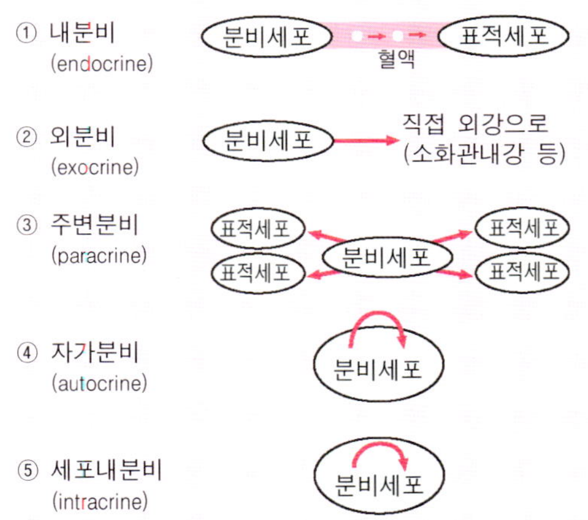

호르몬 그 자체는 정보가 아니며 정보를 전달하기 위한 **매체인자**에 불과하다. 그러나 호르몬이 유전자의 정보를 다른 상대에게 정확하게 전달하지 않으면, 그 정보는 이용되지 못해 생체가 올바른 기능을 발휘할 수 없게 된다. 이러한 호르몬의 이상이 내분비질환에서 다룰 주제이다. 이를 위해서는 호르몬이 어떻게 작용하는지에 대해 대략적으로 알아둘 필요가 있다.

II

호르몬의 조절과 이상

1 호르몬의 작용기전

정보의 행선지는 세포내의 핵이다. 핵 속에는 DNA로 구성된 유전자군(gene cluster)이 있다. 그곳에 정보가 도달하면 세포는 그 정보의 지시에 따라 새로운 기능을 발휘한다. 호르몬은 정보 매개인자의 하나이기 때문에 직접 핵에 작용하는 경우도 있고, 또 별개의 매개인자를 통해서 핵에 정보를 전달하는 경우도 있다.

이러한 인자가 상대에게 전달되는 경우에는 그것을 받아들이는 쪽에 수용체(receptor)라 불리는 받침접시가 필요하다. 이 받침접시는 각 인자에 특이적으로 결합하는 기능을 갖고 있으며, 또한 다음의 인자와 정보를 주고받는 작용을 한다. 호르몬의 작용은 이 수용체에 결합함으로써 비로소 발생하는 것이다. 대부분의 호르몬은 그 수용체를 세포막의 표면에 가지고 있지만 일부 호르몬은 세포질내와 핵내에 그 수용체를 가지고 있다(**그림 2**).

그림 2 **호르몬의 작용기전**

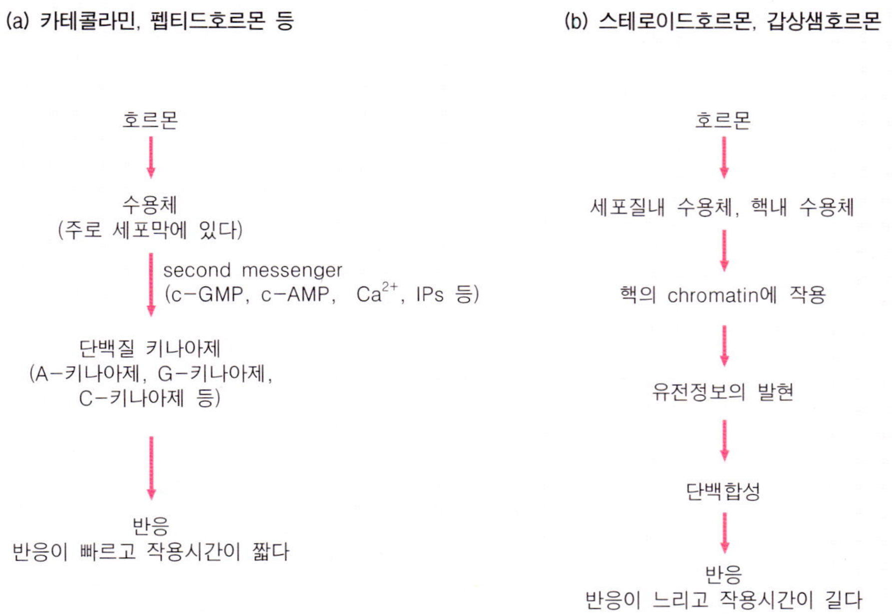

일반적으로 수용체가 세포막에 있는 경우에는 세포막에서 핵까지의 사이에 second messenger라 불리는 제2의 정보 매개인자가 관여한다.

Second messenger에는 cyclic AMP와 cyclic GMP, 칼슘이온(Ca^{2+}), 이노시톨 인산(IP_3) 등이 있다. 이들 second messenger는 A-kinase, G-kinase, C-kinase 등의 효소를 활성화시켜 다음 단계로 반응을 연결시킨다. 일반적으로 이러한 반응은 수초 이내에 완료되어 매우 빠르지만 한편으론 작용시간이 짧다는 특징이 있다.

반면, 호르몬수용체가 세포질내의 핵 안에 존재하는 경우에는 호르몬과 수용체의 복합체가 직접 핵의 chromatin에 작용하여 유전 정보를 발현시킴으로써 단백질의 합성을 유도한다. 이러한 일련의 반응은 상당히 느려 수시간 이상 걸리며, 작용시간도 길다는 특징이 있다(**그림** 2).

이와 같이 호르몬이 운반하는 정보는 수용체(receptor라고도 한다)를 통해 상대 세포로 전달된다. 따라서 호르몬에 반응하는 세포는 반드시 그 호르몬에만 특이적으로 반응하는 수용체를 가지고 있다. 수용체가 없는 세포는 아무리 많은 호르몬이 있어도 반응할 수 없다. 이것은 내분비질환을 이해하는 데 있어 중요한 개념이 된다.

즉, 호르몬이 지나치게 많이 분비되거나 또는 전혀 분비되지 않음으로써 병이 생긴다고 생각하는 것은 간단하지만, 한편으로 수용체 쪽에도 문제가 있을 수 있는 것이다. 본래 있어야 할 곳에 수용체가 존재하지 않으면, 아무리 호르몬이 정상적으로 분비된다고 해도 그 호르몬은 어떠한 작용도 발휘할 수가 없다. 내분비질환은 반드시 내분비장기의 장애만으로 일어나는 것이 아니라 호르몬이 작용하는 쪽의 장기에 수용체가 없어도 일어난다고 하는 것을 알아두어야 한다.

다시 말해서 호르몬은 지나치게 많이 분비되어도 또 적게 분비되어도 곤란하다. 적당한 양이 꾸준히 분비되도록 조절되어야 한다.

그러면, 호르몬의 분비조절에 대해서 살펴보기로 하자.

2 호르몬의 분비조절

실제로 호르몬의 분비조절은 개개의 호르몬에서 모두 다르기 때문에 상세한 내용은 각론에서 다루기로 하겠다.

호르몬의 분비조절에서 중요한 개념은 대부분의 호르몬이 음성되먹임(negative feedback)으로 조절되고 있다는 사실이다. Negative feedback이란 어떤 호르몬 분비계가 있다고 했을 때, 그 계의 특정 최종산물(대부분의 경우 호르몬 활성이 강한 호르몬)이 그 자체 생산계의 윷속단계를 억제하는 시스템이다. 시상하부-뇌하수체-부신피질계를 예로 들어 설명하겠다(**그림** 3).

이 시스템에서는 시상하부에서 분비되는 부신피질자극호르몬 방출호르몬(CRH)이 뇌하수체에 작용하여 부신피질자극호르몬(ACTH)을 분비시킨다. 이 ACTH는 부신피질에 작용해서 몇 가지 호르몬 생산의 분비를 촉진하지만, 그 가운데 하나인 cortisol이 혈중에 증가하면 CRH 및 ACTH의 분비가 억제된다. 또 거꾸로 cortisol의 혈중 농도가 감소하면 CRH 및 ACTH의 분비가 증가한다(negative feedback 해제)는 조절계이다. 이 시스템에 의해 cortisol의 혈중 농도가 일정하게 유지된다고 하는 이치이다.

지금까지 negative feedback에 대하여 설명했는데, 그렇다면 positive feedback은 어떠한가 살펴보기로 하자. positive feedback이란 혈중에 최종 호르몬이 증가하면 그 계의 윷속단계를 자극하여 호르몬을 무한대로 증가시키기 때문에 일반적인 조절기구가 될 수 없다.

그러나 생체는 이러한 예외적인 기구도 잘 사용한다. 한 가지 예가 배란의 경우이다. 시상하부에서 나온 황체형성호르몬 방출호르몬(LHRH)은 뇌하수체의 황체형성호르몬(LH) 분비를 촉진한다. 혈중에 분비된 LH는 난소에 작용하여 난소로부터 에스트로겐을 생산 분비하게 한다. 난포기에 서서히 증가한 에스트로겐은 혈중 농도가 일정한 수준에 도달하면 LH 분비의 급격한 증가(LH surge)를 유발한다(positive feedback). 이에 따라 배란이 유발되는 것이다. posi-

그림 3 호르몬 분비를 자극하는 호르몬

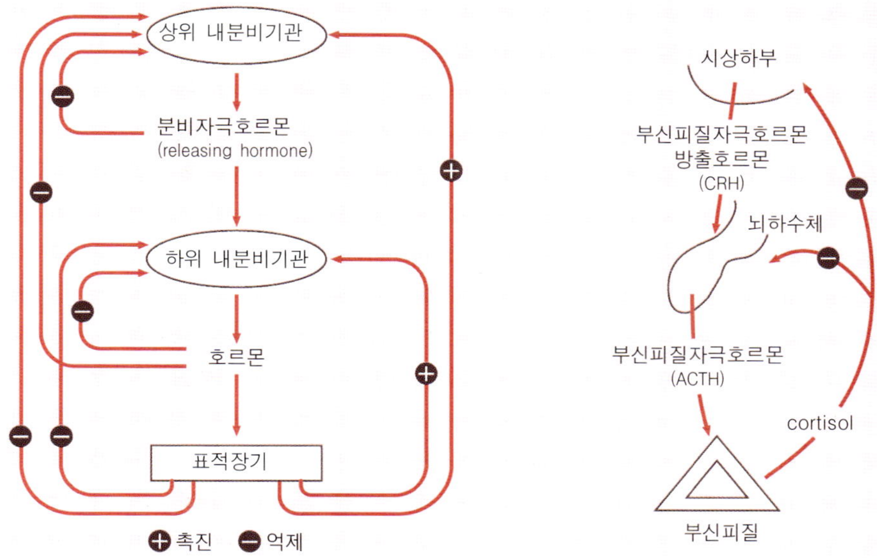

tive feedback이기 때문에 LH나 에스트로겐이 계속 증가하는 것이 아닐까 하고 생각하면 이해하기 힘들어지므로, 그저 한순간만 positive feedback이 작용한다고 이해하기 바란다.

3 내분비기와 호르몬

호르몬의 일반적인 개념에 대해서는 앞에서 언급하였다. 지금부터는 구체적인 호르몬의 이름에 대해서 살펴보기로 하자(**표** 1).

4 조절계

표 1을 대충 보기만 해도 상당히 많다고 생각할지 모르겠다. 아무런 설명이 없다면 이 이름들을 전부 기억하는 데는 상당한 노력이 필요할 것이다. 그러나 이들 호르몬은 서로 밀접한 관계를 가지고 기능하고 있다.

앞에서 설명한 것처럼, 호르몬은 조절계 속에서 기능하고 있다. 대부분의 경우 negative feedback으로 분비가 조절되고 있는 것이다. 그리고 각 호르몬은 실제로 호르몬인 동시에 분비조절인자가 되고 있다. 따라서 각 호르몬의 관계도를 파악하면 호르몬의 이름도 쉽게 외울 수 있다.

표 1에서 열거한 호르몬에 대해서 분비조절의 모식도를 그려 보았다(**그림** 4~10). 이들 모식도를 주목해서 잘 보면 호르몬의 명칭들도 점차 머릿속에 들어올 것이다. 또한 이 모식도는 각론에서 나오는 분비자극시험과 억제시험, 그리고 치료약의 작용기전 등을 생각하는 데에도 상당한 도움이 될 것이다.

PTH, clacitonin, Vit. D, 이 3가지는 칼슘과 인의 대사에 깊게 관여하는 호르몬이다. Vit. D는 호르몬은 아니지만, 원료인 calciferol은 외부로부터 공급되어 간과 신장에서 수산화 되어 활성형 Vit. D가 된다(**그림** 9).

표 1 호르몬 분비장기와 대표적 호르몬

분비장기	약어	영문	우리말
시상하부 hypothalamus	CRH	corticotropin releasing hormone	부신피질자극호르몬 방출호르몬
	LHRH	luteinizing hormone releasing hormone	황체형성호르몬 방출호르몬
	GRH	growth hormone releasing hormone	성장호르몬 방출호르몬
	SRIF	somatotropin release inhibiting factor	성장호르몬 방출억제인자(somatostatin)
	PRF	prolactin releasing factor	젖분비호르몬 방출인자
	PIF	prolactin inhibiting factor	젖분비호르몬 억제인자(dopamine)
	TRH	thyrotropin releasing hormone	갑상샘자극호르몬 방출호르몬
뇌하수체전엽 anterior pituitary	PRL	prolactin	젖분비호르몬
	TSH	thyroid stimulating hormone	갑상샘자극호르몬
	FSH	follicle stimulating hormone	난포자극호르몬
	LH	luteinizing hormone	황체형성호르몬
	GH	growth hormone	성장호르몬
	ACTH	adrenocorticotropic hormone	부신피질자극호르몬
뇌하수체후엽 posterior pituitary	ADH	antidiuretic hormone	항이뇨호르몬(vasopressin)
		oxytocin	옥시토신
갑상샘 thyroid gland	T_3	triiodothyronine	갑상샘호르몬
	T_4	thyroxine	갑상샘호르몬
	CT	calcitonin	칼시토닌
부갑상샘 parathyroid gland	PTH	parathyroid hormone	부갑상샘호르몬(parathormone)
부신피질 adrenal cortex	MC	mineralocorticoid	광물부신피질호르몬(aldosterone)
	GC	glucocorticoid	당류부신피질호르몬(cortisol)
	DHEAS	dehydroepiandrosterone sulfate	디히드로에피안드로스테론 설페이트
부신수질 adrenal medulla		catecholamine	카테콜라민
췌장 pancreas		insulin	인슐린
신장 kidney		renin	레닌
생식샘/고환 gonad/testicle		androgen	남성호르몬(testosterone)
생식샘/난소 gonad/ovary		estrogen	여성호르몬 (follicular hormone : 난포호르몬)
		progesterone	프로게스테론 (corpus luteum hormone : 황체호르몬)

신장의 혈류량이 감소되면 토리곁세포(JG Cell)로부터 레닌이 분비되어 안지오텐시노겐으로부터 안지오텐신 II가 된다. 안지오텐신 II는 혈관수축과 알도스테론분비를 촉진하여 혈압이 상승하며, 신장의 혈류량이 증가하면 레닌분비가 억제된다(**그림 10**).

그림 4 **성장호르몬의 분비조절**

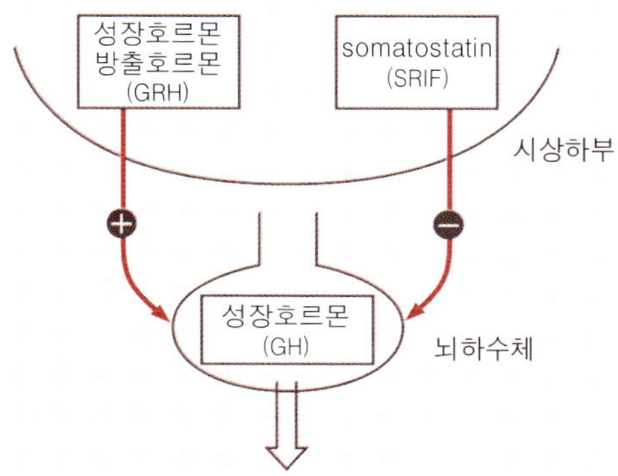

그림 5 **젖분비호르몬의 분비조절**

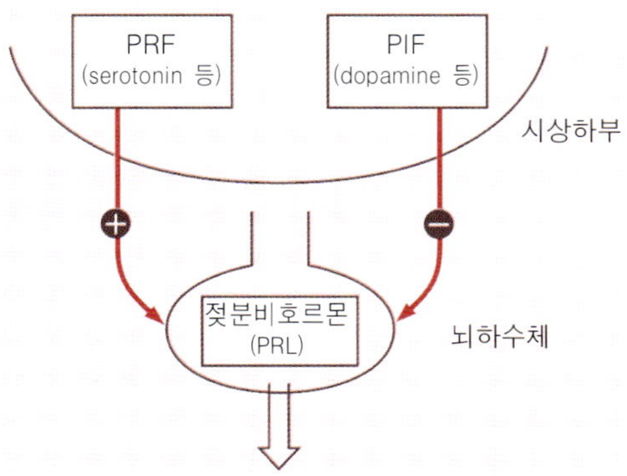

그림 6 **갑상샘호르몬의 분비조절**

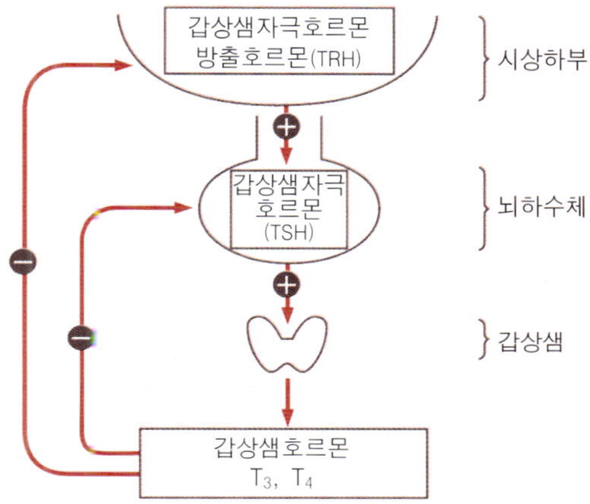

그림 7 **부신피질자극호르몬의 분비조절**

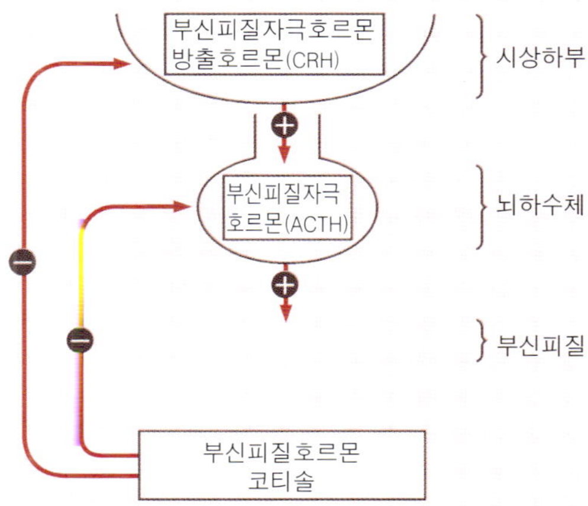

그림 8 LH, FSH의 분비조절

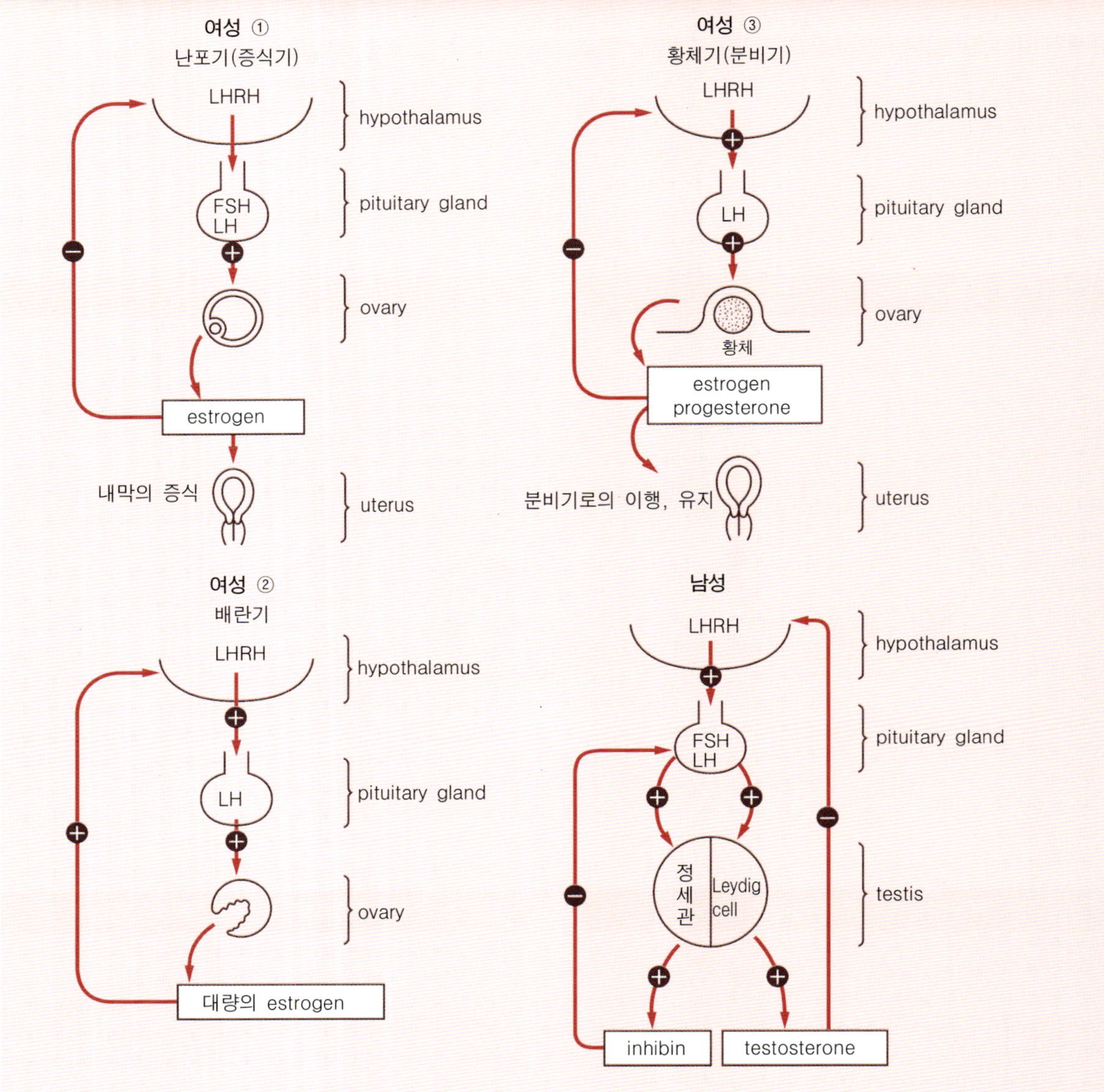

그림 9 부갑상샘호르몬의 분비조절

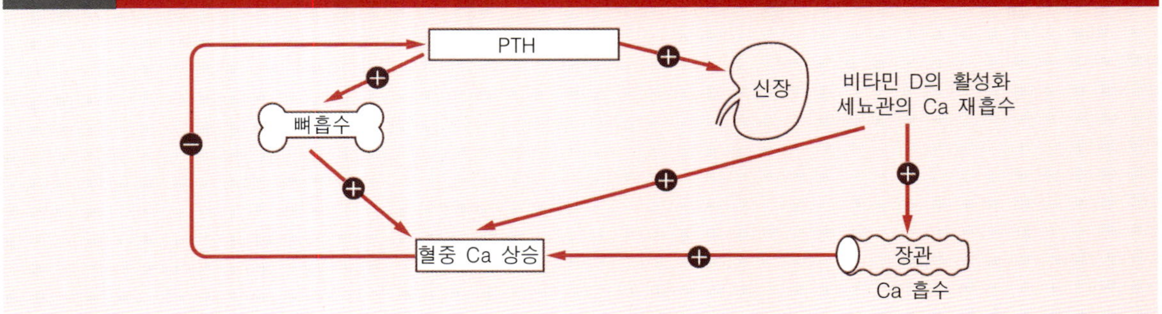

그림 10 레닌-안지오텐신-알도스테론의 분비조절

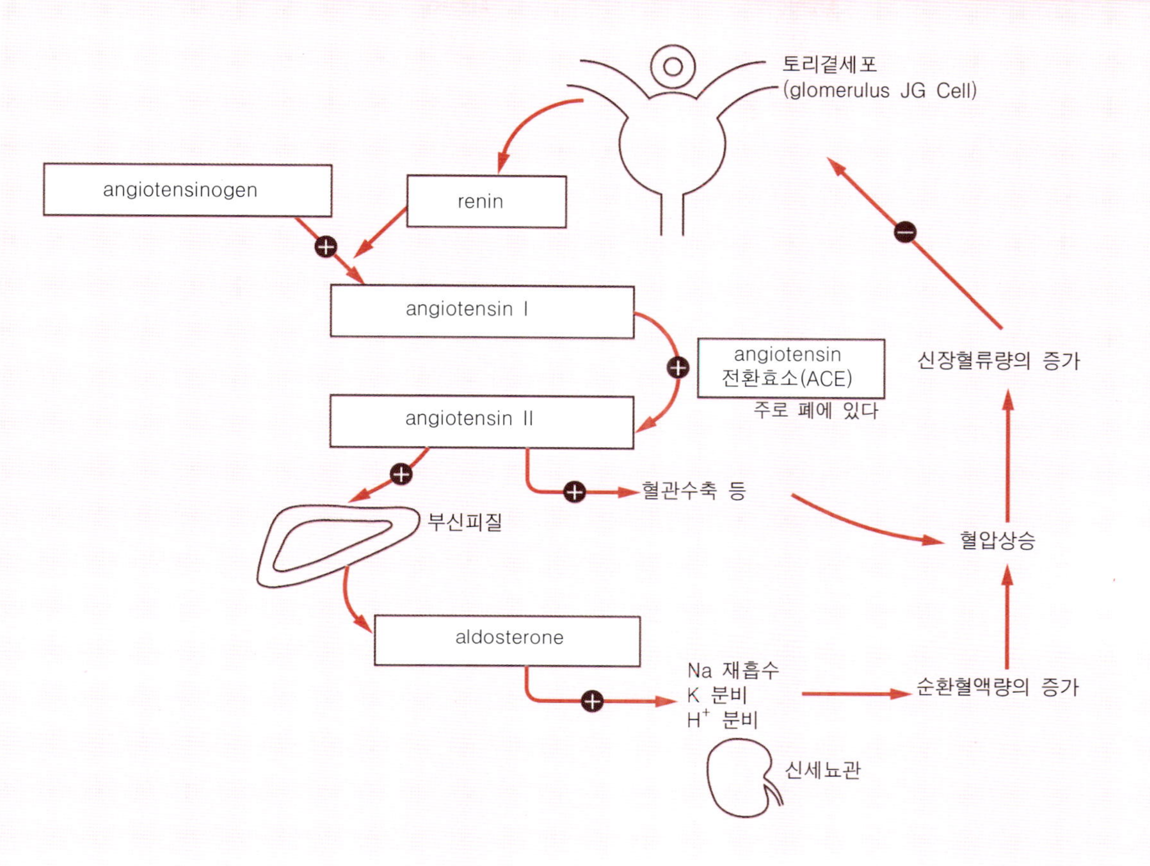

5 증상과 내분비이상

내분비질환을 공부하다 보면, "○○호르몬의 상승이므로 ○○항진증이다"라는 식으로 호르몬의 작용에만 시선을 빼앗기기 쉽다. 그러나 임상현장에서 실제로 중요한 것은 "환자가 호소하는 증상"을 정확하게 파악하는 것이다. 의사는 환자의 증상으로부터 유추하여 어떠한 호르몬이 이상을 일으켰는지 확인하기 위하여 검사하고 진단한다.

따라서 어떤 증상을 보았을 때에는 가장 먼저 어떠한 호르몬에 이상이 있는가를 생각해야 한다. 그래서 증상과 호르몬의 관계를 표로 나타내었다(**표 2**).

여기에서는 가볍게 살펴보고 각론에 들어가서 상세하게 공부하기로 하자.

표 2 호르몬과 증상의 관계

	뇌하수체		갑상샘	부갑상샘	췌장		부신		생식샘	
	전엽	후엽			α-cell	β-cell	피질	수질	남	녀
short stature 저신장	GH ↓		↓	↓		↓	↓			①
gigantism 거인증	GH ↑									
obesity 비만			↓	↓		↑↓	↑			②
weight loss 체중감소			↑	↑	↑	↓	↓	↑		
edema 부종			↓			↓				
hirsutism 다모증	GH ↑						④ ↑			②
loss of hair 탈모	↓		↑↓				↓		③	①
hyper-pigmentation 색소침착	ACTH ↑		↑↓			↓	↓			
excessive sweating 발한 과다	GH ↑		↑			↑		↑		
eye sign 눈의 변화			↑							
goiter 갑상샘종	GH ↑		↑↓							
hypertension 고혈압	GH ↑		↑↓	↑		↓	↑	↑		
hypotension 저혈압	↓						↓			
bradycardia 느린맥	↓		↓							
tachycardia 빠른맥			↑			↑		↑		
polyuria 다뇨		ADH ↓		↑		↓	↑			
renal stone 신장석				↑						
amenorrhea 무월경	↑GH ↓PRL		↑↓				↑↓			②
impotence 발기부전	↑GH ↓PRL		↑↓			↓	↑↓		③	
galactorrhea 젖분비과다	PRL ↑		↓							
muscle weakness 근력저하	ACTH ↓		↑↓	↑			↑↓			
gynecomastia 여성형 유방	PRL ↑		↑						③	
convulsion 경련			↓	↓		↑				
disturbance of conscio-usness 의식장애	ACTH ↓		↑↓	↑↓		↑	↑↓			
depression 우울	↓		↓				↑↓			

↑ …기능항진
↓ …기능저하
↑↓…항진되어 발생하는 경우도 있고, 저하되어 발생하는 경우도 있다

① Turner 증후군
② Stein-Leventhal 증후군
③ Kleinfelter 증후군
④ 부신성기 증후군

표 3 호르몬분비와 각종 검사치의 관계

		뇌하수체		갑상샘	부갑상샘	췌장		부신		생식샘		정상치
		전엽	후엽			α-cell	β-cell	피질	수질	남	녀	
Na	high		ADH ↓				↓	↑				140~145mEq/ℓ
	low	ACTH ↓	ADH ↑	↓				↓				
K	high							↓				3.8~4.5mEq/ℓ
	low							↑				
Ca	high			↑	↑							8.2~9.6mg/dl
	low				↓							
P	high	GH ↑			↓							2.5~4.2mg/dl
	low				↑							
Chol.	high			↓								160~230mg/dl
	low			↑								
FPG	high	ACTH, GH ↑		↑			↓	↑	↑			70~100mg/dl
	low	ACTH ↓		↓			↑	↓				
LDH	high			↓				↑				150~320IU/ℓ
AST	high			↑ ↓								6~25IU/ℓ
ALP	high			↑	↑							80~290IU/ℓ
CK	high			↓								21~115IU/ℓ
CBC Eo	low							↑				2~4%
CBC Ly	low							↑				30~40%
CBC Ht	high								↑			♂42~54% ♀36~46%
CBC Hb	low	↓		↓				↓				♂14~17g/dl ♀11.5~15g/dl
CBC RBC	low	↓		↓				↓				♂430~570만 ♀370~480만

FPG ………… fasting plasma glucose 밤~아침까지 식사하지 않았을 때의 혈당치
LDH ………… lactate dehydrogenase
ALP ………… alkaline phosphatase
CBC ………… complete blood count
Ly ………… lymphocyte
Hb ………… hemoglobin
AST ………… aspartat aminotransferase
CK ………… creatine kinase
Eo ………… eosinophil
Ht ………… hematocrit

6 일반적인 검사소견과 내분비이상

검사소견도 호르몬의 작용과 매우 밀접하게 변동하는 경우가 있으므로 중요하다. 예를 들어, "Ca 수치가 정상치보다 높으면 부갑상샘호르몬의 분비가 증가하고 있다는 것이 아닌가"라고 깨달을 수 있어야 한다.

호르몬 분비와 각종 검사치의 관계를 **표 3**에 나타내 놓았으니 참고하기 바란다.

7 내분비질환의 원인

「호르몬의 분비조절」부분에서도 설명했지만(p.6), 호르몬의 분비가 항진되고 있다고 해서 일률적으로 그 호르몬의 작용이 증가되고 있다고는 할 수 없다는 사실은 매우 중요하다.

예를 들어, 부갑상샘으로부터 PTH가 대량으로 분비되고 있으면 부갑상샘 기능항진증이 될 것이다. 그러나 PTH의 수용체가 결손되어 있는 경우에도 negative feedback이 없어져 2차성으로 PTH의 분비가 항진된다. 그러나 나타나는 증상은 부갑상샘 기능저하증이다. 왜냐하면, 아무리 PTH가 분비되고 있다고 해도 수용체가 없으면 PTH가 없는 것과 같기 때문이다. 즉 반응하는 상대가 없으면 PTH의 기능은 전혀 발휘될 수 없는 것이다.

중요한 것은 호르몬의 작용이 증가하고 있는가(=**기능항진**), 또는 저하되고 있는가(=**기능저하**) 하는 점이다. 여기에 따라 내분비질환을 대략적으로 분류할 수가 있다. 흔히 아래와 같이 원인을 분류한다.

1) 1차성(원발성) 기능이상

내분비샘 자체에 원인이 있는 것이다.

① **호르몬의 생산과잉**
② **표적기관의 감수성 증가**
③ **호르몬의 생산저하**
④ **표적기관의 감수성 저하**

2) 2차성(속발성) 기능이상

① **과잉자극에 의한 생산과잉**
② **정상 자극의 결핍에 의한 생산저하**

다만, 원인분류 그 자체보다 원인분류의 이치를 깨닫기 바란다. 그 패턴만 기억하고 있으면 명칭은 쉽게 외울 수 있다. 각론에 들어가면 "가성 부갑상샘기능저하(pseudohypoparathyroidism)"와 같은 복잡한 질환명이 나오는데, 명칭을 외우려 하지 말고 그 질환의 내용과 의미를 이해하려고 노력한다면 저절로 그 이름도 외워지게 될 것이다.

각 론

New Steps to Internal Medicine

I 시상하부-뇌하수체계
hypothalamus and pituitary

A 시상하부-뇌하수체계 총론

시상하부와 뇌하수체 사이에는 밀접한 관계가 있다. 뇌하수체전엽은 뇌하수체문맥에 의해 시상하부와 혈관으로 연결되어 있고, 뇌하수체후엽에는 시각로위핵(supraoptic nucleus)과 뇌실곁핵(paraventricular nucleus)으로부터 신경섬유가 나와 있다. 이처럼 뇌하수체의 전엽과 후엽은 성격이 다르기 때문에 구분해서 설명해 나가겠다.

- **뇌하수체전엽**(anterior pituitary)

뇌하수체전엽에는 크게 나누어 3종류의 호르몬 분비세포가 있다. 혐색소세포, 호산세포, 호염기세포이다. 이들은 병리조직학적 차이에 따라 나누어진다(**그림** 11).

- **뇌하수체후엽**(posterior pituitary)

뇌하수체후엽에서는 2종류의 호르몬이 분비된다.

그림 11 **뇌하수체전엽이 관계하는 세포**

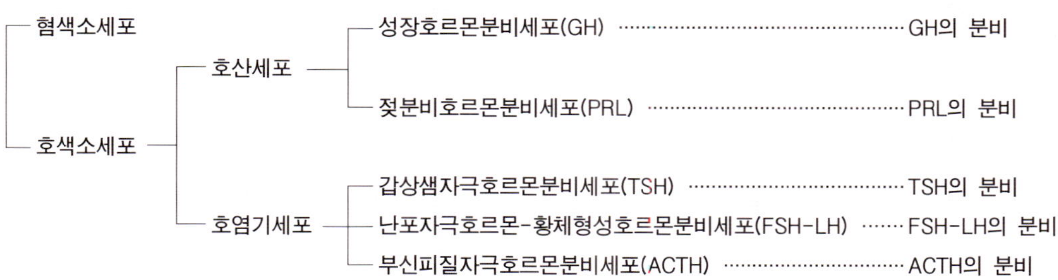

그림 12 **뇌하수체후엽에서 분비되는 호르몬**

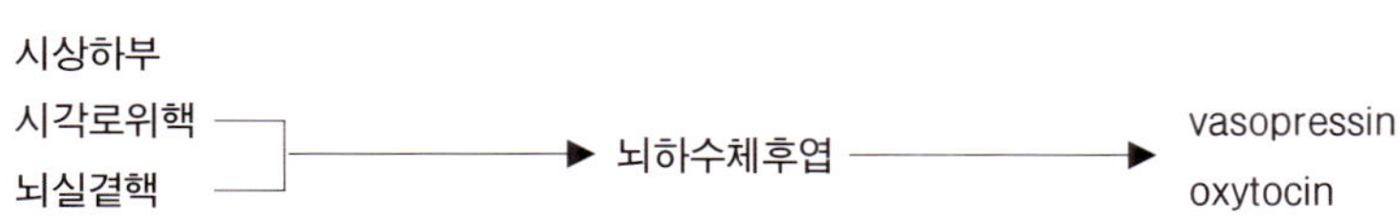

vasopressin과 oxytocin의 2종류이다. 뇌하수체전엽과는 달리 뇌하수체후엽에는 이들을 합성하는 세포가 없다. 이들은 시상하부의 시각로위핵(supraoptic nucleus)과 뇌실결핵(paraventricular nucleus)에 있는 신경세포에서 합성되어, 축삭 안을 통과해 뇌하수체후엽으로 운반되어 그곳에서 저장, 분비되고 있는 것이다(**그림 12**). 다음으로 이들 각 호르몬의 **작용**과 **분비조절**에 대해서 살펴보기로 하자.

1 성장호르몬

Growth Hormone : GH

성장호르몬(GH)이란 명칭 그대로 성장을 촉진하는 데 필요한 호르몬이다. 그 작용에 대해서는 나중에 상세하게 설명하겠지만, 사실 성장에 관한 이 호르몬의 작용은 직접적인 작용에 의한 것이 아니라, somatomedin을 매개로 하는 간접작용이다. 성장호르몬이 성장만을 위해 작용하는 호르몬이라고 한다면, 이미 성장이 끝난 어른들에게는 전혀 필요 없는 호르몬이라고 할 수 있을 것이다.

그림 13 성장호르몬의 작용

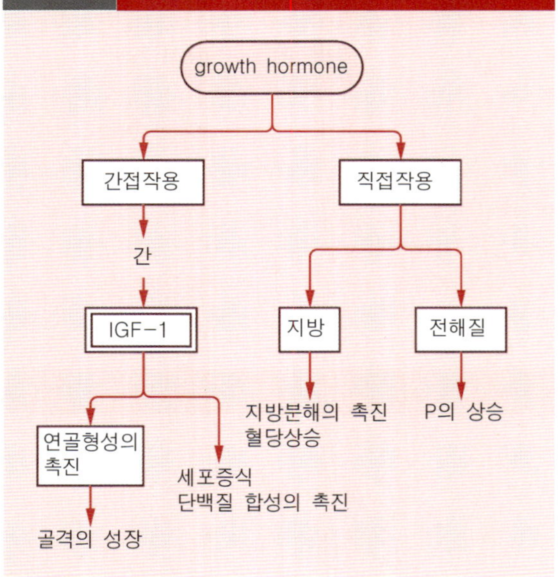

그러나 실제로 성장호르몬은(그 성인이 거인증이나 소인증에 걸리지 않았다고 하면) 정상인의 혈장 속에 1.0ng/ml 이하의 아주 적은 양으로 존재하고 있다. 더구나 이 호르몬은 취침시에는 상승하고, REM 수면(꿈을 꿀 때)시에는 오히려 억제가 되는 등 하루 중에도 변화를 보이고 있다.

a. 성장호르몬의 작용

성장호르몬의 작용에는 그 자신의 직접작용과 IGF-1(인슐린성 성장인자, insulin-like growth factor-1 ; somatomedin C라고 불린다)을 매개로 하는 간접작용이 있다. IGF-1은 간에서 생산되어 골격의 성장이나 단백질의 합성 및 세포의 증식을 촉진시킨다(**그림 13**).

b. 성장호르몬의 분비를 증가시키는 자극

1) 에너지 대사를 위한 재료가 없어졌을 때

예 : **저혈당**, 운동, **금식**

2) 어떤 종류의 아미노산 농도가 증가했을 때

예 : arginine 등

3) 스트레스

예 : 심리적 스트레스, 감염, vasopressin, 외상 등

4) dopamine 작동약

예 : L-dopa, apomorphine, bromocriptine

5) 기타

testosterone

노르에피네프린 α 작용

이상과 같이 성장호르몬은 매우 다양한 분비자극에 의해 분비가 촉진된다. 저혈당이나 운동, 스트레스 등으로 분비가 항진되는 것은 성장호르몬에 항인슐린 작용 즉, 인슐린에 길항하여 혈당을 높이는 작용이 있

기 때문이다. 작용에 대해서는 다음 항목에서 설명하겠다.

위의 항목 중에서 성장호르몬의 분비자극 시험으로서 사용할 수 있는 것이 선별되어 있다. 예를 들면, 심리적 스트레스 부하시험 등은 조절하기 어렵기 때문에 시험으로서는 부적절하다. 다음의 9가지가 성장호르몬의 분비자극 시험으로서 많이 이용된다.

① 인슐린 부하시험(저혈당을 일으키기 때문에)
② arginine 부하시험
③ L-dopa 부하시험
④ glucagon* 부하시험
⑤ 운동부하 시험
⑥ bromocriptine 부하시험
⑦ vasopressin 부하시험
⑧ GRH 부하시험
⑨ 수면 부하시험

* glucagon은 일시적으로 고혈당을 유발하지만 그 후 저혈당이 되기 때문이다.

이 가운데서 특히 알아두면 도움이 되는 것은 ⑧ **GRH**, ① **인슐린**, ② **arginine**, ③ **L-dopa**, ⑥ **bromocriptine**의 5가지이다.

이 5가지는 말단비대증의 검사에도 사용된다. 여기에서 강한 의문을 품는다면 실력이 있는 사람이다. 말단비대증은 GH가 과잉으로 분비되어 일어나는 병이다.

따라서 분비과잉인 상태에 왜 또 분비자극시험을 실시하는 것일까? 하는 의문을 갖게 되는 것이다. 물론 의문을 갖는 것은 당연하다. 그러나 정말 기묘하게도 말단비대증 환자에게는 인슐린이나 arginine을 부하해도 약 50%의 환자에게서 GH의 상승이 나타나지 않는다. 또한 L-dopa나 bromocriptine 부하시험에서는 상승하기는 커녕 반대로 감소해 버린다(역시 모든 환자가 다 그런 것은 아니고 약 50%의 환자에게서 나타난다).

이처럼 말단비대증에서는 이 5가지의 부하시험에 대해 정상일 때와는 다른 반응을 보이기 때문에 진단을 위해 필요한 검사가 되는 것이다.

c. 성장호르몬의 분비를 감소시키는 자극

대표적인 것은 다음 5가지이다.

1) 성장호르몬
2) REM 수면
3) 포도당
4) cortisol
5) 유리지방산(free fatty acid)

이 중에서 반드시 알아두어야 하는 것은 **3)의 포도당**이다. 포도당 부하시험은 성장호르몬의 분비억제시험에도 이용되기 때문이다. 따라서 성장호르몬의 분비억제시험으로서는 한 가지만 기억해두면 된다.

포도당 부하시험

d. 그 밖의 분비조절인자

성장호르몬은 에피네프린 수용체의 **α 자극으로 분비가 촉진되고, β 작용으로 분비가 억제된다. clonidine (α_2-수용체자극제)은 분비촉진에, isoproterenol(β-수용체자극제)**은 억제에 작용한다.

2 젖분비호르몬 prolactin : PRL

젖분비호르몬(PRL)은 다음과 같이 3가지의 기능을 가지고 있는 호르몬이다.

1) 젖샘의 발육과 성장
2) 젖분비
3) 생식샘의 억제작용

임신을 하면 증가하기 시작하여(이것은 에스트로겐이 증가하기 때문이다), 출산시에 최고치에 달하고, 분만 후에는 8일 만에 본래의 상태로 돌아온다. 또 수유를 할 때에는 일과성으로 급격하게 증가한다.

생리적으로는 **수유에 대비하기 위해 증가한다**고

I

해석할 수 있지만, 그렇다면 생식샘을 억제하는 이유는 무엇일까?

그것은 출산한 여성이 곧 바로 다음 임신을 하지 않는다는 것과 관계가 있다. 즉, 분만 후 얼마동안 생식샘을 억제해 두면 배란과 월경이 일어나지 않기 때문에 다음 임신이 되지 않는 것이다. 이렇게 함으로써 임신, 출산에 의한 모체의 손상을 조금이라도 회복시키는 데 도움이 되는 것이다.

그런데 젖분비호르몬은 여성에게만 관계가 있고 남성과는 전혀 무관한 호르몬인가 하면 그렇지 않다. 남성의 경우에도 젖분비호르몬 수치가 높아지면 젖분비가 일어나거나, 발기부전 또는 사정장애가 되기도 한다. 젖분비호르몬은 dopamine에 의해 억제되기 때문에, dopamine 수용체를 자극하는 약제는 젖분비호르몬을 감소시키고, 반대로 억제하는 약은 젖분비호르몬을 증가시킨다. 따라서 남성에서도 dopamine 수용체를 억제하는 약제를 복용하면 젖분비호르몬이 상승하여 젖분비나 사정장애를 초래하게 된다. 의사가 처방하는 약으로 일어나는 부작용인 만큼 잘 기억해 두기 바란다.

a. 젖분비호르몬의 작용

앞에서 설명한 바와 같이 젖분비호르몬은,

1) 젖샘의 발육과 성장
2) 젖분비
3) 생식샘의 억제작용

의 3가지 작용을 가지고 있다. 이 가운데 특히 3)의 작용은 질환과 관계가 깊다고 할 수 있다. hyperprolactinemia이 되면 젖이 분비되거나(남성에게도 일어나는 경우가 있다), 생식샘기능부전(여성에게는 무월경, 남성에게는 성욕저하, 발기부전)이 일어난다. 젖분비에 관해서는 젖분비호르몬뿐만 아니라, cortisol, EGF(epidermal growth factor : 표피(상피)성장인자), prostaglandin 등 다른 인자가 복잡하게 관여하고 있으므로 성숙한 여성에 있어서도 hyperprolactinemia로 인해 반드시 젖이 분비된다고 할 수는 없다.

한편, 생식샘 기능부전은 비교적 뚜렷하게 나타난다. 여성의 경우에는 무월경 내지 생리불순이라는 현상으로 나타나기 때문에, 규칙적으로 생리를 했던 여성들은 이상하다고 느끼게 된다. 또한 남성의 경우에는 주로 발기부전(impotence)나 사정불능을 호소한다.

b. 젖분비호르몬의 분비를 증가시키는 자극

1) 젖분비호르몬의 분비를 증가시키는 자극

- **수면**(자는 것과 동시에 상승해서 REM이나 non-REM 관계없이 수면 중에 최고치를 유지한다)
- **수유**(갓난아이가 젖꼭지를 입에 무는 자극)
- 스트레스
- 저혈당
- 성교(단, 여성에만 해당)
- **임신**
- estrogen

또한, 분비자극시험에 사용하는 경우에는 dopamine 수용체 억제작용을 하는 약을 투여한다. 분비자극 시험으로서는 다음과 같은 것들이 있다.

① TRH 시험
② sulpiride 시험
③ chlorpromazine 시험
④ metoclopramide 시험

②~④는 모두 dopamine 수용체 억제작용이 있는 약제이다. ①의 TRH는 TSH의 분비를 촉진하는 호르몬이지만, 어떤 이유인지 젖분비호르몬의 분비도 함께 높인다. TRH로 젖분비호르몬이 상승한다는 사실은, 예를 들어 원발성 갑상샘기능저하증(Hashimoto병) 등에서 **고프로락틴혈증(hyperprolactinemia)**이 일어나는 기전을 이해하기 위해 알아두어야 한다.

2) 젖분비호르몬의 분비를 증가시키는 약제

다음과 같이 정리해 보자. 굵은 글씨로 표시된 약제는 기억해 두면 편리하다.

- dopamine의 생산을 억제한다(시상하부에서 효력을 발휘한다). reserpine, α-methyldopa : 혈압강하제
- dopamine 수용체 억제제
  chlorpromazine, haloperidol : 항정신병제, imipramine : 항우울증약 sulpiride, metoclopramide : 항궤양제, 식욕증진약(구토억제)
- serotonin 전구체 물질
  tryptophan(대사되어 serotonin이 된다. serotonin은 PRL의 분비를 촉진한다)
- estrogen
  시상하부에서 dopamine 분비를 억제하며 뇌하수체를 직접 자극한다.
- 인슐린
  저혈당을 일으키기 때문이다.
- 기타
  arginine

c. 젖분비호르몬의 분비를 억제하는 인자

젖분비호르몬(prolactin)이 dopamine 수용체를 자극하면 분비가 억제된다. 따라서 dopamine을 투여하면 젖분비호르몬의 분비는 억제된다. 그러나 dopamine을 그대로 말초혈관에 투여해도 뇌 속으로 이동해가기는 어렵기 때문에 그 전구체인 L-dopa의 형태로 투여한다. L-dopa는 뇌 속으로 쉽게 이동하여 그곳에서 대사를 거쳐 dopamine으로 바뀐다. 또한 dopamine 수용체의 agonist(자극약)인 bromocriptine을 투여해도 젖분비호르몬의 분비는 저하된다. 젖분비호르몬 분비억제시험을 아래와 같이 정리한다.

① L-dopa 부하시험
② bromocriptine 부하시험
③ water 부하시험

③의 water 부하시험에 대해서는 그 기전이 명확하게 밝혀지지 않았지만, 물을 대량으로 마신 후에는 젖분비호르몬의 분비가 억제되는 것으로 밝혀졌다.

3 TSH, gonadotropin(FSH, LH), ACTH

뇌하수체에서 분비되는 호르몬 중, 성장호르몬과 젖분비호르몬에 대해 살펴보았다. 다음으로 나머지 호르몬에 대해서 정리하여 설명하겠다.

TSH, gonadotropin, ACTH의 세 가지 호르몬에 공통적인 것은 뇌하수체의 호염기세포로부터 분비된다는 점과 이들 호르몬이 모두 각각의 내분비기관(각각 갑상샘, 생식샘, 부신피질)에 작용한다는 점이다.

TSH, gonadotropin, ACTH는 자기자신이 어떤 작용을 갖는 것이 아니라, 표적장기에서 호르몬 분비를 항진시킴으로써 기능을 발휘하는 호르몬인 것이다. 따라서 이들 호르몬의 이상이나 질환 등을 포함하는 상세한 해설은 각각 갑상샘, 생식샘, 부신피질을 설명한 항목을 참조하기 바란다. 여기에서는 분비조절 등에 대해서 간단하게 살펴보기로 하자.

a. TSH(갑상샘자극호르몬)

thyroid stimulating hormone

TSH는 갑상샘에 있어서 I(요오드)의 섭취, thyroglobulin의 합성, iodothyronine·iodotyrosine의 합성, thyroglobulin의 단백분해, T_3, T_4의 방출증가 등의 작용을 하는 호르몬이다. 간단히 말하면, T_3, T_4를 생산하는 갑상샘이라는 공장에 스위치를 넣는 역할을 담당하는 것이 TSH이다. TSH가 갑상샘에 작용하면 갑상샘은 원료가 되는 I를 많이 흡수하여, 제품인 T_3, T_4 등 이른바 갑상샘호르몬을 생산해 내는 것이다(**그림 14**).

또 TSH가 지속적으로 작용하면 그 요구에 맞추어 갑상샘도 점점 커지게 된다(갑상샘 종대).

TSH는 정상 혈장농도가 0.5~5μU/ml로서(정상치를 기억할 필요는 없다), 오후 9시 경에 상승하기 시작하여 한밤중에 최고수치에 달하며 낮에는 하강하는 하루변이(diurnal variation)를 나타낸다.

TSH의 분비조절은 갑상샘으로부터 유리된 T_3, T_4(뒤에서 설명하겠지만, T_3, T_4의 대부분은 혈중에서

단백질과 결합한다. 결합하지 않은 유리 T_3, T_4만이 작용을 갖는다)에 의해 negative feedback으로 이루어진다.

또한 시상하부에서 분비되는 TRH(thyrotropin releasing hormone)가 TSH의 분비를 자극한다. TRH는 3개의 아미노산으로 구성된 시상하부 호르몬으로, 앞에서도 설명한 것처럼 TSH 외에 PRL의 분비도 촉진한다(p.20).

1) 분비자극시험

TRH 시험

TRH 시험은 **그림** 6에 나타낸 것과 같이 TRH가 TSH의 분비촉진에 작용하기 때문이라는 이유이다(그런데 TRH 시험에 관한 것은 이미 한 번 나왔다는 것을 기억하고 있는가? 그렇다, 젖분비호르몬의 분비자극시험이었다. TRH가 PRL의 분비도 촉진한다는 것을 이용한 검사이다).

2) 분비억제시험

T3 억제시험

negative feedback을 이용해서 TSH의 분비를 억제하려는 시험이다. TSH 분비억제시험에서는 혈중 TSH 농도를 측정하는 것만이 아니라 갑상샘^{123}I 섭취율도 측정한다.

갑상샘^{123}I의 섭취율은 명칭 그대로 ^{123}I가 갑상샘으로 유입된 양을 측정하는 검사인데, I의 유입은 **그림** 14에 나타낸 것처럼 TSH에 의해 조절되고 있으므로 TSH가 줄어들면 I의 섭취도 줄고, 반대로 늘어나면 섭취도 늘어난다는 관계가 형성된다. 따라서 TSH의 증감을 잘 반영한다고 할 수 있다.

그림 14 갑상샘자극호르몬의 작용

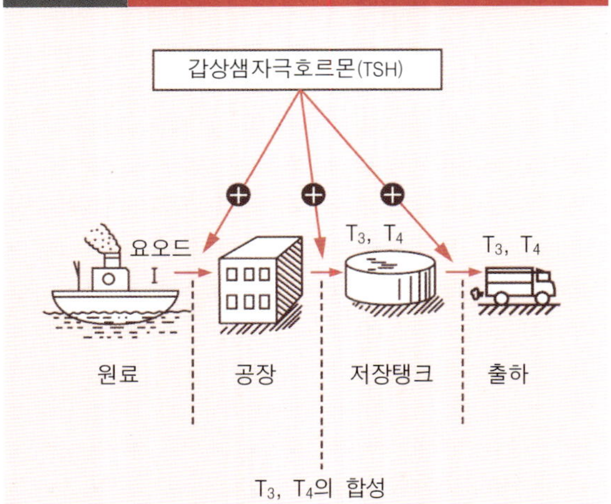

b. 생식샘자극호르몬

gonadotropin

FSH(난포자극호르몬)와 LH(황체형성호르몬)를 합쳐서 생식샘자극호르몬이라고 한다.

FSH와 LH는 그 작용과 분비조절 등에서 남녀 차이가 크기 때문에 남녀별로 각각 설명하겠다.

우선 남성의 경우 정상 혈장농도는,

FSH : 2.0 ~ 8.0mIU/ml
LH : 1.2 ~ 7.0mIU/ml

이다(참고로 하기 바란다!).

사춘기 이전의 어린이들은 낮은 수치이지만, 점차 증가하기 시작하여 60세 무렵에 최고 수치를 나타낸다. 분비조절은 시상하부에서 나오는 LHRH에 의해 분비가 촉진되는 외에, FSH는 inhibin, LH는 testosterone에 의해 negative feedback을 받는다.

작용으로는,

FSH : 정세관 상피 발달과 유지
정자형성
LH : Leydig cell을 자극하여, **testosterone의 분비를 촉진한다.**

여성의 경우 정상 혈장농도는 **표** 4와 같다.

물론 이러한 수치는 외우지 않아도 좋지만, FSH, LH가 성 주기 또는 폐경후의 변화에 대해서 증가하는가 또는 감소하는가 하는 정도는 파악해 두기 바란다.

LHRH가 분비를 촉진하는 것은 남성과 마찬가지이다. **estrogen**과 **progesterone**에 의해 negative feedback을 받는다. 단, 배란전 등 급격한 estrogen의 상

승은 positive feedback으로 작용해 LH surge를 초래한다.

작용으로는 아래와 같은 것이 있다.

FSH : 난포 초기 형성, **estrogen의 분비**
LH : 난포의 성숙, estrogen의 분비, 배란, 황체 초기 형성, **progesterone의 분비**

1) 분비자극시험

① LHRH 시험
② clomiphene 시험
③ premarin 시험

①은 특별히 설명할 필요가 없다. ②는 clomiphene이라는 약에 대해서 모르면 이해하기 어려울 것이다. 이 약은 estrogen과 매우 유사한 구조를 가지고 있다. 시상하부에 있는 estrogen 수용체에도 쉽게 결합하여 estrogen이 결합하는 것을 방해한다. 그러나 estrogen과 같은 작용은 없기 때문에 clomiphene에 많이 결합된 시상하부는 'estrogen이 없어졌다'고 인식한다. 그래서 LHRH가 분비되어 FSH, LH의 분비도 증가하는 것이다(**그림 15**).

③의 premarin®은 결합형 estrogen으로, 요컨대 estrogen과 똑같은 작용을 갖는 약제이지만, 20mg 정도로 대량으로 정맥주사하면 배란전과 마찬가지로 positive feedback이 작동하여 LH, FSH가 상승하게 된다.

2) 분비억제시험

① estrogen 부하시험
② testosterone 부하시험

표 4 FSH, LH의 정상 혈장농도(여성)

	난포기	배란기	황체기	폐경기
FSH	3.0~15.0	3.0~16.0	1.5~8.5	160 이하
LH	2.3~17.0	3.0~51.0	1.0~19.0	87 이하

(mIU/ml)

①, ②는 여성과 남성을 구분해서 실시해야 한다. ①의 estrogen의 부하시험은 앞에서 언급한 premarin 시험과는 달리 1mg의 소량을 사용한다. 소량의 estrogen은 시상하부에 negative feedback을 건다.

c. ACTH(부신피질자극호르몬)

adrenocorticotropic hormone

ACTH는 부신피질에 작용하여 다양한 steroid 호르몬의 합성을 촉진한다. steroid 합성의 계도는 부신을 설명하는 부분에서 나오므로(p.92) 상세한 설명은 생략하겠다. 여러 가지 steroid는 모든 콜레스테롤을 원료로 하여 만들어지지만, 그 중에 가장 먼저 일어나는 반응은 콜레스테롤의 측쇄(side chain)를 절단하는 반응이다. 이 반응은 측쇄절단효소(20·22-desmo-

그림 15 clomiphene의 작용기전

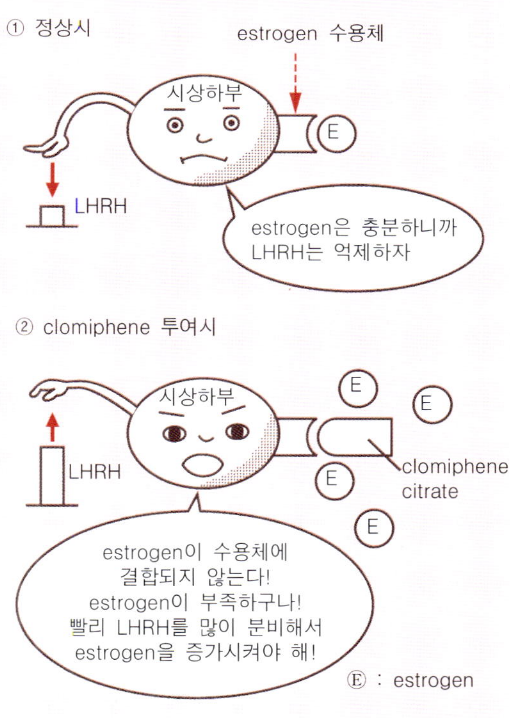

clomiphene은 시상하부에 estrogen이 감소했다고 착각하게 함으로써 LHRH의 분비를 촉진한다

I

lase)라는 효소에 의해 이루어진다. ACTH는 이 효소의 활성화를 촉진함으로써 부신피질스테로이드호르몬의 합성을 항진시킨다(**그림** 16).

또한 ACTH가 대량으로 생산되면 피부의 색소침착을 촉진시키기(MSH〈melanocyte stimulating hormon, 멜라닌세포 자극호르몬〉 작용) 때문에 ACTH가 많이 분비되는 질환에서는 피부가 거무칙칙하게 변하는(특히, 넓적다리, 목 밑과 겨드랑이 등) 것이 특징이다.

ACTH의 정상 혈장농도는 60pg/ml 이하이다. TSH 등과는 반대로 아침 일찍 상승하기 시작하여 오전 6~8시에 최고에 달한다. 그 다음부터 내려가 한밤중에 최저가 된다.

시상하부로부터의 부신피질자극호르몬 방출호르몬(CRH)에 의해 분비가 촉진되지만, 그 외에도 norepinephrine, epinephrine, vasopressin, insulin, VIP(vasoactive intestinal polypeptide, 혈관활성장관펩티드) 등에 의해서도 분비가 증가된다.

저혈당, 통증자극, 불안, 발열물질 등 이른바 외부의 스트레스는 모두 CRH를 상승시키는 요인이 되기 때문에, ACTH 역시 상승을 일으킨다. 한편 부신피질로부터 나오는 cortisol은 CRH, ACTH에 negative feedback을 걸어 분비를 억제시킨다.

그림 16 부신피질 자극호르몬(ACTH)의 작용부위

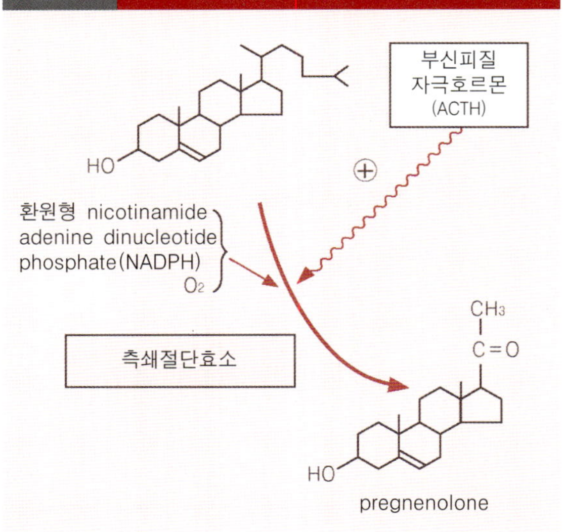

1) 분비자극시험

① CRH 부하시험
② metyrapone 시험
③ 인슐린 부하시험
④ vasopressin 시험

②의 metyrapone은 부신피질에서 11β-hydroxylase를 억제하는 약제이다. 이 정도로는 잘 이해가 되지 않을 것이다. 「부신」 항목에서 상세히 설명하겠지만(p.103), 여기에서는 cortisol을 만드는 데 중요한 효소 중의 하나가 11β-hydroxylase라고 기억해 두기 바란다. metyrapone은 이 효소를 억제하므로 혈장 cortisol은 저하된다. cortisol은 총론의 **그림** 7(p.9)에 나타난 것처럼, CRH, ACTH의 분비에 대해 negative feedback을 걸기 때문에, cortisol 농도가 저하되면 반대로 negative feedback이 사라져 ACTH의 분비가 상승되는 것이다(**그림** 17).

③의 인슐린 부하시험은 저혈당에 의한 스트레스가 시상하부에서 CRH 분비를 상승시킨다는 것을 이용한 것이다.

④의 vasopressin 시험과 ①의 CRH 시험은 위의 ②, ③과는 달리, 직접 뇌하수체를 자극함으로써 ACTH의 분비를 촉진하는 검사이다. vasopressin은 스트레스에 의해서도 시상하부로부터 분비되므로 CRH와 비슷한 점이 있다(작용은 완전히 다르지만…). 이 2가지는 모두 시상하부로부터 분비되는 호르몬이기 때문에 직접 뇌하수체를 자극함으로써 ACTH의 분비를 증가시킨다.

2) 분비억제시험

dexamethasone 억제시험

Dexamethasone은 합성된 glucocorticoid로서 cortisol에 비해 시상하부, 뇌하수체에서 CRH, ACTH 분비에 대한 억제작용이 매우 강한 약제이다. 따라서 dexamethasone은 ACTH의 분비억제에 사용된다(**그림** 18).

4 vasopressin과 oxytocin

뇌하수체후엽 호르몬

지금까지 뇌하수체전엽 호르몬에 대해서 살펴보았다. 다음은 뇌하수체후엽에서 분비되는 호르몬에 대해서 살펴보기로 하자. 후엽에서 분비되는 호르몬에는 vasopressin과 oxytocin의 2가지가 있다.

a. vasopressin

다양한 명칭이 있으므로 혼동하지 말기 바란다.

vasopressin이나 ADH(항이뇨호르몬)는 같은 것이다. 「명칭은 신체를 나타낸다」고 하는데, 이 vasopressin도 마찬가지이다. vasopressin에서 vaso란 혈관을 말하고 pressin은 press하는 물질을 의미하므로 '혈관을 press하는 물질'이라는 의미가 된다. vasopressin은 주로 세동맥 수준의 혈관 민무늬근육에 작용하여 동맥의 수축을 촉진하고 동맥압을 상승시키는 작용을 한다. 그러나 한편에선 ADH라고 불리고 있다.

ADH란 antidiuretic hormone의 약자이다. 즉 항이뇨호르몬이라는 의미를 가지고 있다. '항이뇨'라는 말은 이뇨에 길항한다는 의미이므로, 요컨대 '오줌을 배출하지 못하게 한다'는 것이다.

사실, 이 두 가지 작용의 차이는 수용체의 차이에서 유래한다. 혈관에는 1형 vasopressin 수용체(V_1 receptor)가 존재하며 신세뇨관에는 2형 수용체가 존재한다.

그러면, ADH는 어떠한 기전으로 '오줌이 나오지 못하게' 하는 것일까?

이미 설명한 바와 같이, 물의 재흡수는 신장의 집합관에서 이루어지고 있다. ADH는 이 집합관에 작용하여 물의 삼투성을 강화시킴으로써 물의 재흡수를 증가시킨다. 착각하지 말아야 할 것은 ADH는 집합관 속의 물을 능동적으로 관 밖으로 퍼내는 것이 아니라, 집합관의 벽에 물을 통과시킬 구멍을 만들고 있을 뿐이라는 사실이다. 구멍을 만드는 것만으로 물은 자동적으로 관의 안쪽에서 바깥쪽으로 흘러 나가는 것이다. 이것은 신수질(콩팥속질)의 사이질부분이 고장성(hypertonic)이므로 삼투압의 차이에 의해 물이 빨아 올려져, 혈관쪽으로 들어가는 구조로 되어 있기 때문이다(그림 19).

그림 17 metyrapone의 작용기전

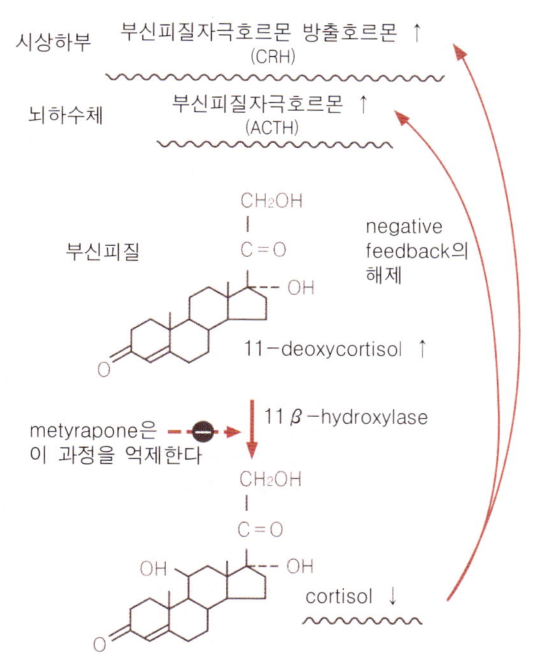

그림 18 dexamethasone의 작용기전

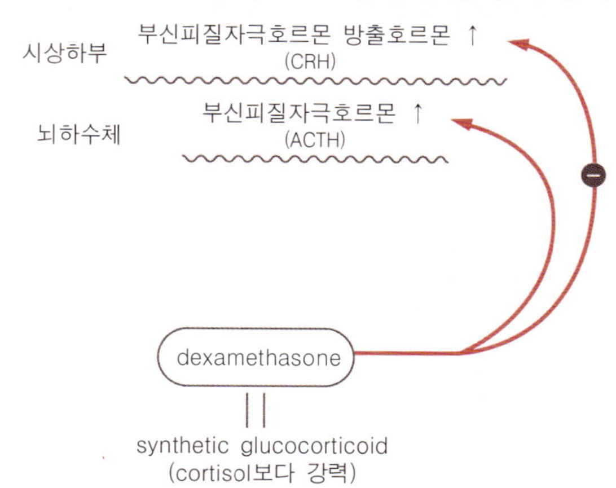

그림 19 **두 얼굴의 호르몬**

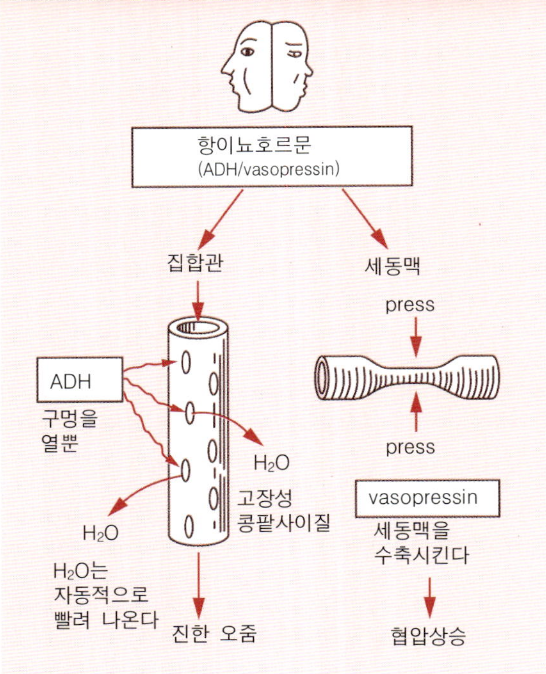

그림 20 **항이뇨호르몬(ADH)의 분비**

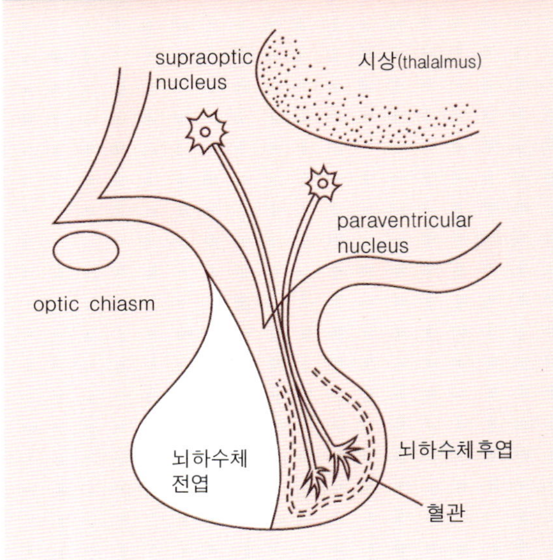

최근에 이 구멍의 정체가 아쿠아포린 2(aquaporin 2 : AQP 2)라는 단백질이라는 것이 밝혀졌다. ADH는 2형 vasopressin 수용체(V_2 receptor)를 통해서 AQP 2의 생산을 항진시킴으로써 집합관의 물 투과성을 높이는 것이다. ADH는 시상하부의 시각로위핵(supraoptic nucleus)과 뇌실곁핵(paraventricular nucleus)에 존재하는 신경세포의 세포체에서 생산되고, 축삭안을 통해 뇌하수체후엽으로 운반되어 거기에서 분비된다(**그림 20**).

ADH의 분비조절은 실제로는 매우 복잡하다. 항이뇨 작용의 결과 오줌은 진해지지만, 물은 혈중으로 되돌아가므로 혈장삼투압은 저하된다. 그래서 ADH를 분비하는 시상하부는 그 혈장삼투압의 변화를 감지하여 ADH의 양을 조절하는 것이다. 시상하부의 앞부분에 삼투압수용체(osmoreceptor)가 존재하여, 그곳의 **혈장삼투압**이 290mOsm/kg 이상이 되면 ADH가 분비된다.

그 외에도 다음과 같은 다양한 인자들이 분비증가에 작용하고 있다.

- **유효순환 혈액량 감소**
- 통증
- 정동(affect)
- **스트레스**
- **신체운동**
- morphine
- nicotine
- barbiturate(수면제)
- carbamazepine(항간질약)
- angiotensin II

굵은 글자로 표시되어 있는 것은 암기해 두자. 스트레스에 의해 상승한다는 것도 알아두자.

반대로, 분비를 감소시키는 것으로서는 다음과 같은 것들이 있다.

- **혈장삼투압 감소**(혈액이 묽어진다)
- **유효 순환혈액량 감소**
- alcohol

술을 마시면 화장실에 자주 가게 되는 것은 ADH의 분비가 저하되어 그 결과 이뇨가 촉진되기 때문이다.

그림 21 **혈장삼투압과 혈장ADH의 관계**

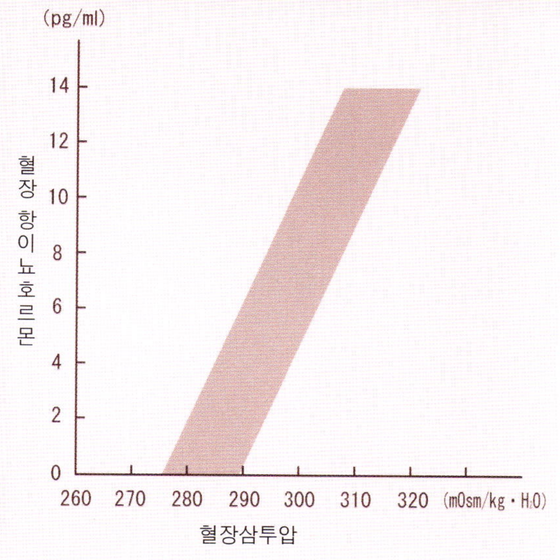

마지막으로 ADH의 정상 혈장농도이다. ADH는 주로 혈장삼투압에 의해 조절이 된다(**그림 21**). 삼투압이 올라가면 ADH도 증가한다. 그림에서 ▭ 부분이 정상범위이다. 이 그림은 중요하므로 기억해 두기 바란다.

1) 분비자극시험

① 고장 식염수 부하시험

5%의 식염수를 정맥주사함으로써 혈장삼투압을 상승시키는 시험이다. 0.9%의 식염수가 이른바 생리식염수로 삼투압이 300mOsm/kg이므로, 약 5배나 진한 액을 정맥주사하는 것이다.

② 수분 제한시험(금수시험)

배뇨시킨 후에 식수를 금지시키는 시험이다. 순환혈액량도 줄고 혈장삼투압도 상승하기 때문에 분비가 촉진된다.

2) 분비억제시험

① 수분 부하시험

20ml/kg 체중의 물을 마시게 한다(이것은 실제로는 상당히 괴롭다). 세포외액량의 증가와 혈장삼투압의 저하를 초래하며 ADH의 분비는 억제된다.

② ethanol 부하시험

ethanol은 시상하부에 직접 작용함으로써 ADH의 분비를 억제한다.

b. oxytocin

oxytocin은 ADH와 유사한 구조를 가지고 있으며 뇌하수체후엽으로부터 분비되지만, 자궁수축작용과 모유분비작용이 강하고 항이뇨작용은 약한 것이 특징이다. 수유기 유두나 여성생식기에 대한 기계적 자극 등이 oxytocin의 분비를 높인다. 반대로 **정동 스트레스와 알코올은 분비를 억제**한다.

oxytocin의 분비이상을 초래하는 질환에 대해서는 아직 자세하게 밝혀지지 않고 있다.

B 시상하부-뇌하수체계 각론

1 성장호르몬 분비부전성 소인증

growth hormone deficient short statue

a. 원인

먼저 정의를 내리면,

'선천적 또는 소아기에 뇌하수체에서의 GH분비장애로 인해 IGF-1의 합성이 저하되어 발육에 장애를 일으킨 것'이다.

요컨대 "GH가 나오지 않는다"고 하는 것으로, 여기서는 GH가 단독으로 결손되는 경우와 GH 이외의 뇌하수체전엽 호르몬도 함께 결손이 되는 경우의 2가지를 생각할 수 있다. 빈도가 높은 것은 후자로서, 전자처럼 단독으로 GH만 탈락하는 경우는 가족성으로 발병하는 것이 많아 유전성이 강하게 반영된다. 후자쪽은 원인불명이지만, 주산기에서의 시상하부-뇌하수체계 장애가 관계한다고 알려져 있으며, 골반위분만(breech delivery) 등에 많이 나타난다.

b. 증상

주된 증상은 저신장이지만, 출생시점에서는 신장, 체중이 모두 정상이다. 유아기에 성장장애가 시작된다. 그러나 상하반신의 비율은 정상으로 균형잡힌 체형을 하고 있다(**그림 22**).

c. 치료

치료는 뼈끝선이 닫히기 전이라면 가능하며, 성장호르몬을 투여하는 것이 좋다.

d. 기타 소인증을 초래하는 질환

소인증 또는 저신장을 초래하는 질환은 상당히 많이 있어, 시험에서 출제되거나, 객관식 답안 중에 이름이 나오는 경우가 종종 있다.

내분비질환에서 그 외에 저신장을 초래하는 질환에는 아래와 같은 것이 있다.

1) Laron형 소인증

간에서 IGF-1이 생산되지 않아 발생한다. 간세포 표면에 있는 성장호르몬 수용체의 이상이다.

2) Pygmy형 소인증

아프리카의 피그미족에게 나타나는 형태의 소인증이다. 그들의 IGF-1의 혈중농도는 정상이지만 IGF-1 수용체가 이상을 일으켜 발생한다고 생각된다.

그림 22 상하반신 비율

상하반신 비율이란, 상반신과 하반신의 비율이다. 즉

$$상하반신\ 비율 = \frac{신장-하반신\ 길이}{하반신\ 길이(기립시의\ 두덩뼈\ 위모서리에서\ 아래부분의\ 길이)}$$

유아기 때에는 상반신이 크기 때문에 수치가 1.7~1.8이 되지만, 10세까지는 1이 되고, 그 후에는 1 이하가 된다. 이것이 정상인 경우 균형잡힌 체형을 나타난다

$$상하반신\ 비율 = \frac{상반신\ 길이}{하반신\ 길이}$$

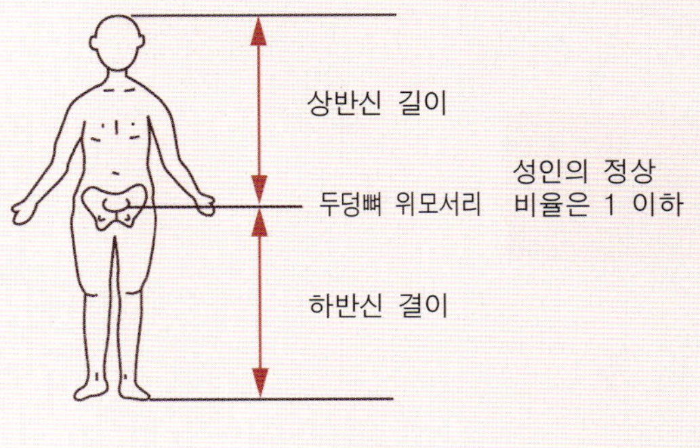

3) 성조숙증(사춘기 조발증)

정상인보다 조기에 성호르몬의 분비가 증가하는 병이다. 호르몬이 나오기 시작하는 시기가 다른 사람보다 빨라 신장의 성장이 빠르지만, 뼈끝선도 빨리 닫혀 버리기 때문에 발육이 도중에서 멈추어 반대로 성인이 될 무렵에는 저신장이 되는 것이다.

4) 갑상샘 기능저하증 (cretinism)

신체의 균형이 유아와 같은 모양으로, 몸통은 길고 다리는 짧은 소인증이다.

5) Cushing 증후군과 부신피질 스테로이드제 투여

cortisol은 성장호르몬의 분비를 저하시키거나 IGF-1의 작용을 억제하는 작용 등이 있다. 따라서 발육기에 Cushing 증후군이 시작되거나 또는 steroid제가 대량으로 투여되면 저신장이 된다.

내분비질환 이외에 저신장을 초래하는 질환은 다음과 같다.

① **Turner 증후군**
② Down 증후군
③ 18세염색체증후군(18 trisomy syndrome, Edwards syndrome)
④ 고양이울음증후군(cri du chat syndrome)

등이 유명하지만, 그 외에도

⑤ Hutchinson-Gilford 증후군
⑥ Cockayne-Neill 증후군

⑤, ⑥은 소아기에 노화의 증상을 보인다.

⑦ Werner 증후군
사춘기 이후 조기에 노화 증상을 보인다.
⑧ Prader-Willi 증후군
비만, 지능장애, 성기능장애
⑨ **가성 부갑상샘 기능저하증**
⑩ 가성가성 부갑상샘 기능저하증
⑪ Noonan 증후군
⑫ **정신사회성 소인증**

마지막의 "정신사회성 소인증"은 최근 문제가 되고 있는 병의 하나이다. 양친이 이혼하였거나 또는 알코올중독자 또는 정신병자와 같은 불행한 가정환경에서 자라 어머니와의 사이에 정상적인 정서관계가 성립되지 않은 소아의 상태를 모성상실(maternal deprivation)이라 하며, 이 상황에서 일어나는 발육장애를 정신사회성 소인증이라고 한다. 가정내에 있으면 GH 분비자극을 해도 반응이 나쁘지만 입원하면 반응이 개선되는 질환이다.

2 말단비대증 및 뇌하수체 거인증
acromegaly, pituitary gigantism

a. 원인

뇌하수체로부터의 성장호르몬 분비가 증가하여 일어나는 질환이다. 이 질환은 발병 연령에 따라 크게 2가지로 분류된다.

1) 뼈끝선이 폐쇄되기 전에 발병하는 것
→ 뇌하수체 거인증
2) 뼈끝선이 폐쇄된 후에 발병하는 것
→ 말단비대증(acromegaly)

즉, 뼈끝선이 폐쇄되기 전이라면 점점 커져 거인이 되지만, 폐쇄된 후에는 그 이상은 커지지 않기 때문에 뼈의 말단만이 크게 비대해지는 것이다.

양쪽 모두 뇌하수체로부터의 성장호르몬 과잉분비가 원인이고, 병리학적으로는 대부분의 환자에게서 성장호르몬을 생산하는 뇌하수체샘종이 발견된다. 즉, 원인은 뇌하수체샘종(pituitary adenoma)에 있는 것이다.

b. 증상

말단비대증(acromegaly)에 대해서 알아보기로 하자. 말단비대증의 증상은 서서히 시작되기 때문에 발견하기 힘들지만, 이 질환이 의심되는 경우의 키포인트를 몇 가지 열거하면 다음과 같다.

- **신발의 크기가 점점 맞지 않게 된다.**
- 장갑이 작아져 손에 맞지 않는다.
- **반지가 빠지지 않는다.**
- 치아 사이에 틈이 생겼다.
- **성대의 비후로 인해 목소리가 변한다**(소리의 저음화).

또한, 뇌하수체샘종에 의한 증상으로 발견하는 경우도 있는데, 그러한 경우 환자는 다음과 같은 증상을 주로 호소한다.

- 두통
- 사물이 잘 보이지 않는다.
  양관자쪽반맹으로, 시야에 이상을 일으키기 때문이다(**그림** 28, p.43).
- 성욕저하, 무월경
  정상 뇌하수체 부분이 압박을 받아, 뇌하수체 기능저하, 특히, 성기능의 저하가 일어나기 때문이다. 또한 내분비적인 증상이 중심이 되는 경우도 있는데, 이러한 때에는 다음과 같은 증상이 검사를 통해서 발견된다.
- **고지혈증과 동맥경화**
  지방을 동원하기 때문이다.
- **당뇨병**
  당 대사에 대한 작용 때문이다.

I

잠깐! 한 말씀 **성장호르몬(GH)과 젖분비호르몬(PRL)**

말단비대증(acromegaly)의 대부분은 뇌하수체샘종에 의해 일어나는데, 이 뇌하수체샘종에 대해서 좀 더 자세히 살펴보자.

성장호르몬을 생산하는 세포는 호산세포(acidophil cell)이기 때문에, 이전에는 호산세포샘종이 많았다. 그러나 최근에는 이들 샘종이 성장호르몬만을 생산하는 것과 성장호르몬과 젖분비호르몬 2가지를 모두 생산하는 것, 2종류가 있다는 것이 밝혀졌다.

따라서 말단비대증에서는 GH뿐만 아니라, PRL도 높은 수치를 나타내는 경우가 종종 있다.

- **고혈압**
  전해질 대사에 대한 작용 때문이다.

X선 소견은 **그림** 23에 정리해 놓았다. 참고하기 바란다.

c. 진단

다음으로 **표** 5를 보자. 여기에서 중요한 것은 acromegaly의 확진을 위해서는 **말단부 비대증상과 성장호르몬이 높은 수치**(분비과다)로 나타나며 뇌하수체샘종을 증명할 수 있으면 된다.

d. 치료

치료에 대해서도 간단히 살펴보기로 하자. 대부분의 증례에서 뇌하수체샘종이 발견되기 때문에 치료에서도 샘종의 제거가 중심이 된다. 방법으로서는 다음과 같은 것이 있다.

1) 외과적 치료

Hardy 수술(나비뼈동굴통과 뇌하수체샘종 적출술, trans-sphenoidal adenomectomy)

2) 약물 치료

① bromocriptine이나 카벨골린 등의 도파민 작동약 투여
「분비 자극시험」에서도 설명한 바와 같이 L-dopa와 bromocriptine은 본래 성장호르몬 분비자극을 일으키지만, acromegaly 환자에 대해서는 그것을 억제하도록 작용하기 때문이다.

② octreotide 등 somatostatin analog의 주사
somatostatin(somatotoropin release inhibiting factor : SRIF)은 GH 분비를 억제한다.

3) 방사선 치료

뇌하수체 X-선 외부 조사(linac법), 중입자(heavy particle) 조사법, 감마나이프

그림 23 말단비대증의 X-선 소견

(a) 말단비대증에서의 머리 X-선 소견의 특징

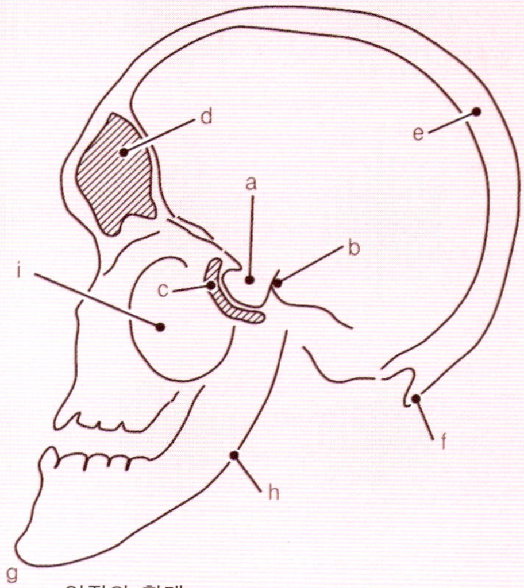

a. 안장의 확대
b. 안장등(dorsum sellae)이 얇아짐
c. 나비뼈동굴의 편평화
d. 이마굴의 확대
e. 머리뇌고랑의 비후
f. 뒤통수결절의 돌출
g. 아래턱의 돌출
h. 턱뼈각(ramus와 shaft를 형성하는 각)의 둔화
i. 함기봉소의 확대

g는 진단기준의 I의(2), a는 III의(4)에 해당한다

(b) 말단비대증에서의 손의 X-선상의 특징

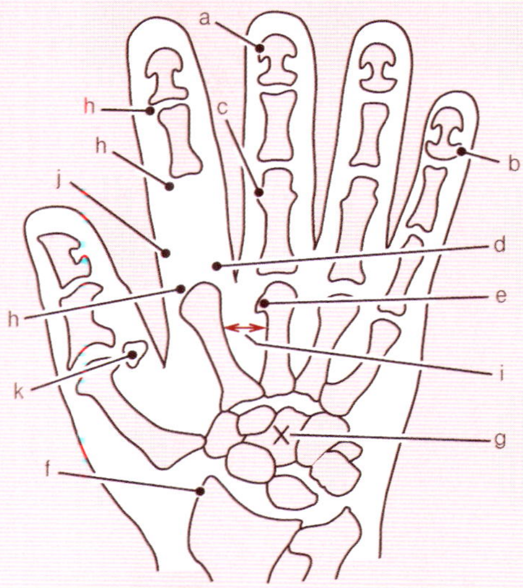

a. 손가락끝마디뼈의 꽃양배추 모양 비대 변형
b. 손가락끝마디뼈 근위단(proximal end)의 폭 증대
c.
d. } 손가락뼈, 손허리뼈의 exostosis
e.
f. 노뼈 붓돌기의 돌출
g. 밀도가 감소된 부분
h. 관절 사이공간의 확대
i. 손허리뼈 사이공간의 확대
j. 연부조직의 비후
k. 종자뼈의 비대

a는 진단기준 III의(7)에 해당된다

(c) heel pad(발바닥 연부조직)의 두께 측정

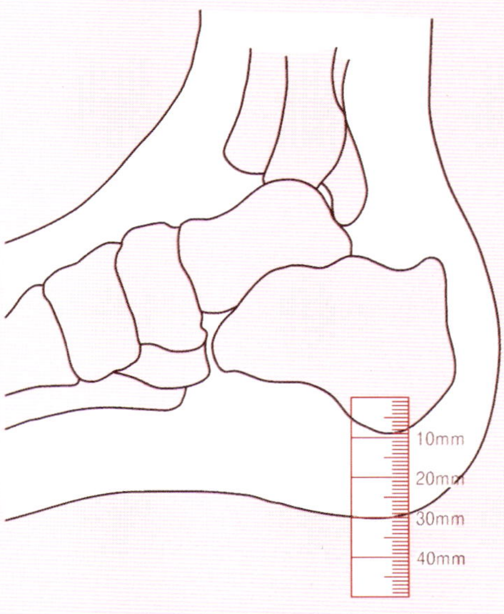

heel pad란 발뒤꿈치 부분의 연부조직 두께를 말한다

(d) 말단비대증에서의 안장의 변화

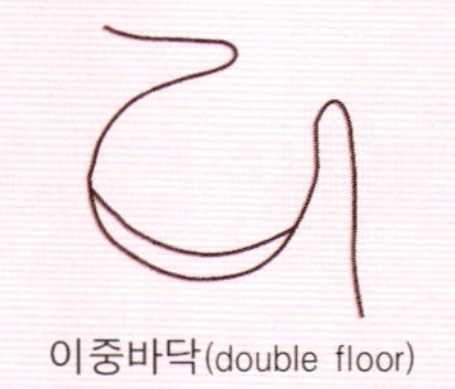

풍선모양 확대(balooning)
보통 1, 2, 3의 순서로 확대된다

진단기준의 II(4)에 해당하는 것으로 뇌하수체샘종에서 일반적으로 볼 수 있는 소견이고, 말단비대증에 특이적인 것은 아니다. 흔히 볼 수 있는 소견이기는 하나, 특이성이 없기 때문에 참고소견일 뿐이다

표 5 말단비대증 진단지침(2003년)

진단 기준	확실한 증례 : I 중에서 하나, 그리고 II를 충족시키는 것 의심스러운 증례 : I 중에서 하나를 충족시키고 동시에 III 중에서 2항목 이상을 충족시키는 것
I 주 징후[주1)]	1. 손발 용적의 증대 2. 말단비대증 모양의 얼굴(눈썹활 팽륭, 코와 입술 비대, 아래턱 돌출 등) 3. 거대혀
II 검사소견	1. 성장호르몬(GH) 분비의 과잉 1) 혈중 GH수치가 포도당 75g 경구투여로 정상 영역까지 억제되지 않는다[주2)] 2) 요중 GH의 높은 수치(다만 신장애가 없는 경우) 2. 혈중 IGH-I(somatomedin C)의 높은 수치[주3)] 3. CT 또는 MRI에서 뇌하수체샘종의 소견이 나타난다[주4)] 4. (참고) 머리뼈 및 손발의 단순 X-선 이상[주5)]
III 부 징후	1. 발한 과다 2. 두통 3. 시야장애 4. 여성의 월경이상 5. 수면시 무호흡증후군 6. 내당능 이상 7. 고혈압 8. 교합부전

주1) 발병 초기 증례와 비정형 증례에서는 증후가 현저하지 않은 경우가 있다.
주2) 정상 범위는 혈중 GH의 낮은 수치로 1ng/ml(immunometric assay) 미만이다. 당뇨병, 간질환, 신장질환, 청년에서는 가짜 음성을 나타내는 경우가 있다. 또 이 질환에서는 혈중 GH수치가 TRH나 LHRH자극으로 증가(기이성 상승)하거나, bromocriptine 등의 도파민 작동제 투여로 혈중 GH수치가 증가하지 않고 변화하지 않거나 거꾸로 감소(기이성 저하)하는 경우가 있다.
주3) 정상인의 연령, 성별 정상치를 참조한다. 영양장애, 간질환, 신장질환, 갑상샘 기능저하증, 조절 불량의 당뇨병 등이 동반되면 가짜 음성이 되는 경우가 있다.
주4) 분명한 뇌하수체샘종 소견이 나타나지 않거나, 매우 드물게 GRH 생산종양인 경우가 있다.
주5) 머리뼈 단순 X-선에서 안장의 확대 및 파괴, 코곁동굴의 확대와 돌출, 바깥뒤통수뼈융기의 돌출, 턱뼈각의 증가와 아래턱의 돌출, 손 X-선에서 손가락끝마디뼈의 꽃양배추모양 비대 변형, 발 X-선에서 발바닥 부위 연부조직 비후, 즉 heel pad의 증가=22mm 이상(단, 이것은 서양인에게서 나온 정상치)이 나타난다.

3 고프로락틴혈증

hyperprolactinemia

다른 이름으로 젖의 누출, 무월경 증후군이라고도 한다. 옛날에는 지금처럼 진단기술이 발달하지 않았기 때문에, 무월경과 젖분비를 초래하는 질환으로 분류하여 증후군으로 취급했던 것이다. 이 증후군을 다시 아래의 3가지로 분류하였다.

1) Forbes-Albright 증후군
뇌하수체샘종의 징후가 있는 것
2) Chiari-Frommel 증후군
분만 후에 일어나는 것
3) Argonz-Del Castillo 증후군
분만과 관계가 없는 것

그러나 지금은 CT와 MRI의 출현에 의해 작은 미세샘종(microadenoma)도 발견할 수 있게 되어, 대부분이 뇌하수체의 샘종(adenoma)에 의한 것이라는 사실이 밝혀졌기 때문에 이런 호칭은 쓰지 않게 되었다.

a. 원인

고프로락틴혈증의 원인 중 가장 많은 것은 뇌하수체 PRL 생산종양이다.

1) 뇌하수체 PRL 생산종양 (prolactinoma)

혐색소세포샘종 2/3의 증례에서, hyperprolactinemia를 볼 수 있다고 하는 보고가 있다. 호르몬을 생산하는 뇌하수체샘종 중에서 젖분비호르몬(prolactin)의 생산이 가장 많다고도 할 수 있다. 젖분비호르몬을 분비하는 세포는 호산세포이기 때문에 혐색소세포샘종의 증례에서 젖분비호르몬이 높다는 것은 이상하다고 생각할 수도 있다. 이들은

① 혐색소세포가 몇 가지의 변이를 발생시킴으로써 실제로 젖분비호르몬을 분비하고 있는 경우

② 종양이 시상하부와 뇌하수체의 연락을 차단함으로써, PIF(prolactin inhibiting factor, 젖분비호르몬방출 억제인자=dopamine)가 시상하부에서 뇌하수체로 유입하는 것을 감소시켜, 뇌하수체에서 젖분비호르몬의 분비를 상승시키는 경우가 있다고 생각된다(**그림 24**).

2) 말단비대증 (acromegaly)

p.29에서도 설명한 바와 같이 말단비대증의 20~25%에서 고프로락틴혈증이 나타난다. 이것은 GH·PRL 생산세포 혼합성 뇌하수체샘종에 의해 발생한다고 생각된다.

3) 이소성 PRL 생산종양

폐의 소세포암과 신장암 등이 원인이다.

4) 시상하부의 질환

몇 가지의 시상하부 질환에 의해 dopamine의 생산이 감소되거나 뇌하수체에 대한 dopamine의 작용이 억제되면 hyperprolactinemia를 일으킨다. 그 원인으로는 다음과 같은 것들이 있다.

- 머리인두종(craniopharyngioma)
- 수막종(meningioma)
- 사르코이드증(sarcoidosis)
- 랑게르한스조직구증
- 수막염, 바이러스성 뇌염
- 방사선 조사(irradiation)

그림 24 **뇌하수체 젖분비호르몬 생산종양**

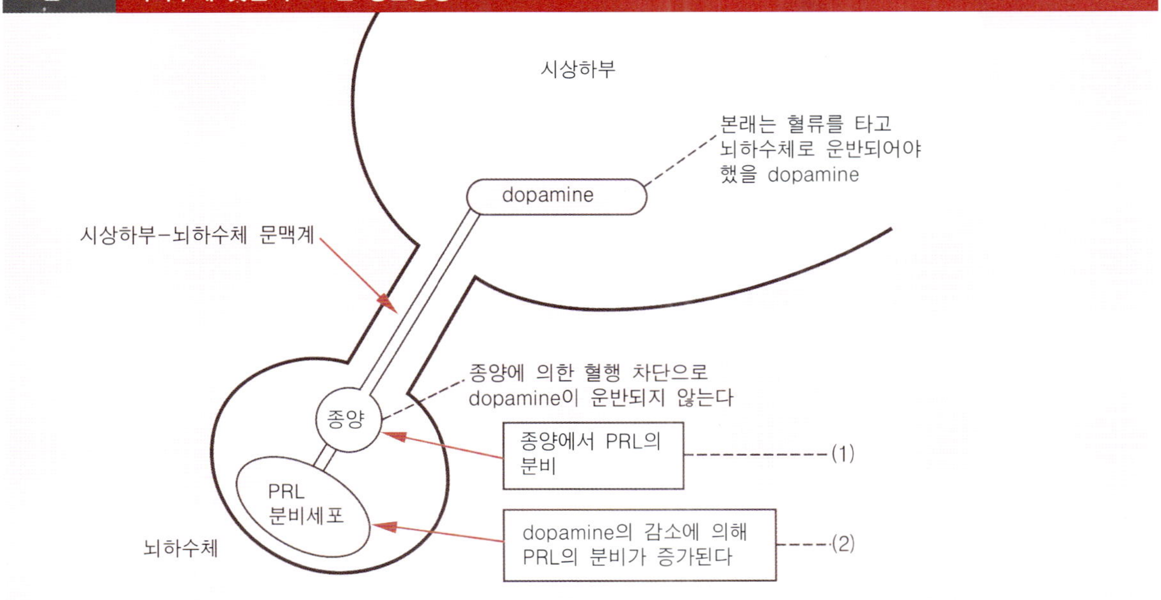

- 두부 외상
- 수술

5) 원발성 갑상샘 기능저하증 (primary hypothyroidism)

「젖분비호르몬의 분비를 증가시키는 자극」(p.20)에서도 언급한 바와 같이, TRH는 뇌하수체로부터 젖분비호르몬의 분비를 항진시킨다. 원발성 갑상샘 기능저하증(Hashimoto병)에서는 T_3, T_4가 저하되기 때문에 시상하부에 feedback이 걸려 TRH의 분비가 높아진다. 그 때문에 hyperprolactinemia를 일으킨다.

I

6) 약제에 의한 hyperprolactinemia

「젖분비호르몬의 분비를 증가시키는 자극」(p.20)에서 열거한 약제는 고프로락틴혈증(hyper prolactinemia)을 일으키는 경우가 있기 때문에 주의가 필요하다. 특히 혈압강하제, 항정신병제, 항궤양제 등을 사용하고 있는 사람이 '월경이 나오지 않는다'고 할 때에는 즉시 알아차려야 한다.

7) 기타

특별히 원인을 모르는 것은 기능성(특발성) 고프로락틴 혈증으로서 취급한다.

b. 진단

무월경과 젖분비과다가 나타나는(무월경 · 젖분비과다 증후군) 경우에는 젖분비호르몬을 측정한다. 고프로락틴 혈증이 있으면 약제 복용을 확인해서 약제를 복용하고 있지 않으면 갑상샘 기능저하증 유무를 검토한다. 갑상샘기능에 이상이 없는 경우에는 안장의 MRI 검사를 하여 시상하부 · 뇌하수체 병변의 유무를 검토한다. 프로락틴분비종양(prolactinoma)의 경우는 혈중 젖분비호르몬이 높고 TRH 부하시험에 반응하지 않는 경우가 많다.

c. 치료

prolactinoma는 bromocriptine 등의 도파민 agonist가 효과가 있으므로 우선, 약물치료를 한다(이것이 다른 뇌하수체샘종과 다른 점이다). 약물로 효과가 없는 경우에는 외과적으로 적출하는 나비뼈동굴통과 뇌하수체샘종 적출술(Hardy 수술)을 시행한다. 또 시상하부에 원인이 있을 때에는 원인질환을 밝혀 치료한다.

4 Cushing병

a. 원인

뇌하수체샘종으로 ACTH 분비가 지나치게 많아져 2차적으로 cortisol의 만성적 분비과잉상태를 일으킴으로써 발생한다.

b. 증상

체형이나 피부소견이 중요하며, **중심성 비만**(central obesity), **달덩이 얼굴**(moon face), **들소모양 어깨**(buffalo hump)가 나타난다. 몸통 부분에 지방이 축적되고, 사지의 근육은 위축되어 가늘어지기 때문에 현저하게 눈에 띈다. 또 피하조직이 찢어져 생기는 **적갈색 피부선**(skin line)도 많이 나타난다. 그 밖의 피부증상으로는 피하의 모세혈관이 약해짐으로써 발생하는 피하출혈, ACTH가 높아짐으로써 발생하는 색소침착 등이 있다. 신체증상 이외의 소견에는 다음과 같은 것이 있다.

1) 고혈압

확실한 기전은 알 수 없지만 대표적인 내분비성 고혈압증의 하나이다.

2) 당뇨병

cortisol은 지방을 분해해서 혈당치를 높인다.

3) 생식샘기능 이상 : 월경이상, 성욕저하 등

지나치게 분비되는 cortisol은 고나도트로핀의 분비를 억제한다.

4) 뼈엉성증/골다공증

cortisol은 장관으로부터 Ca 흡수를 억제함과 동시에 신장으로부터 Ca 배설을 촉진한다.

5) 요로결석

신장으로부터 Ca 배설이 많아짐에 따라 요로결석이 생기기 쉬워진다.

6) 고지혈증

7) 정신장애 : 우울증

상세한 기전을 밝혀지지 않았지만, 때때로 중증의 우울상태를 나타내는 경우가 있다.

c. 검사

1) 일반검사

백혈구 증가(주로 호중구 증가이며, 반대로 호산구와 림프구는 감소하는 것에 주의), 요당 양성, 저칼륨혈증, 혈청 콜레스테롤 증가, 대사성 알칼리증(alkalosis)이 나타난다.

2) 내분비학적 검사

① 기초수치

(i) 요중 17-OHCS의 높은 수치, 유리 cortisol 배설량의 높은 수치(100μg/m^2/일 이상)

(ii) 혈중 cortisol(심야의 cortisol이 5μg/dl 이상)

(iii) 혈중 ACTH(10pg/ml 이상)

② 부하시험

(i) dexamethasone 억제시험

a) Nugent법(rapid법) : 0.5mg 또는 1mg을 밤 11시에 복용하면 아침의 혈중 cortisol이 억제되지 않고 5μg/dl 이상을 나타낸다.

b) 대량, 간편법 : 8mg을 밤 11시에 복용하고 다음날 아침 cortisol을 측정하면 이전 수치의 1/2 이하로 억제되지 않는다.

(ii) 메토피론 부하시험 : 과잉 반응

(iii) CRH 시험 : ACTH가 이전 수치의 1.5배 이상 나타낸다.

(iv) desmopressin(DDAVP) 부하시험 : 정맥주사용 DDAVP 4μg을 투여하면 cortisol이 이전 수치의 1.5배 이상을 나타낸다.

③ 해면정맥동 샘플링

카테터(catheter)를 해면정맥동굴(carvenous sinus)까지 삽입해서 채혈하여 ACTH를 측정하여, 말초(팔꿈치정맥)에서 채혈한 수치와 비교한다.

3) 영상진단 : 안장(sella turcica)부분 MRI

Cushing병에서는 종양의 크기가 작은 경우가 많으므로 MRI가 적절하다.

d. 진단

신체적 특징을 보고 Cushing 증후군을 의심하여, ACTH, cortisol을 측정한다. ACTH가 억제되어 있지 않으면 Cushing병이나 이소성 ACTH 생산종양을 생각하여 감별시험을 한다. 하루변이(diurnal variation)나 부하시험에서 Cushing병으로 판정되어도 뇌하수체 종양이 확실하지 않은 경우에는 해면정맥동굴 샘플링을 실시한다. **그림 25**의 진단순서를 참고하기 바란다.

e. 치료

먼저, 나비뼈동굴통과 뇌하수체샘종 적출술(Hardy법)을 적용한다. 수술로 완전하게 제거되지 않은 경우에는 감마 나이프 등의 방사선 치료를 실시한다. 합병증 등으로 수술을 할 수 없는 경우에는 내과적 약물요법을 실시하지만 이 때에는 효과가 낮다. 약제로는 다음과 같은 것들을 사용한다.

1) reserpine
2) cyproheptadine(항세로토닌약)
3) bromocriptine(도파민 작동약)
4) 기타 : mitotane(op'-DDD), trilostane, metyrapone

그림 25 Cushing 증후군의 진단순서

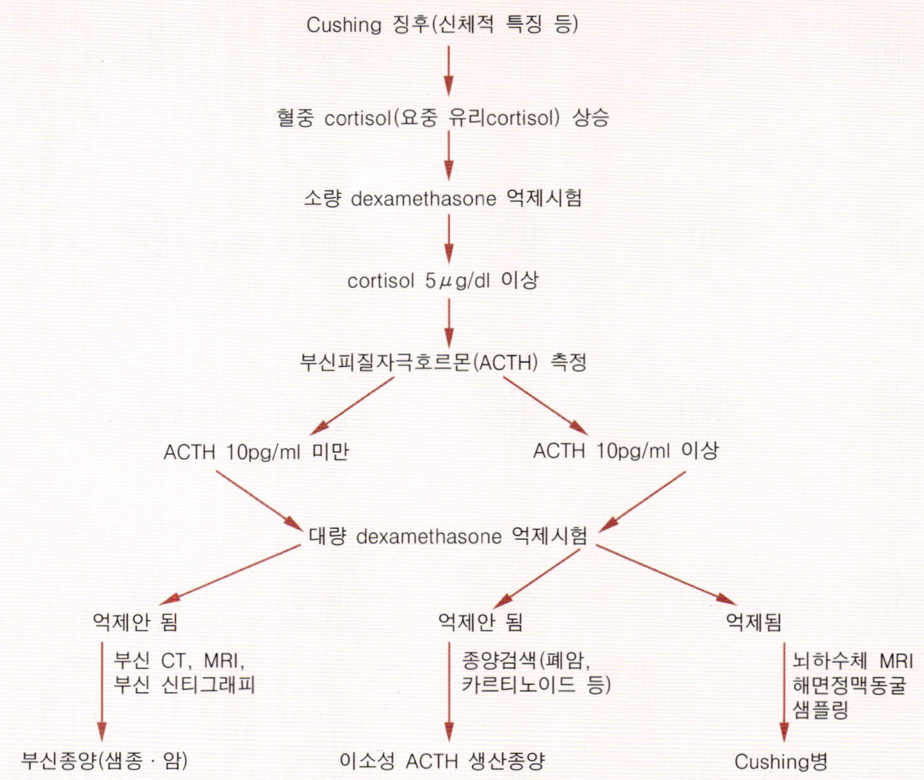

5 요붕증 diabetes insipidus

요붕증은 크게 나누어 중추성 요붕증과 신성 요붕증이 있다.

중추성 요붕증은 간단히 말해서 ADH의 분비가 저하되기 때문에 다뇨 및 탈수상태를 초래하는 병이다. 뇌하수체후엽으로부터 혈중으로 분비되는 ADH가 감소되기 때문에 신장의 집합관에서 물을 흡수하는 데 장애가 초래되어 다뇨를 일으킨다.

일반적으로 뇌하수체후엽만의 장애에서는 요붕증이 일어나도 일과성인 경우가 많다. 이것은 뇌하수체줄기 부근의 신경세포가 남기 때문에 일과성 요붕증이라고 한다. 한편 시상하부내에 있는 시각로위핵(supraoptic nucleus)이나 뇌실곁핵(paraventricular nucleus)까지를 포함하는 대부분의 신경세포가 장애를 받으면 항구성 요붕증이 일어난다.

a. 원인·분류

중추성 요붕증을 분류하면 다음과 같다.

1) 1차성 요붕증(전체의 50%를 차지한다)

ADH의 분비는 저하되고 있지만 기질적 변화는 나타나지 않는다.

① 특발성 요붕증 (idiopathic DI)

원인불명인 것으로서 전체의 40~50%를 차지한다. 소아에서는 거의 발생하지 않는다.

② **가족성 요붕증** (familial DI)

상염색체 우성유전과 반성 열성유전의 두 가지의 유전형식이 있다. 전체 요붕증의 1% 이하로 빈도는 낮다.

2) 2차성 요붕증(전체의 50%를 차지한다)

시상하부-뇌하수체계의 체질적 변화 때문에 일어나는 것이다. 뇌종양 등이 원인인 경우가 많다.

이상을 정리하여 빈도순으로 나타내면 다음과 같다.

① 2차성	51.3%
② 특발성	48.1%
③ 가족성	0.6%

(2차성이 약간 많은 것에 주목!)

또한, 2차성 중에서는 다음과 같은 빈도를 보인다.

① 배아종 embryoma	11.4%
② 머리인두종	9.5%
③ 뇌하수체샘종	7.3%
④ 기타 종양	8.8%
⑤ 랑게르한스조직구증	8.0%
⑥ 두부 외상	1.2%
⑦ 기타	5.1%
합계	51.3%

b. 증상

증상에 대해서 한 마디로 말한다면, "다뇨"라고 할 수 있다. 하루 소변량이 4~10ℓ나 되며, 하루변이가 없기 때문에 야간에도 화장실에 가게 된다.

요비중은 1.001~1.005, 요삼투압도 200mOsm/ℓ 이하의 낮은 상태가 계속된다. 혈장삼투압 쪽은 반대로 높아질 것 같지만 식수에 의해 보충되기 때문에 거의 정상인 300mOsm/ℓ를 유지한다.

따라서 "자주 물을 마신다"는 것도 한 가지 증상이 된다. 다뇨로 인해 갈증이 심해지고 특히 차가운 물을 마시고 싶어 한다. 이러한 경우 물의 섭취를 제한하면 체중이 점점 줄어들어 탈수와 혈액농축이 일어난다.

혈장중의 나트륨 농도는 정상범위 내에서 약간 높은 수치를 나타내는데, 극단적으로 높은 수치를 나타내는 경우는 없다.

c. 검사

다음으로 검사소견에 관한 것이다. 「ADH의 분비 자극시험」 항목(p.27)에서 언급한 바와 같이 ADH의 분비 자극시험을 실시하면 된다. 요삼투압과 혈장삼투압을 측정하여 그 비율에 따라 진단해 나간다.

I

1) 수분제한검사 (water deprivation test)

체중감소 3%를 목표로 해서 6시간 물 섭취를 제한하여, 요삼투압(Uosm)과 혈장삼투압(Posm)을 측정한다.

정상인 : Uosm/Posm ·········· 3 이상
요붕증 : Uosm/Posm ·········· 1 이하에 머문다

* 요붕증이라도 부전형(또는 부분적 요붕증)이라고 해서 소량의 ADH가 나오는 유형에서는 Uosm/Posm이 1~2는 된다.

잠깐! 한 말씀 **가면요붕증(pseudo DI)에 대하여**

요붕증에 뇌하수체전엽 기능저하증이 동반되면 소변량이 감소하여 하루에 1,000~3,000ml 정도가 된다. 이 상태를 가면 요붕증(pseudo DI)이라고 한다. 전엽에서 나오는 호르몬인 ACTH가 감소되기 때문에 부신피질호르몬의 농도가 저하되고, 이에 따라 부신피질호르몬이 갖는 물 이뇨작용이 소실되기 때문에 소변량이 감소하는 것이다.

따라서 steroid 호르몬을 투여해 주면 소변량이 증가하여 본래의 요붕증 모습을 나타낸다.

2) 고장식염수 부하시험 (hypertonic saline test)

고장식염수(5%)를 0.05ml/분/kg의 속도로 2시간 정맥주사한다.

- 정상인 : Uosm/Posm ·········· 1 이상
- 요붕증 : Uosm/Posm ·········· 1 이하

3) nicotine test

니코틴을 1~3mg 정맥주사하거나 또는 담배를 피우게 한다.

- 정상인 : 소변량 감소, Uosm 상승
- 요붕증 : 변화 없다

4) 혈장 vasopressin(ADH)의 측정

Posm에 대해 어느 정도의 수치를 나타내는가에 따라 분비상태를 판정한다. **그림 21**에서 Posm가 상승해도 혈중 ADH는 낮은 곳이 있다.

5) 신경학적 검사

시력과 시야 등을 조사하거나, CT, MRI를 사용하여 시상하부와 뇌하수체의 기질적 병변 유무를 확인한다.

d. 감별

요붕증은 일단 '다뇨'라는 것으로 알아차릴 수 있기 때문에, 다뇨를 일으키는 다른 질환과의 감별이 중요하다. 대표적인 것으로는 심인성 다음과 신성 요붕증(nephrogenic DI)의 두 가지가 있다. 전자는 정신적인 원인으로 물을 많이 마시게 되어 다뇨가 나오는 경우로, 다뇨가 장시간 계속되면 신장의 농축력이 저하되어, 수분제한 시험에서 Uosm/Posm이 1~2가 되어 부분적 요붕증과의 감별이 어렵게 된다.

이 감별을 위해서 다음과 같은 것을 실시하면 효과가 있다.

① 수분제한 시험을 반복하여 실시한다.
② 수분제한을 했을 때 혈장 vasopressin을 측정한다(상승하면 심인성 다음증).

그림 26 요붕증의 감별

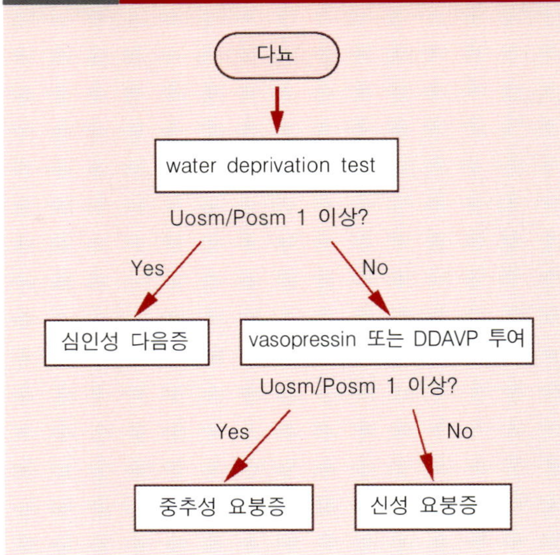

요컨대, 심인성 다음증은 뇌하수체기능에는 아무 문제도 없기 때문에, 물만 마시지 않으면 다뇨는 멎고 ADH도 높아지며 Uosm/Posm도 상승하게 되는 것이다.

한편 후자인 신성 요붕증(nephrogenic DI)은 선천적인 유전성 질환으로, 수용체의 이상에 의해 신장이 ADH에 반응하지 않게 되는 병이다. 따라서 ADH가 아무리 많이 분비되어도 신장에서 물의 재흡수가 일어나지 않아 다뇨가 계속된다. 수분제한시험을 해도 Uosm/Posm이 상승하지 않는 점에서는 DI와 같지만, ADH를 투여해도 Uosm/Posm이 상승하지 않는다는 것이 신성 요붕증의 특징이다(**그림 26**). 또한 고칼슘혈증, 저칼륨혈증에 의해서도 ADH에 대한 세뇨관의 반응이 저하된다는 사실이 알려져 있다. 따라서 신성 요붕증과 같은 병태를 보이게 되어 ADH에 의한 치료에 저항성인 다음과 다뇨를 일으킨다.

e. 치료

치료에 대해서는 1차성이든 2차성이든 ADH의 분비저하가 원인으로 일어나는 요붕중에 대해서는 ADH를 보충해 주면 낫는다.

일반적으로 이루어지고 있는 치료는 desmopressin (desmopressin acetate, 1-deamino-8-D-arginine-vasopressin : DDAVP)을 코 안에 투여하는 것이다. 12시간마다 5~10μg 분무 투여한다. 물을 지나치게 섭취하면 역으로 물중독이 되어 버리기 때문에 혈장 삼투압 및 혈청 Na을 1일 1회 측정하여, 저하가 나타나면 곧 수분 섭취를 금지함과 동시에 DDAVP의 투여를 중지시킨다.

그 외의 치료법으로서는 ADH의 분비를 높이는 약제를 투여하는 방법이 있다. 니코틴, 모르핀, barbiturate 등을 계속 투여하는 것은 좋지 않기 때문에 보통은 다음과 같은 약을 사용한다.

1) chlorpropamide (혈당강하제)

200~500mg 투여한다. 저혈당에 주의한다.

2) clofibrate (고지혈증약)

750~1,500mg을 나누어 복용한다. 간질환에 주의한다.

3) carbamazepine (항간질약)

처음에 200mg으로부터 시작해 400~600mg를 투여한다. 현기증이나 어지러움증에 주의한다. 백혈구 감소를 일으키는 경우가 있다.

ADH 분비에 관여하는 약물에 대해서도 다시 한 번 확실하게 정리해 두자.

ADH 분비를 촉진하는 약물

- vincristine, cyclophosphamide : 항암제
- imipramine : 항우울제
- chlorpropamide
- clofibrate
- carbamazepine
- nicotine
- morphine
- barbiturate

ADH 분비를 억제하는 약물

- chlorpromazine - 항정신병제
- reserpine - 혈압강하제
- diphenylhydantoin - 항경련제
- ethanol
- butorphanol

그런데 신성 요붕증의 치료에 있어서 유일한 치료약은 thiazide나 기타 이뇨제이다. ADH나 ADH를 높이는 약을 아무리 투여해도 신장이 반응하지 않으므로 헛수고를 하는 셈이 된다. thiazide는 이뇨제이므로, '요붕증 때문에 오줌이 다량으로 나오고 있는데, 왜 이뇨제가 효과가 있는가?'라고 이상하게 생각할 수도 있다.

분명히 thiazide를 사용하면 소변량이 늘어나므로 오히려 역효과가 나타날 것 같지만, ADH에 반응하지 않고 다뇨가 되는 것과 이뇨제에 의해 다뇨가 되는 것은 완전히 그 기전이 다르다.

ADH는 그것이 작용하지 않게 되면 물 배설만이 증가하여 다뇨가 되는 것에 비해, thiazide는 Na, Cl 등 염류의 재흡수를 억제함으로써 Na, Cl의 요중 배설을 촉진하고, 그로 인해 물도 함께 배설되기 때문에 다뇨가 되는 것이다.

따라서 ADH는 그 작용이 아무리 없어져도 물의 loss는 있지만 염분의 loss는 일어나지 않는다. 한편 thiazide를 계속 투여하면 염분과 물이 몸으로부터 빠져나간다. 어느 쪽이든 체액량의 손실이라고 하는 점에서는 마찬가지이지만, ADH 결핍에서는 물을 계속 마신다면 체액의 절대량은 어떻게든 유지된다.

한편 thiazide를 계속 사용한 경우에는 염분이 줄어들었기 때문에 물을 보충해도 혈액을 희석시킬 뿐이고, 곧 이뇨가 일어나 체액은 줄어들게 된다. 이 체액량의 감소가 작용기전의 하나가 되는 것이다. 또한 thiazide는 토리여과치(GFR)의 감소를 촉진하는 작용이 있다.

이것을 연관지어 생각해 보자. 신성 요붕증에 대하여 thiazide를 사용하면 토리에서 여과되어 생기는 원

뇨의 양이 감소할 것이다. 토리에서 여과되는 소변량이 줄어든다는 것은 그 이후의 근위세뇨관, Henle's loop, 원위세뇨관을 거친 후에 남는 소변량의 감소를 의미하는 것이기도 하다. 즉, 집합관에 이르기 전에 이미 대부분의 오줌이 재흡수를 끝냈기 때문에 집합관에서 물의 재흡수가 전혀 일어나지 않았다고 해도 소변량은 조금도 늘어나지 않는 것이다. 따라서 신성 요붕증에 대해서는 thiazide가 효과가 있다. 같은 이뇨제라도 GFR을 잘 유지하는 furosemide는 치료제가 되지 못한다.

6 SIADH

ADH 부적합 분비증후군

SIADH(syndrome of inappropriate secretion of ADH)는 요붕증과는 반대로 ADH의 분비가 부적절하게 지속적으로 일어나는 질환이다. ADH가 계속 분비되면 신장에서의 물의 재흡수가 촉진되어 체액량이 증가한다. 물론 물을 전혀 마시지 않거나 몸의 어느 부분에서 물만을 버릴 수 있다면 체액량은 증가하지 않겠지만, 그렇게 되지는 않으므로 체액량은 증가하는 것이다. 또한 혈액도 희석되어 간다. 염분이 함께 늘어나면 희석되지 않겠지만 물만 배출되지 않고 몸에 저장되기 때문에 혈액은 희석된다.

더욱이 체액량의 증가는 신장 혈류량을 늘리고, 또한 GFR의 증가를 초래하기 때문에 renin의 분비를 억제하는 방향으로 작용한다. 그 결과, 원위세뇨관에서의 나트륨의 재흡수는 억제되어, 그대로 요중으로 흘러나가는 상태가 되어버린다. 집합관에서는 ADH가 과잉 상태이므로 물이 점차 재흡수되어 나트륨 농도가 높은 오줌이 만들어진다(**그림 27**).

그림 27 SIADH(ADH 부적합 분비증후군)의 병태

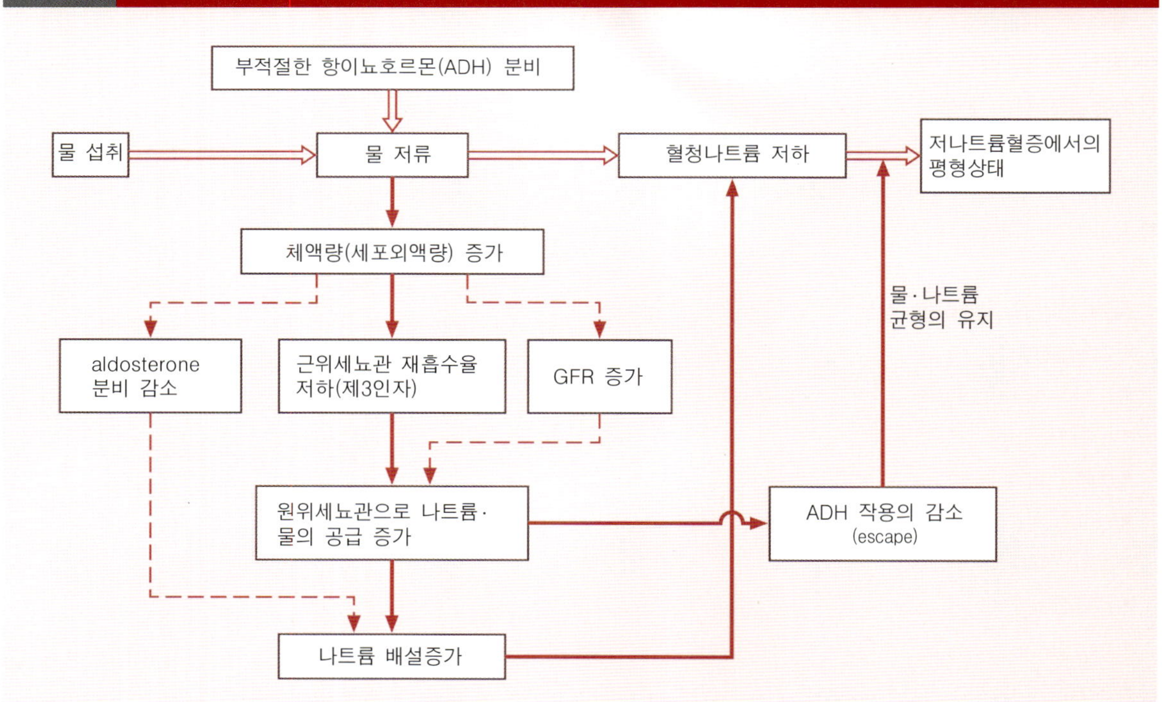

이처럼 SIADH에서는 단순히 물의 재흡수 증가로 인해 발생하는 희석성 저나트륨혈증 외에 절대량으로서의 체내 나트륨량이 저하되는 것이 핵심이다. 반대로 요중에서도 단순히 물이 없기 때문에 삼투압이 높은 것이 아니라, 실제로 나트륨이 요중으로 많이 버려지기 때문에 삼투압이 높아지는 것이다.

a. 원인

SIADH의 원인으로는 다음과 같은 것을 들 수 있다.

1) 이소성 ADH 생산종양(폐의 소세포암, 췌장암)

종양으로부터 ADH 분비가 지나치게 많아지기 때문에 발생한다.

2) 중추신경질환

(외상, 출혈, 뇌염, 종양, sarcoidosis 등)

뇌 안의 삼투압 수용체가 이상을 초래하고, 혈장삼투압이 충분히 저하되어 있음에도 불구하고 그것을 감지할 수 없기 때문에 ADH가 계속 분비된다고 생각할 수 있다.

3) 폐의 질환(폐결핵, 폐렴, 특히 레지오넬라 등)

미주신경을 매개로 하는 ADH의 분비과다라고 생각되지만, 폐에서의 ADH의 생산도 생각할 수 있다.

4) 약제(vincristine, chlorpropamide, thiazide, clofibrate, imipramine 등)

앞에서 언급한 것처럼, 이러한 약제들은 ADH의 분비를 높이는 작용이 있다.

b. 증상

SIADH의 증상에 있어서 주요 원인은 저나트륨혈증이다. 혈청나트륨이 120mEq/ℓ 이상인 경우에는 특별한 증상이 없어 무증후성 저나트륨혈증이라고 한다. 120~110mEq/ℓ 사이가 되면 식욕저하나 오심·구토 등을 초래하고, 110mEq/ℓ 이하가 되면 기면, 착란상태, 혼수가 되어 결국에는 사망한다.

c. 검사

검사소견에 대한 것은 처음에 병태에 대해서 설명하였기 때문에 대강은 알 수 있을 것이다. 중요한 사항을 정리하면 다음과 같다.

- **혈청나트륨 감소**
- **혈장삼투압 감소**
- **혈장레닌활성(PRA) 감소**
- **혈장알도스테론 감소**
- **요삼투압 증가(Uosm/Posm>1)**
- **요중 나트륨배설량 증가**

이 밖에 다음과 같은 것들도 알아두자.

- 혈청칼륨 : 정상
- 신장 기능 : 정상
- **부신기능 : 정상**
- **혈중 요소질소(BUN) : 정상**
- **혈청 요산 : 저하**

본래, 혈청칼륨은 희석되어 나트륨과 함께 감소되는 것으로 생각할지 모르겠지만, aldosterone이 감소되므로 칼륨의 분비가 억제되어 생각한 만큼 칼륨은 감소되지 않기 때문에 정상 수치를 보이는 것이다.

한편, 요산(uric acid)이 저하되는 이유는 근위세뇨관에서 재흡수가 저하되기 때문에 나트륨의 재흡수 저하와 함께 요산의 재흡수도 동시에 억제되기 때문이다.

d. 감별

감별해야 할 질환으로는 다음과 같은 것이 있다.

- Na 상실에 의한 저나트륨혈증(hyponatremia)
- 심장기능상실, 간경변에서 특히 이뇨제 사용시

모두 요중 Na이 낮은 수치를 나타내기 때문에 SIADH와 감별이 가능하다.

e. 치료

hyponatremia로 인해 요중 Na이 증가하면 SIADH의 가능성을 고려하여 **수분섭취를 제한**(water deprivation)해야 한다. 수분섭취를 제한하면 대부분 요중으로 나트륨 배설이 감소하고 혈청나트륨이 상승한다.

만약 이것으로도 효과가 없는 경우(이런 경우 대개 심장기능상실 등의 질환이 동반된다)의 적절한 처치는 **식염수를 점적**하고, 울혈심장기능상실이 되지 않도록 furosemide를 투여하여 이뇨시키는 것이다.

악성 종양으로 인해 ADH 분비가 지나치게 많아지는 경우에는 수분섭취 제한만으로는 혈청나트륨이 조절되지 않기 때문에 ADH 작용에 길항하는 demethylchlortetracycline을 투여하는 경우가 많다.

I

7 뇌하수체 기능저하증

hypopituitarism

뇌하수체 기능저하증이란 한 가지 또는 두 가지 이상의 뇌하수체전엽호르몬의 분비가 저하된 상태를 말한다.

1) 범뇌하수체 기능저하증

모든 전엽호르몬이 저하되어 있는 경우이다.

2) 부분적 뇌하수체 기능저하증

두 가지 이상의 호르몬이 저하되어 있는 경우이다.

3) 뇌하수체호르몬 단독 결손증

어느 한 가지 호르몬이 저하되어 있는 경우이다.

이상으로 세 가지 유형이 있는데, 대부분은 2)의 유형이다. 또한 1) 가운데, 특히 '몸이 여위는 증상'이 현저한 것을 Simmonds병이라고 한다.

a. 원인

원인으로서는 뇌하수체 자체에 문제가 있는 경우와 시상하부에 문제가 있는 경우로 분류할 수 있다.

원인이 뇌하수체에 있는 것에는 다음과 같은 것들이 있다.

- **뇌하수체샘종**
- 분만후 뇌하수체 괴사(Sheehan 증후군)
- 결핵
- 매독
- 사르코이드증(sarcoidosis)
- 랑게르한스조직구증
- 수술, 방사선

한편, 원인이 시상하부에 있는 것으로는 아래와 같은 것들이 있다.

- **머리인두종(craniopharyngioma)**
- 수막염
- 뇌염
- 육아종성 병변

빈도는 뇌하수체샘종(36%)과 Sheehan 증후군(23%), 머리인두종(craniopharyngioma(15%)이 많다.

b. 증상

증상은 호르몬 결핍에 의한 증상과 원질환에 의한 증상의 두 가지로 나눌 수 있다.

1) 호르몬 결핍증상

표 1을 참고하면서, 뇌하수체전엽호르몬이 결핍되었을 때의 증상을 살펴보자.

- ACTH : 저혈압, 피부색소의 감소, 저혈당, 전신권태감
- TSH : 피부건조, 느린맥, 추위에 대한 저항감소
- GH : 소아－저신장, 발육장애
  성인－저혈압, 저혈당
- FSH, LH
  소아－성(sex)성숙장애
  남성－성욕저하, 발기부전, 고환위축, 성모(sexual hair)감소, 치모의 여성화

여성 – 월경불순, 무월경, 성모탈락, 내외성기의 위축

- PRL : 젖분비장애

대충 열거하더라도 이렇게 많은 증상이 나타난다. 더욱이 ACTH, TSH, FSH, LH의 결핍은 glucocorticoid, 갑상샘호르몬, 성호르몬의 결핍에 의해 증상을 일으키므로, 나중에 상세하게 설명할 부신, 갑상샘, 생식샘에서 유래하는 기능저하증상도 추가된다. 따라서 뇌하수체 기능저하증에 의한 증상은 매우 다양한 것이 특징이다.

이 밖에도 호르몬 결핍에 근거한 일반적인 증상이 있다.

- 경도~중등도의 **빈혈**
- **정신증상**

  무위, 무관심, 무욕, 감정둔마, 우울감
- **뇌하수체성 혼수**

2) 원인질환에 의한 증상

뇌하수체가 손상을 입으면 그 근처에 있는 시신경교차도 장애를 받아 시신경장애, 예를 들어 시력장애나 시야협착 등을 호소하는 경우가 있다. 특히 시야협착은 양관자쪽반맹(bilateral hemianopsia)이 특징적이다(**그림 28**).

또한 시상하부가 장애를 받고 있는 경우에는 그 부위에 따라 다음과 같은 증상이 나타난다.

- 요붕증

> **잠깐! 한 말씀** **뇌하수체성 혼수에 대하여**
>
> ACTH 저하 → 부신피질 기능저하 → 저혈당 등
> \+
> TSH 저하 → 갑상샘 기능저하 → 저체온 등
>
> 이렇게 저혈당과 저체온 등이 급격하게 발생함으로써 나타나는 혼수상태가 뇌하수체성 혼수이다. 시험에도 출제되는 경우가 있으므로 이름 정도는 기억해 두자.

그림 28 **뇌하수체샘종에 의한 양관자쪽반맹의 발생**

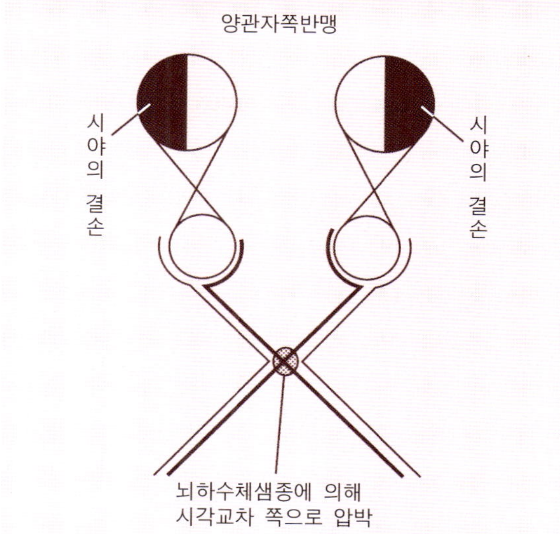

- 식욕부진, 야윔(anorexia)
- 식욕항진, 비만
- 체온이상
- 발한이상

C. 검사소견

내분비학적 소견으로서는 기본적으로 다음의 4가지 조건이 문제가 된다.

① 전엽호르몬의 혈중농도 저하

② 분비자극 시험

시상하부를 자극하는 것에는 무반응

뇌하수체를 자극하는 것에 대해서는 뇌하수체성이라면 무반응

시상하부성이면 그 호르몬의 혈중농도 상승

③ 표적장기가 내분비샘인 경우, 그곳에서 분비되는 호르몬도 감소된다.

④ 결핍되어 있는 뇌하수체호르몬을 투여하면 표적장기로부터 호르몬이 분비되는 것을 볼 수 있다.

구체적으로는 각종 뇌하수체성 호르몬의 분비장애에 동반해서 다음과 같은 검사소견 이상이 나타난다.

1) ACTH

① 혈장 ACTH의 낮은 수치

② 분비자극시험

〈시상하부를 자극하는 것〉

metyrapone
인슐린 부하 } 시험에는 무반응

시상하부를 자극해도,

(i) 시상하부에 장애의 원인이 있다면 애초에 시상하부로부터 CRH가 분비되지 않으므로 ACTH가 상승하지 않는다.

(ii) 장애의 원인이 뇌하수체성이라면, CRH가 분비되고 있어도 ACTH는 분비되지 않는다.

어느 쪽에 원인이 있어도 무반응

〈뇌하수체를 자극하는 것〉

CRH 부하
vasopressin } 시험에 대해서는

- 뇌하수체성이면 무반응
- 시상하부성이면 혈장 ACTH 상승

뇌하수체를 자극하면,

(i) 장애의 원인이 뇌하수체에 있는 경우에는 ACTH가 상승하지 않는다.

(ii) 시상하부에 장애의 원인이 있는 경우에는 CRH가 분비되지 않기 때문에 혈장 ACTH가 낮은 수치이며, CRH로 뇌하수체를 자극해 주면 ACTH는 상승한다.

③ 혈중 cortisol, 요중 17-OHCS의 낮은 수치, ACTH 테스트에 반응해서 혈중 cortisol 상승

④ ACTH의 표적인 부신피질은 문제가 없기 때문에 ACTH를 투여하면 cortisol은 상승한다.

2) GH

① 혈장 GH의 낮은 수치

② 분비자극시험

〈시상하부를 자극하는 것〉

인슐린 부하
arginine 부하 } 시험에는 무반응

〈뇌하수체를 자극하는 것〉

GHRH 시험에 대해서는

- 뇌하수체성이면 무반응
- 시상 하부성이면 혈장 GH 상승

③ 특이적인 표적장기는 없다

3) TSH

① 혈장 TSH의 낮은 수치

② 분비자극시험

〈시상하부를 자극하는 것〉

테스트로는 없다

〈뇌하수체를 자극하는 것〉

TRH 시험에 대해서는,

- 뇌하수체성이면 무반응
- 시상하부성이면 혈장 TSH 상승

③ 혈중 T_3, T_4는 낮은 수치

4) LH, FSH

① 혈장 LH, FSH의 낮은 수치

남성에서는 혈장 testosterone
여성에서는 혈장 estrogen } 의 저하

② 분비자극시험

〈시상하부를 자극하는 것〉

clomiphene
premarin } 시험에는 무반응

〈뇌하수체를 자극하는 것〉

LHRH 시험에 대해서,

- 뇌하수체성이면 무반응
- 시상하부성이면 혈장 LH, FSH 상승

③ 에스트로겐의 낮은 수치(여성), 테스토스테론의 낮은 수치(남성)

④ LH, FSH를 투여하면 성호르몬은 상승

5) PRL

① 혈장 PRL의 낮은 수치

② **분비자극시험**

〈시상하부를 자극하는 것〉

시험이 없다.

〈뇌하수체를 자극하는 것〉

TRH
sulpiride
chlorpromazine } **시험에 대해서는**

- **뇌하수체성이면 무반응**
- **시상하부성이면 혈장 PRL 상승**

이상의 내분비학적 검사 외에,

- 일반 혈액검사 : 경도의 **빈혈**
- 머리부분 X-선 소견 : 안장(Sella turcica)의 단순촬영, 뇌혈관 촬영, CT, MRI

등의 검사가 있다. **뇌하수체샘종**이나 **머리인두종**을 발견하는 것이 검사의 목표이다. 또한 내분비 검사의 분비 자극시험은 상당히 까다롭기 때문에, 간단하게 정리해 두자. **표** 6에 정리하였으므로 기억해 두기 바란다. 이 표를 완전히 파악한 후에 다시 한 번 내분비학적 검사소견을 검토하면 이해하기 쉬울 것이다.

d. 치료

치료는 원인요법과 보충요법을 병행하여 실시한다.

1) 원인요법

종양의 경우에는 적출술과 방사선요법을 실시하여, 결핵, sarcoidosis, Langerhans cell histiocytosis 등과 같이 원인이 분명한 것에 대해서는 약물요법을 실시한다.

2) 보충요법

결핍된 호르몬을 보충하는 치료법이다. 이 경우, 투

표 6 뇌하수체 호르몬의 분비자극

	시상하부 자극	뇌하수체 자극
성장호르몬(GH)	인슐린, 저혈당	성장호르몬 방출호르몬(GRH)
	L-dopa	
	arginine	
	propranolol	
	glucagon	
	clonidine	
	bromocriptine	
	vasopressin	
황체형성호르몬(LH), 난포자극호르몬(FSH)	clomiphene	estrogen
	estrogen	naloxone
	naloxone	황체형성호르몬 방출호르몬(LHRH)
갑상샘자극호르몬(TSH)	없음	갑상샘자극호르몬 방출호르몬(TRH)
		thiamazole
부신피질자극호르몬(ACTH)	metyrapone	부신피질자극호르몬 방출호르몬(CRH)
	insulin	vasopressin
젖분비호르몬(PRL)	흡유자극	갑상샘자극호르몬 방출호르몬(TRH)
	수면	항dopamine제

여하는 호르몬에는 순서가 있다는 점이 중요하다.

- ACTH 감소에 대해서는 hydrocortisol을 10~20 mg/일 투여한다.
- TSH 감소에 대해서는 T_4를 첫째 날 25μg/일부터 시작해서 점차 증가시킨다.
- **ACTH 감소**와 TSH **감소**가 함께 있는 경우에는 **반드시 hydrocortisol을 먼저 투여하고 나서 T_4를 투여한다**. 만약 이것을 반대로 투여하면 T_4에 의해 부신피질호르몬 대사가 촉진되어 급성 부신기능 상실을 일으킬 위험이 있다.
- LH, FSH 감소에 대해서는
  남성 : testosterone
  여성 : premarin®(결합형 estrogen)을 14일간 계속해서 경구투여하고, 15일째부터 황체호르몬을 투여한다.

과연 그렇구나!

1 ACTH 단독결손증이란 무엇인가?

뇌하수체전엽호르몬 가운데 ACTH 분비만 장애를 받는 것으로서 자가면역에 의한 ACTH 생산세포의 장애가 원인이라고 생각된다. 중년에 많으며, 성인의 단독결손증 중에서 가장 빈도가 높은 질환이다. 증상은 전신권태감, 식욕부진, 저혈당증이며, 검사에서는 저나트륨혈증과 저혈당이 특징적이다. 진단은 뇌하수체전엽호르몬 분비자극시험에서 ACTH에만 분비저하가 나타난다. 치료는 당질스테로이드의 보충이다.

2 자가면역성 시상하부 뇌하수체염이란 무엇인가?

자가면역성 뇌하수체염이란 뇌하수체에 림프구가 침윤하는 만성 염증성 질환이다. 원인은 명확하지 않으나 자가면역기전에 의해 발병한다고 추정되며, 뇌하수체전엽이 주로 장애를 받는 림프구성 뇌하수체전엽염과 깔때기나 후엽이 장애를 받는 림프구성 누두 뇌하수체후엽염으로 나뉜다.

또 림프구성 염증이 뇌하수체전엽과 깔때기·후엽의 양쪽에 파급되는 경우가 있는데 이 경우에는 림프구성 범하수체염이라고 불린다.

① 림프구성 뇌하수체전엽염

대부분은 임신시 또는 출산 후에 뇌하수체 종대를 동반한 뇌하수체 기능저하증을 초래하는 질환으로, 부검 또는 생검에 의해 조직학적으로 림프구 침윤이 나타난다. 뇌하수체 기능저하증을 일으키지만 그 중에서도 ACTH 분비가 장애를 받는 빈도가 가장 높다. MRI로 뇌하수체종대, 특히 뇌하수체줄기의 비대와 균일한 조영증강 효과가 특징적이다.

② 림프구성 누두 뇌하수체후엽염

요붕증을 초래하며, MRI에 의해 뇌하수체후엽 또는 뇌하수체줄기의 국한성 종대를 볼 수 있다. 생검으로 림프구침윤을 동반하는 만성 염증을 확인할 수 있다.

II 갑상샘 thyroid gland

A 갑상샘 총론

1 갑상샘이란 무엇인가?

갑상샘은 목의 앞쪽 부위에 있으며, 약 20g밖에 되지 않는 작은 장기이지만, 갑상샘호르몬을 분비하여 온몸의 대사를 조절하고 있다.

갑상샘이 분비되는 호르몬으로서는 T_4(thyroxine), T_3(3, 3', 5-L-triodothyronine)가 가장 중요하지만, 그 외에 불활성형인 rT_3(3,3',5-L-triodothyronine ; reverse T_3)도 분비된다(**그림 29**).

먼저 혈청 중의 **무기 요오드(I^-)**를 여포상피세포가 능동적 수송을 함으로써 흡수한다. 상피세포내에 흡수된 I-는 전기적 차이에 따라 여포내강으로 나와, 거기에서 갑상샘 peroxidase와 H_2O_2에 의해 산화되어 I_2가 된다. 계속해서 **thyroglobulin**의 tyrosine기 3위에 결합하여 3-monoiodotyrosine기(MIT)가 되는데, 이때 요오드가 충분하면 3, 5-diiodotyrosine기(DIT)가 된다. 이것을 요오드의 유기화라고 한다(**그림 30**).

thyroglobulin과 결합한 상태의 MIT, DIT는 다음과 같이 산화되어 alanine기를 잃고 3개의 호르몬에 축합(condensation)한다.

그림 29 갑상샘호르몬의 화학구조

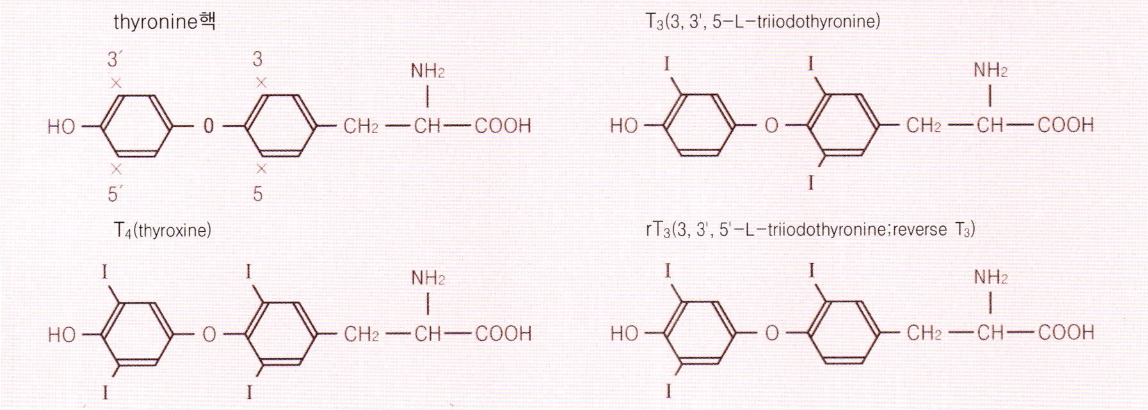

그림 30 요오드의 유기화

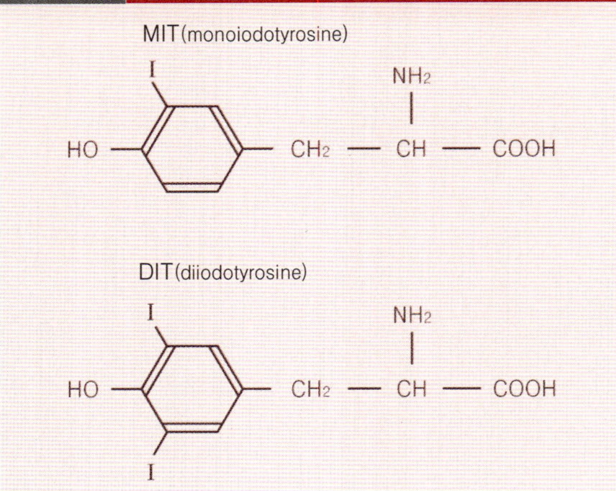

II

- MIT + DIT → T_3
- DIT + DIT → T_4
- DIT + MIT → rT_3

갑상샘호르몬이 분비될 때에는 여포내의 thyroglobulin이 콜로이드의 작은 방울로서 상피세포내에 흡입되어 protease에 의해 가수분해된 후, free T_4, T_3가 되어 혈중으로 분비된다. 이때 MIT, DIT도 유리되지만 이들은 상피세포내의 탈요오드효소에 의해 곧 탈요오드화 되는데, 유리된 요오드의 일부는 혈중으로 나머지는 갑상샘호르몬의 합성에 재이용된다(**그림 31**).

그림 31 갑상샘호르몬 분비의 작용기전

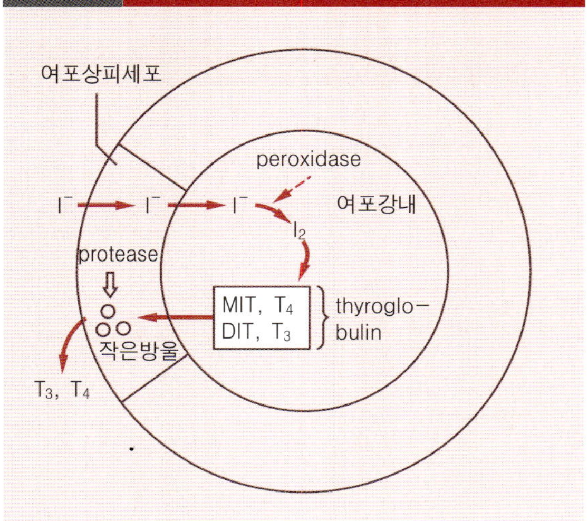

즉, 갑상샘호르몬은 다음과 같은 단계를 거쳐 만들어진다.

① **요오드의 흡수(재료를 수입)**
② **MIT, DIT의 합성(요오드의 유기화) (부품의 제작)**
③ **축합반응(T_3, T_4, rT_3) (부품의 조립)**
④ **여포내강 내에서의 thyroglobulin 결합 (제품의 저장)**
⑤ **thyroglobulin의 protease 분해 (제품의 수출)**

①~③의 단계는 **표 7**과 같은 인자에 의해 촉진 또는 억제된다.

2 갑상샘호르몬의 체내동태

갑상샘에서 분비되는 하루의 호르몬량은 T_4가 80μg, T_3가 4μg, rT_3가 2μg으로, T_4가 **압도적으로 많다.** 그러나 T_4는 간, 신장 그 밖의 장기에서 탈요오드화되어, 약 1/3(25~30μg)이 T_3로, 또 약 1/2(40μg)이 rT_3로 전환된다. 즉 순환혈액중의 **T_3, rT_3는 대부분 T_4로 만들어진 것**이다. T_4가 T_3로 되는가, 또는 rT_3로 되는가 하는 것은 상황에 따라 달라진다.

예를 들어 금식을 하면 대부분 rT_3로 되기 때문에 신경성 식욕부진증(anorexia nervosa)에서는 T_3가 줄고 그 대신 rT_3가 상승한다.

표 7 갑상샘호르몬 촉진 · 억제인자

	촉진	억제
요오드의 흡수	TSH	SCN^-, ClO_4^-
MIT, DIT의 합성	TSH	항갑상샘약, sulfonamide, 대량 요오드, SCN^-
결합(coupling)반응	TSH	항갑상샘약, sulfonamide, 대량 요오드, SCN^-

갑상샘호르몬은 혈중에서는 그 대부분이 단백질과 결합되어 있다. 결합되는 단백질(thyroxine 결합 단백질 : TBP)은 다음의 3가지이다.

- albumin(ALB)
- thyroxine binding globulin(TBG)
- thyroxine binding prealbumin(TBPA)

혈장 중에는 알부민이 가장 많지만, T_4와의 친화성은 TBG가 가장 높으므로, 순환혈액 중 T_4의 3/4이 TBG와 결합하고, 나머지는 TBPA, ALB와 결합하고 있다. 결국, T_4의 99.98%가 단백질과 결합하고 있으며, FT_4(유리 thyroxine)는 불과 전체의 0.02%에 지나지 않는다.

한편 T_3의 경우에는 99.8%가 단백질과 결합하고 있을 뿐이므로 FT_3(유리 triodothyronine)은 전체의 0.2%나 된다. 결합되어 있는 T_3 단백질은 TBG와 ALB가 반반씩으로, TBPA에는 극히 일부만 결합한다(**그림 32**).

체내의 전체 T_4는 혈장단백질과 결합한 T_4, 유리된 T_4, 조직의 단백질과 결합한 T_4와의 사이에서 평형을 유지하고 있다(**그림 33**).

예를 들어, 갑상샘호르몬 결합단백질이 늘어나면, 일시적으로 유리된 T_4의 농도는 낮아진다(즉 유리된 T_4의 일부가 단백질과 결합한다). 그러나 곧 뇌하수체에 대한 negative feedback의 감소로 인해 TSH가 상승되어 갑상샘으로부터 T_4 분비가 증가하게 된다. 또한 조직의 단백질에 결합되어 있는 T_4도 유리되어 최종적으로는 유리된 T_4의 농도는 변하지 않게 된다. 단, 혈중의 총 T_4 농도는 상승한다.

최근에는 유리된 T_3, T_4를 정확하게 측정할 수 있게 되었기 때문에 TBG 등, 결합단백질의 변동은 그다지 고려하지 않아도 되므로 임상적인 중요성이 사라졌지만, 대부분이 단백질과 결합해서 존재한다는 것과 호르몬 활성을 가지고 있는 것은 FT_3라는 것을 이해해 두기 바란다.

T_3, T_4는 간, 신장이나 그 외의 장기에서 탈요오드화되는데, 특히 간에서 황산화합물과 glucuronic acid 화합물로 대사된다. 접합(conjugation)된 것은 쓸개즙 속으로 나와 장관으로 이동해서 가수분해를 받아 대부분이 재흡수되고(창자간순환), 나머지는 대변으로 배설된다.

II

그림 32 혈중 T_3, T_4의 분포

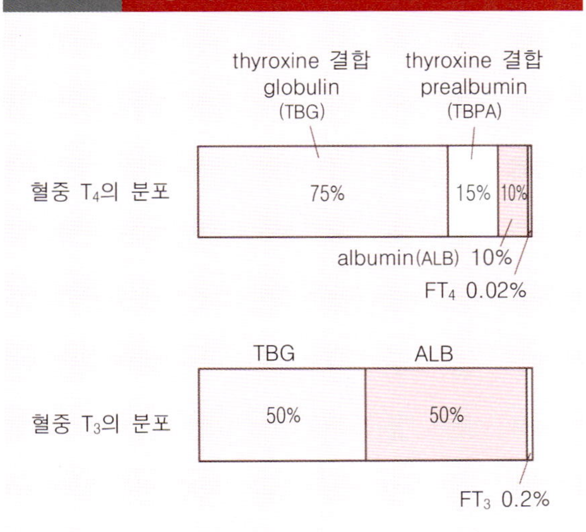

그림 33 혈중 thyroxine T_4의 평형상태

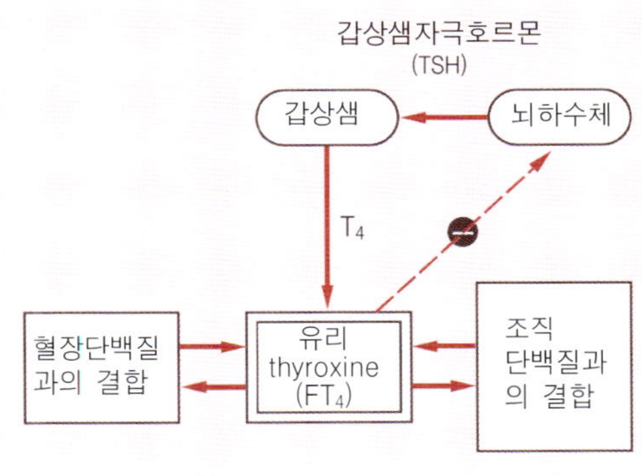

3 갑상샘호르몬의 작용

a. 열량 생산작용

갑상샘호르몬은 대사활성이 있는 조직의 거의 대부분에서 산소소비를 증가시킨다. 그러나 **뇌, 고환, 자궁, 림프절, 지라, 뇌하수체전엽**은 예외로서 산소소비를 증가시키지 않는다.

b. 단백질 대사에 대한 작용

소량의 갑상샘호르몬은 단백질 합성을 촉진하지만, 대량의 갑상샘호르몬은 단백질 분해를 촉진한다. 즉 **대량의 T_3, T_4는 이화적으로 작용한다**.

c. 당 대사에 대한 작용

갑상샘호르몬은 다음과 같은 작용을 하여 **혈당치를 상승시킨다**.

- 장관에서의 포도당 흡수촉진
- 당 이용의 촉진
- 단백질로부터 당신생(glyconeogenesis)의 증가
- 간에서의 glycogenolysis 촉진

d. 지질 대사에 대한 작용

갑상샘호르몬은 간에서 콜레스테롤, 인지질, 중성지방 등의 합성을 촉진하는 한편, 콜레스테롤의 분해 및 **배설, 중성지방의 분해와 유리 지방산의 방출도 촉진**한다.

e. 비타민 대사에 대한 작용

장에서 cyanocobalamin(Vit. B_{12})을 흡수하려면 갑상샘호르몬이 필요하다. 또 간에서는 carotene이 Vit. A로 전환하는 반응에도 관여한다.

f. catecholamine 작용의 촉진

에피네프린은 중성지방의 분해나 유리지방산의 방출 등의 작용을 하는데, 이들 작용은 갑상샘호르몬에 의해 증가된다.

갑상샘호르몬의 수치가 높아지면 **심박수 증가**, 심박출량의 증가 등을 일으키는데, 이것은 갑상샘호르몬이 심근에 대한 catecholamine(특히 에피네프린)의 작용을 높이기 때문이다(또한 갑상샘호르몬은 심근의 β_1-receptor의 수를 늘린다는 것도 알려져 있다).

g. 신경계에 미치는 효과

catecholamine에 대한 반응성을 높이기 때문에, 망상활성계(RAS, reticular activating system)가 작동하여 **사고력이 빨라진다**. 또, 말초신경의 반응도 빨라지고 **반사시간도 단축**된다.

h. 기타

- 정상적인 성장과 골격의 성숙에 필요하다
- 젖분비에 관여하고 있다
- 정상 월경주기의 유지와 임신에 필수적이다

4 갑상샘호르몬의 검사

a. TSH의 측정

정상치 : 0.5~5μg IU/ml

- 높은 수치 : 원발성 갑상샘기능저하증
- 낮은 수치 : 갑상샘기능항진증, 뇌하수체성 갑상샘기능저하증

b. 혈청 갑상샘호르몬

1) 총 thyroxine(T_4)

혈청중의 T_4(즉 단백질과 결합되어 있는 T_4와 free

인 T_4의 합계)를 측정하는 방법으로, 전기화학발광면역측정법(ECLIA)이 이용되고 있다.

정상치 : 6~12μg/dl

높은 수치 : **갑상샘 기능항진증**, TBP의 증가
낮은 수치 : **갑상샘 기능저하증**, TBP의 감소

2) 유리 thyroxine(FT_4)

ECLIA 또는 RIA를 이용해 측정한다.

정상치 : 0.8~1.8ng/dl

총 thyroxine의 0.02~0.04%

3) 총 triiodothyronine(T_3)

ECLIA에 의해 측정된다.

정상치 : 100~200ng/dl

높은 수치 : **갑상샘 기능항진증**, TBP의 증가, T_3 중독증(T_3 thyrotoxicosis)
낮은 수치 : **갑상샘 기능저하증**, TBP의 감소, 기아 상태일 때

4) 유리 triiodothyronine(FT_3)

정상치 : 2.5~5.0pg/ml

총 triiodothyronine의 0.24~0.46%

5) reverse T_3(rT_3)

RIA로 측정한다.

정상치 : 18~60ng/dl

높은 수치 : **갑상샘 기능항진증**, T_3 thyrotoxicosis, 기아 상태일 때, **신경성 식욕부진증**, 간경변, 만성 소모성 질환
낮은 수치 : **갑상샘 기능저하증**

c. 갑상샘호르몬 결합단백질 및 결합상태의 검사

단백결합 요오드(PBI)

정상치 : 4.0~8.0μg/dl

d. 갑상샘에서의 요오드 대사에 관한 검사

1) 갑상샘 ^{123}I 섭취율 (thyroid^{123}I uptake : TIU)

^{123}I를 경구적으로 투여하여 24시간 후에 갑상샘에 섭취된 방사활성을 측정하는 방법이다.

정상치 : 10~40%

높은 수치 : 갑상샘 기능항진증, 요오드 결핍, 갑상샘호르몬 대사의 촉진(nephrosis 등), 만성 갑상샘염
낮은 수치 : **갑상샘 기능저하증**, 갑상샘호르몬 투여, 요오드의 과잉섭취, 아급성 갑상샘염, 일과성 기능항진을 나타내는 만성 갑상샘염(painless thyroiditis)

* 이 검사는 인체 내에 isotope를 투여하는 것이므로, 방사능에 강제로 노출되게 하는 검사이다. 따라서 임신 중에 실시해서는 안 된다. 또한 혈중 요오드에 의해 영향을 받기 때문에, 검사 1주일 전부터 요오드의 섭취를 제한한다.

2) $KClO_4$, KSCN 방출시험

^{123}I를 경구투여하여, 앞에서 설명한 갑상샘 ^{123}I 섭취율을 우선 측정한다. 그 후 $KClO_4$(과염소산칼륨), 또는 KSCN을 투여한 다음 1시간 후에 다시 갑상샘 ^{123}I 섭취율을 측정한다. 만약 2회 째의 측정치가 1회째보다 10% 이상 저하된다면 양성으로 간주한다.

이 검사의 의미는, **$KClO_4$나 KSCN은 요오드의 능동수송을 억제**하기 때문에 만약 요오드의 유기화에 장애가 있는 경우에는 다량의 유기 요오드가 상피세포 내에 있어, 그들이 방출되기 때문에 섭취율이 저하되는 것이다. 따라서 **이 수치의 저하(검사 양성)는 요오드의 유기화 장애를 의미한다.**

e. 갑상샘호르몬의 작용을 지표로 하는 검사

「갑상샘호르몬의 작용」 항목(p.50)을 참고하면서 공부하기 바란다. 갑상샘호르몬의 에너지대사, 지질

대사, 단백질(근육)대사, 뼈 대사, 신경계에 대한 영향을 지표로 한 검사이다.

1) 기초대사율 (basal metabolic rate ; BMR)

정상치 : -10~+10%

- 높은 수치 : 갑상샘 기능항진증
- 낮은 수치 : 갑상샘 기능저하증

2) 혈청 cholesterol

갑상샘호르몬은 콜레스테롤의 생산을 증가시키지만, 대사배설을 더욱 항진시키기 때문에 혈청 콜레스테롤은 감소한다.

정상치 : 130~220mg/dl

- 높은 수치 : 갑상샘 기능저하증
- 낮은 수치 : 갑상샘 기능항진증

3) 혈청 creatine kinase(CK)

정상치 : 30~200U/ℓ

- 높은 수치 : 갑상샘 기능저하증
- 낮은 수치 : 갑상샘 기능항진증

4) 혈청 alkaline phosphatase(ALP)

갑상샘호르몬은 뼈 대사를 조절한다. 갑상샘호르몬이 지나치게 많아지면 뼈의 형성을 촉진하기 때문에 뼈 유래의 ALP가 증가한다.

정상치 : 100~350U/ℓ

- 높은 수치 : 갑상샘 기능항진증
- 낮은 수치 : 갑상샘 기능저하증

5) 아킬레스힘줄 반사시간 (Achilles tendon reflex time)

정상치 : 180~240mm/sec

지연 : 갑상샘 기능저하증
(갑상샘 기능항진증에서는 변하지 않는다)

f. 갑상샘의 반응성을 보는 검사

주로 뇌하수체성과 시상하부성의 갑상샘 기능저하증의 감별진단에 이용한다. 뇌하수체성은 저하하며 무반응이고, 시상하부성은 지연반응을 나타낸다.

g. 면역학적 검사

갑상샘의 대표적 질환인 Graves병과 만성 갑상샘염은 갑상샘에 대한 자가면역질환이라고 생각할 수 있다. 그 이유는 다음과 같은 자가항체가 환자의 혈청에 나타나기 때문이다.

1) anti-thyroglobulin 항체

- 정상인 : 음성
- 만성 갑상샘염 : 약 80%가 양성
- Graves병 : 약 60%가 양성

2) anti-microsome 항체

갑상샘의 마이크로솜 분획을 항원으로 하는 항체를 말한다.

- 정상인 : 음성
- 만성갑상샘염 : 약 90%가 양성
- Graves병 : 약 85%가 양성

3) 항갑상샘 peroxidase 항체 (항TPO 항체)

4) 항TSH수용체 항체

항TSH수용체 항체에는 2종류가 있다.

- 자극형 항체(thyroid stimulating antibody ; TSAb)
- 억제형 항체(TSH stimulation-blocking antibody ; TSBAb)

TSAb는 Graves병 환자의 90% 이상에서 나타난다. 한편 TSBAb는 빈도는 낮지만 특발성 갑상샘 기능저하증에서 볼 수 있다.

이상을 일괄하여 항갑상샘 항체라고 한다.

h. 형태에 관한 검사

1) 초음파검사

갑상샘 형태의 스크리닝으로서 가장 유용한 검사방법이다.

2) 천자흡인 세포진단

결절성 갑상샘종의 양성·악성 판정에 유용하다.

3) 갑상샘 신티그래피(scintigraphy) (그림 34)

^{123}I을 투여한 후, 갑상샘의 어느 부분에 ^{123}I가 많이 섭취되는지를 scintiscanner로 보는 방법이다. 앞에서 설명한 갑상샘 ^{123}I섭취율에 따라 scintilation counter로 count수를 측정하는 대신에, scintiscanner로 영상화한 것이 이 scintigraphy이다.

4) X-선 검사(CT를 포함한다)

마지막으로 검사소견의 특징을 각 질환별로 나누어 표로 정리하였다(표 8). 각론에서 자세히 설명하기로 하고 여기에서는 대충 살펴보기 바란다.

그림 34 갑상샘 신티그래피에 의한 진단

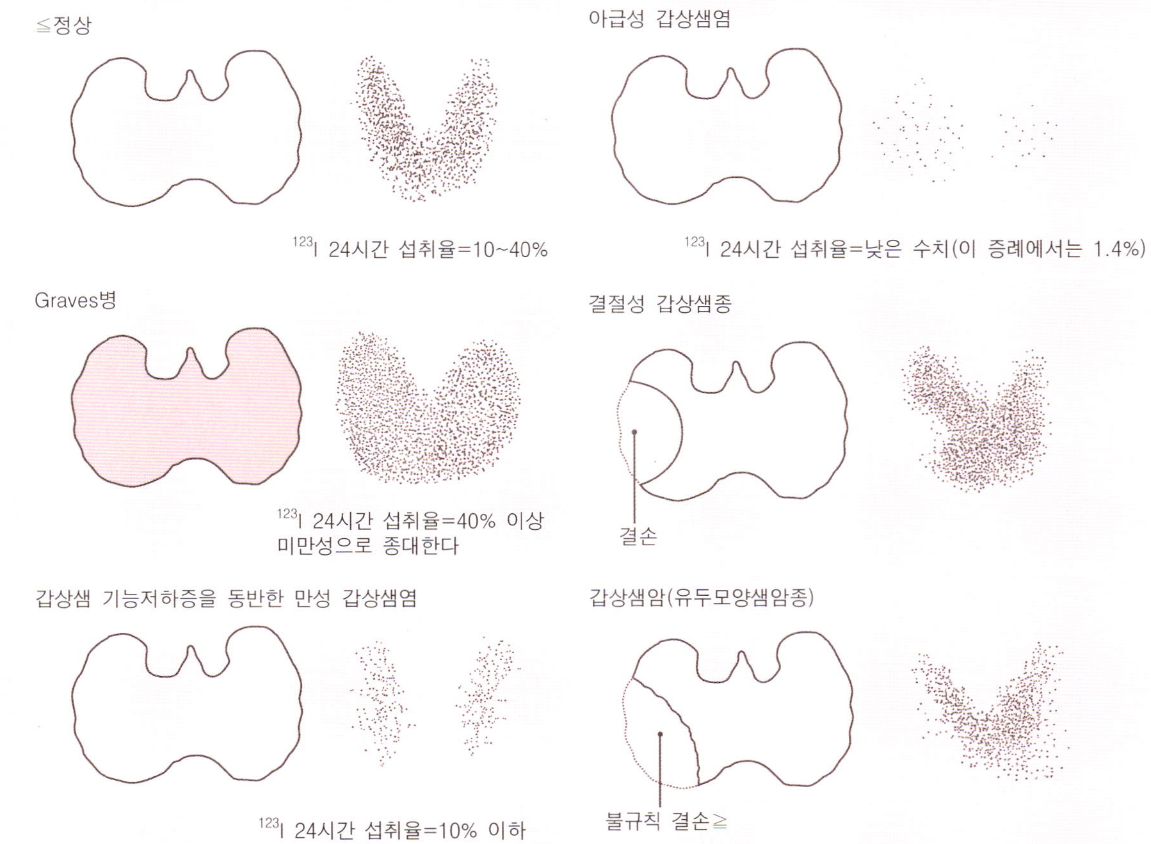

표 8 각종 갑상샘 질환에서의 검사치

	혈청 T_4	혈청 T_3	혈청 rT_3	혈청 FT_4	혈청 TSH	혈청 TBG	^{123}I 섭취율	BMR	혈청총 콜레스테롤	기타
Graves' disease	↑	↑	↑	↑	↓	↓	↑	↑	↓	LATS, TSI↑
T_3 toxicosis	→	↑	↑	→	↓	↓	↑	↑	↓	
Plummer's disease	↑	↑	↑	↑	↓	↓	↑	↑	↓	hot nodule
primary hypothyroidism	↓	↓	↓	↓	↑	↑	↓	↓	↑	TRH시험 과잉반응
secondary hypothyroidism	↓	↓	↓	↓	↓	↑	↓	↓	↑	TRH시험 저반응 (뇌하수체성) TRH시험 지연반응 (시상하부성)
subacute thyroiditis (급성기)	↑	↑	↑	↑	↓	→	↓	↑	↓	ESR↑
chronic thyroiditis (하시모토병)	→ 또는 ↓	→ 또는 ↓	→ 또는 ↓	→ 또는 ↓	→ 또는 ↓	→ 또는 ↓	↑→↓	→ 또는 ↓	→ 또는 ↓	항갑상샘 자가항체↑
non-toxic goiter	→	→	→	→	→	→	↑→↓	→	→	
TBP 증가증	↑	↑	→	→	→	↑	→	→	→	TBP 결합능↑
TBP 결손(감소)증	↓	↓	→	→	→	↓	→	→	→ 또는 ↓	TBP 결합능↓

↑증가 →불변 ↓감소

B 갑상샘 기능항진증 hyperthyroidism

1 갑상샘 기능항진증이란 무엇인가?

갑상샘 기능항진증이란 어떤 상태를 말하는 것일까? 갑상샘 기능이란 갑상샘호르몬을 생산하는 것을 말한다. 따라서 **갑상샘 기능항진이란 갑상샘기능이 항진되고 있는 것을 가리킨다.** 그 결과, 갑상샘호르몬의 혈중 농도가 높은 수치를 나타내게 된다(**그림 35**). 만약 갑상샘에서 갑상샘호르몬의 생산항진이 아닌, 그 외의 다른 이유로 갑상샘호르몬의 혈중 농도가 높은 수치를 보이는 경우에는 갑상샘중독증(thyrotoxicosis)이라고 하여 구별한다.

그러면 갑상샘 기능항진증을 일으키는 질환에는 어떠한 것이 있을까? 갑상샘 기능항진증을 나타내는 질환을 열거해 보면 다음과 같다.

- Graves병
- Plummer병
- 뇌하수체 TSH 생산종양
- 이소성 TSH 유사물질에 의한 속발성 갑상샘 기능항진증
  융모암, 포상기태(mole)에서 생산되는 고나도트로핀(human chorionic gonadotropin : HCG)이 잘 알려져 있다.

그림 35 갑상샘에서의 T_3, T_4 생산기능의 항진

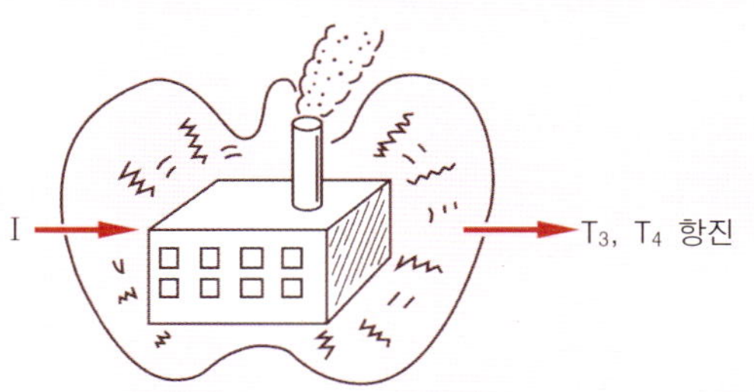

- 시상하부성 갑상샘기능항진증

등이 있다.

이들의 시상하부－뇌하수체－갑상샘계 feedback system의 병태생리를 도식으로 나타내었다(**그림 36**).

다양한 질환명이 열거되어 있는데, 중요한 것은 Graves병과 Plummer병 두 가지이다.

Graves병과 Plummer병의 차이는 병변이 **미만성**인가 아니면 **결절성**인가 하는 점이다.

자세한 것은 나중에 설명하겠지만, Graves병에서는 갑상샘조직 전체에서 호르몬 생산이 항진되고 있는 반면, Plummer병에서는 갑상샘 조직의 일부에서만 호르몬 생산이 항진되고 있는 것이다. Graves병이든 Plummer병이든 과잉으로 분비된 갑상샘호르몬에 의해 TSH는 negative feedback을 받아 저하된다. TSH가 저하되면, 갑상샘 조직은 작아지지만, Graves병에서는 항TSH수용체 항체가 TSH를 대신하여 갑상샘을 자극하기 때문에 갑상샘이 커진다. 한편 Plummer병에서는 갑상샘의 정상 부분이 위축되어 작아진다.

뇌하수체 TSH 생산종양은 뇌하수체샘종으로부터 과잉으로 생산되는 TSH에 의해 갑상샘이 자극을 받아 커지고, 갑상샘호르몬을 과잉으로 분비하여 발생한다.

이소성 갑상샘자극호르몬 유사물질에 의한 속발성 갑상샘 기능항진증은 융모암, 포상기태에 의해 생산되는 이소성 갑상샘자극호르몬 유사물질(예를 들어 HCG)에 의해 갑상샘이 자극을 받아 커지며, 갑상샘호르몬을 과잉으로 분비하여 발생한다. 이 경우, 뇌하수체로부터 분비되는 TSH는 지나치게 많은 갑상샘호르몬에 의해 negative feedback을 받아 저하되는데, 이 점이 뇌하수체 TSH 생산종양과 다르다.

시상하부성 갑상샘 기능항진증은 시상하부로부터 TRH가 과잉으로 생산되기 때문에 발생한다.

그림 36 **갑상샘 기능항진증에서의 시상하부-뇌하수체전엽-갑상샘계의 feedback system**

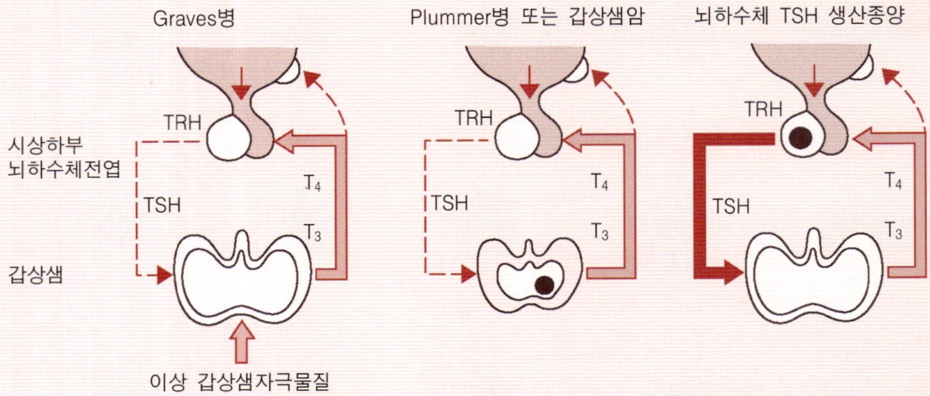

	Graves병	Plummer병 또는 갑상샘암	뇌하수체 TSH 생산종양
① **혈중 갑상샘자극호르몬 방출호르몬**	↓	↓	↑
② **혈중 갑상샘자극호르몬**	↓	↓	↓
③ **갑상샘 ^{123}I 섭취량**	↑	↑	↑
④ **갑상샘종**	(+)미만성	(+)결절성	(+)미만성
⑤ **이상 갑상샘자극물질**	자극형 항TSH수용체 항체	(−)	(−)
⑥ **기타**		여포샘종이 많다	뇌하수체종양

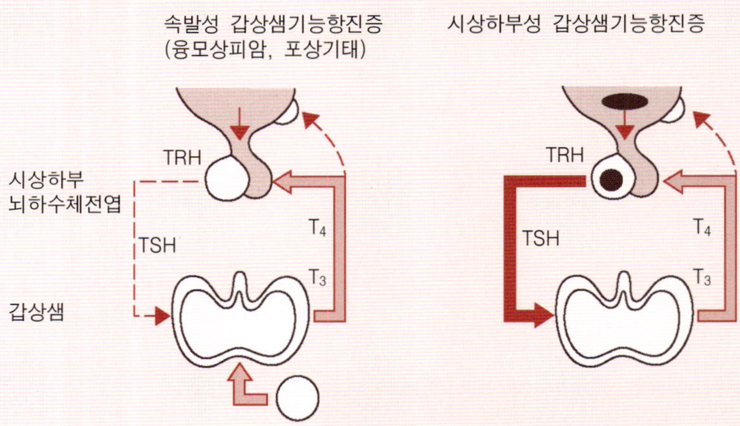

	속발성 갑상샘기능항진증	시상하부성 갑상샘기능항진증
① **혈중 갑상샘자극호르몬 방출호르몬**	↓	↑
② **혈중 갑상샘자극호르몬**	↓	↑
③ **갑상샘 ^{123}I 섭취량**	↑	↑
④ **갑상샘종**	(+)미만성	(+)미만성
⑤ **이상 갑상샘자극물질**	HCG	(−)
⑥ **기타**	융모성 종양	

2 Graves병

미만성 중독성 갑상샘종

a. 원인

Graves병의 원인은 명확하게 밝혀지지 않고 있다. 그러나 환자의 혈중에서 갑상샘 자극물질이 다수 발견되고 있고 또한 그것들이 IgG이므로 갑상샘에 대한 항체라는 사실을 알 수 있다. 이러한 연구를 통해 Graves병은 갑상샘 자극작용을 갖는 갑상샘 자가항체에 의한 일종의 **자가면역질환**(autoimmune disease)이라고 생각된다.

그러면 갑상샘 자극물질에 대해서 조금 더 상세하게 살펴보자.

갑상샘 자극물질은 갑상샘을 자극하여 갑상샘호르몬의 생산을 증가시키는 물질이며, 또한 이것은 주로 IgG로 생성된 것이다. 그러면 이 IgG는 어떻게 갑상샘을 자극하는 것일까? 그것은 TSH수용체에 결합해서 TSH와 같은 역할을 하고 있다고 생각된다(**그림 37**). 따라서 갑상샘자극물질은 TSH수용체 항체라고 생각해도 좋을 것이다. 항TSH수용체 항체의 측정에는 방사선수용체 측정법(radioreceptor assay)에 의한 정량과 바이오 측정법으로 실시하는 자극성 수용체 항체(TSAb)가 있다.

그림 37 **갑상샘 자극작용**

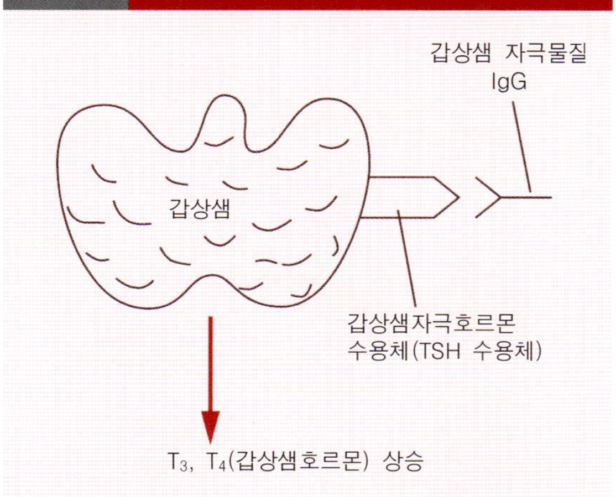

b. 증상

1) 갑상샘종 (goiter)

대부분의 경우 갑상샘은 커진다. 갑상샘호르몬을 대량으로 만들기 때문에 갑상샘의 크기 자체도 점차로 커지는 것이다.

보통 정상 갑상샘 크기의 2~3배 정도까지 커진다. 딱딱한 정도는 각기 다르지만, **갑상샘 전체가 미만성으로 커지는 것**이 공통된 특징이다(**그림 38**).

2) 눈증상 (opthalmopathy)

고도의 **안구돌출**, 눈꺼풀부종, 결막충혈 등이 나타난다. 왜 안구돌출이 일어나는가의 원인은 알려져 있지 않다. 그러나 안구 뒷부분에 있는 외안근의 확대와 지방조직의 증가로 인해 눈이 앞쪽으로 밀려나고 있다는 사실이 알려져 있다(**그림 39**).

Graves병으로 인한 눈 증상에 대해서는 옛날부터 많이 보고되어 왔고, 또 각 증상에 따라 이름도 다르다. 너무 상세한 내용이기 때문에 기억할 필요는 없지만, 의학 역사의 한 단면을 살펴본다는 의미로 참고하기 바란다.

- Dalrymple 징후 : 안열의 확대
- Stellwag 징후 : 깜박거리는 횟수의 감소
- Graefe 징후(**그림 40**)

그림 38 **미만성 갑상샘종**

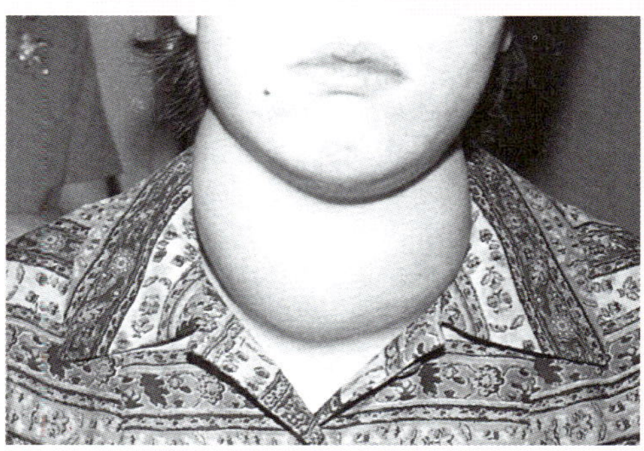

II

그림 39 **Graves병의 특징**

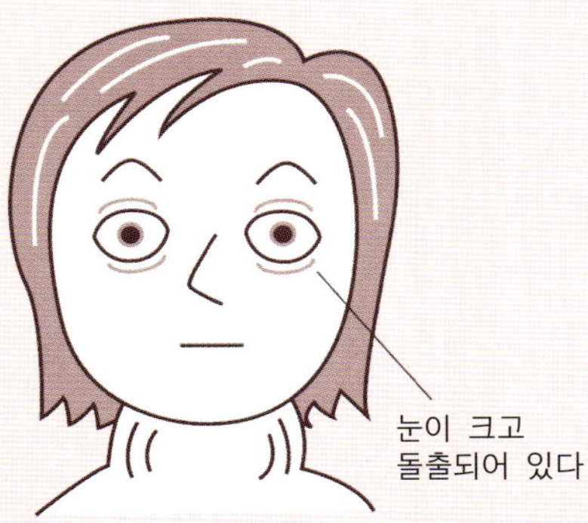

아래쪽을 보려고 하면 위눈꺼풀이 부어 있기 때문에 움직임이 느려지고, 각막가장자리(limbus of cornea)와 위눈꺼풀 사이에 결막이 나타난다.

- Möbuis 징후
  눈모음(convergence)이 불가능하다.
- Toffrey 징후
  위쪽을 주시하게 했을 때 앞이마에 주름이 생기지 않는다.
- Rosenbach 징후
  눈을 감으면 떨림이 일어난다.

3) 피부증상 (dermatopathy)

Graves병에 걸린 사람의 손바닥에는 큰 특징이 나타나는데, **잡으면 따뜻하고 축축하다**. 대사가 항진되어 있고 또 갑상샘호르몬이 epinephrine·norepinephrine의 작용(교감신경계 작용)을 항진시키므로 발한이 증가하고 말초혈관이 확장되기 때문이다. 손의 피부가 얇은 것도 특징이라고 할 수 있다.

또한 모발도 가늘고 부드러운 직모이며, 때로는 탈모현상이 나타난다(이런 사람이 모두 Graves병 환자라는 이야기는 아니다. Graves병이 되면 이런 모발이 된다는 의미이다). 또한 피부에 종종 색소침착과 백반이 나타나는 경우도 있다(**그림 41**). 극히 드물지만 종아리에 국한성 부종이 나타나는 경우도 있다.

4) 심혈관계

Graves병의 **빈맥**(tachycardia)은 유명하다. 환자에 따라서는 두근거림·호흡곤란을 호소하는 경우도 있다(고심장박출성 심장기능상실 상태이기 때문).

혈압은 수축기압이 상승함에도 불구하고 확장기압이 저하되고, **맥압(수축기압과 확장기압과의 차)이 증가하는 것**이 특징이다. 잘 알고 있겠지만, 수축기압은 심장의 수축력에 의해, 확장기압은 혈관저항에 의해 결정된다.

그림 40 **Graefe 징후**

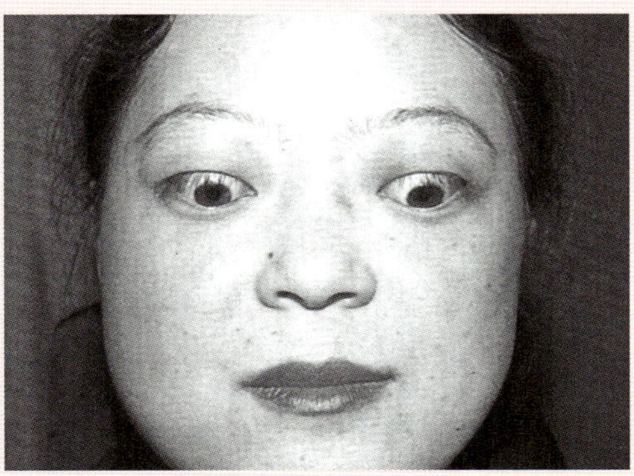

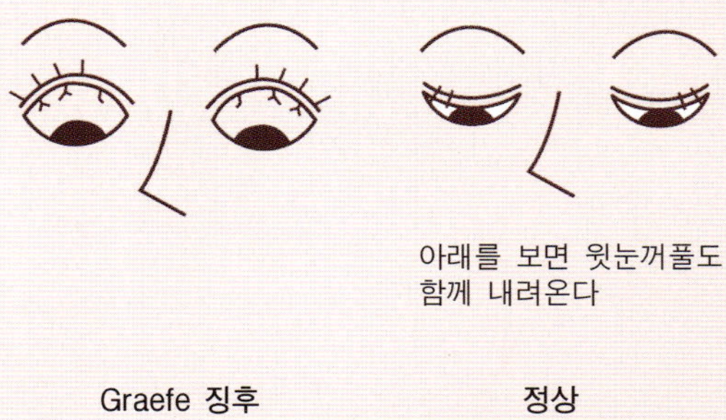

갑상샘호르몬이 다량으로 분비되면 심장의 수축력은 강해지고, 말초혈관 저항은 감소된다. 그 이유를 보면, 전자는 **갑상샘호르몬에 의한 epinephrine β작용의 증가라는 것**으로 설명된다. 심장에는 β_1-receptor가 있어서, 그것이 자극을 받으면 심장의 수축력은 증가한다. 앞에서 설명한 빈맥 증상도 같은 기전에 의해 일어난다. 따라서 이러한 빈맥에 대해서는 β-blocker이 효과적으로 작용한다(**그림 42**).

그럼, 말초혈관은 왜 확장되는 것일까?

교감신경이 긴장하면 혈관은 오히려 수축되어야 한다. 따라서 이 말초혈관의 확장은 교감신경과는 관계가 없는 간단한 이유로 일어나는 것이다.

Graves병에서는 갑상샘호르몬의 증가로 인해 대사가 항진된다. 이 때문에, 말초조직에서는 **산소소비가 비정상적으로 항진된다.** 이 수요를 만족시키기 위해 혈액이 다량으로 공급되지 않으면 안 된다. 그러기 위해서는 말초혈관을 확장시킬 필요가 있다. 즉, 확장기압이 저하되는 것이다(**그림 43**).

그림 41 **Graves병의 피부증상**

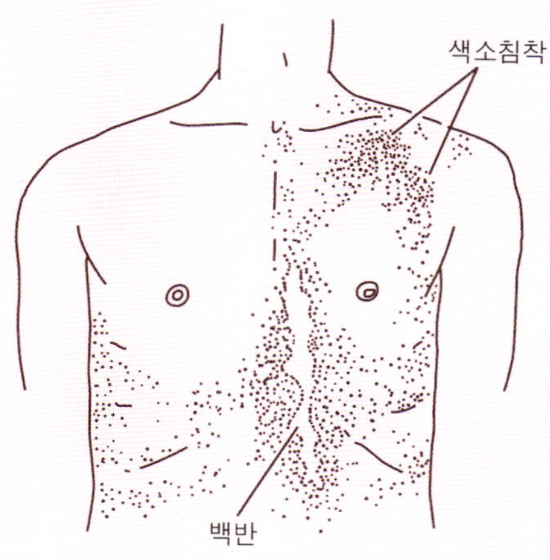

그림 43 **Graves병에서 확장기압이 내려가는 이유**

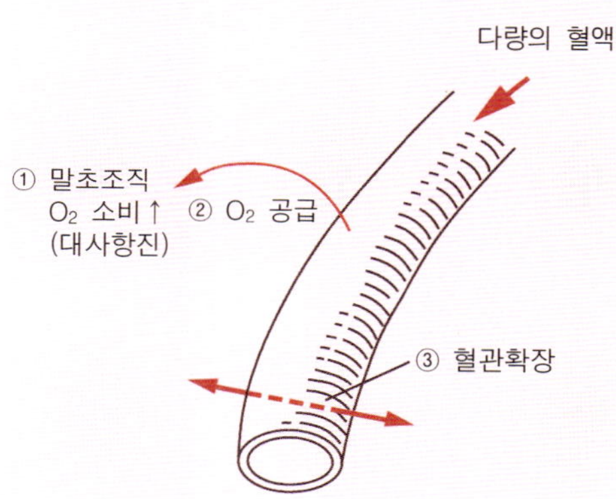

조직으로 O_2의 공급을 증가시키기 위해 혈관이 확장된다

그림 42 **Graves병의 빈맥에는 β-blocker가 효과적**

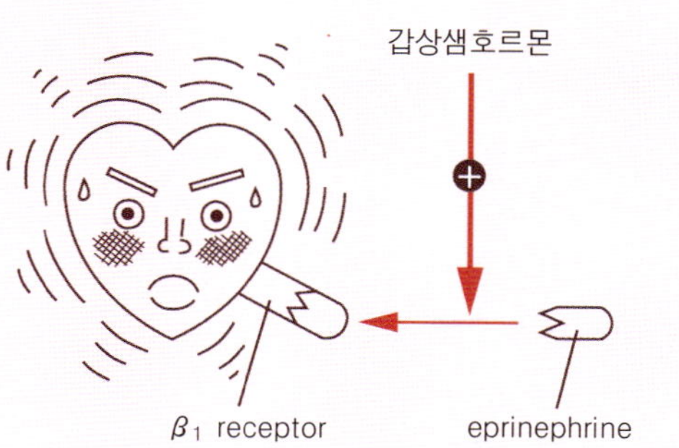

갑상샘호르몬은 epinephrine의 작용을 증가시킴으로써, 빠른맥, 혈압상승을 일으킨다

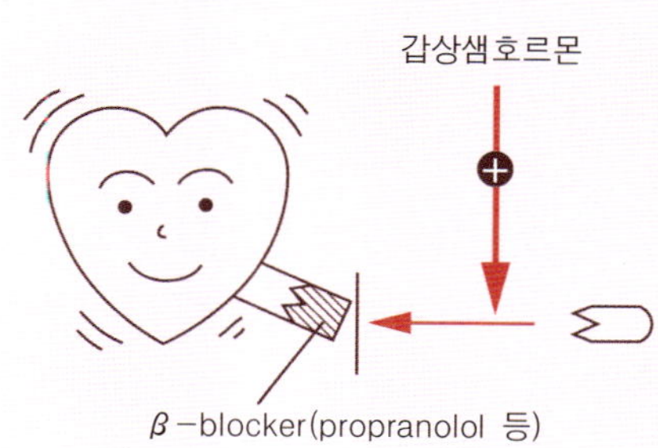

β-blocker를 사용하면 Graves병의 빠른맥, 혈압상승을 억제할 수 있다

또한 Graves병에서는 부정맥도 흔히 나타나는데, 특히 일과성 심방잔떨림이 잘 알려져 있다.

이 심방잔떨림은 항부정맥약을 투여해도 효과가 없는데, 갑상샘기능이 정상화되면 약 2/3는 동조율로 돌아온다. 빈맥에는 β-blocker를 사용한다.

5) 소화기계

다식이 유명하다. 잘 먹지만 먹는 것에 비해 체중은 증가하지 않고 오히려 감소하는 경향이 나타나며 배변횟수가 증가하고 설사가 나타난다. 간종대가 생기고 황달이나 **간기능장애**(AST, ALT의 증가)가 일어난다.

6) 신경계

정서가 불안정하여 신경질적이고 쉽게 화내며, 깜짝깜짝 잘 놀라고 우울상태가 되는 등 다양한 정신증상을 보인다. 이 때문에 처음에는 정신과적 질환으로 착각하여 병원에 오는 경우도 있다. 손가락, 혀, 눈꺼풀 등에 떨림(tremor)이 나타나는 경우도 있다.

7) 근육계

전신권태감을 호소하며 실제로 근력저하, 근육위축이 나타난다. 일반적으로 마른 체형이다. 또한 myopathy가 나타나는 경우가 있는데, 특히 앞에서 설명한 안구돌출 등은 일종의 외안근의 myopathy에 의한 결과(예를 들어, 눈모음 불가능도 포함)라는 견해가 최근 대두되고 있다.

중년 남성의 Graves병에서 일어나기 쉬운 것이 **저칼륨성 주기성 사지마비**(hypokalemic periodic paralysis)이다. 이것은 어느 날 갑자기 일어나는 것으로서, 조금 전까지 걸을 수 있었는데 잠시 앉아서 이야기하고 난 후 일어서려는데, 갑자기 다리에 힘이 빠져 일어설 수 없게 되는 등 증상이 갑자기 나타나는 것이 특징이다.

8) 골격계

갑상샘호르몬의 증가에 의해 뼈 흡수와 뼈 형성, 양쪽이 모두 촉진되지만, 특히 뼈 흡수가 더욱 강하게 촉진된다. 따라서 상대적으로 뼈로부터 칼슘 유리가 항진되어, 경도의 고칼슘혈증(hypercalcemia)을 일으킨다. 또한 **뼈에서 유래된 alkaline phosphatase(ALP)**가 혈중에서 대량으로 나온다.

9) 신장

맥압 증가의 결과 심장박출량이 증가하고, 또한 신장의 혈류량도 증가하기 때문에 토리 여과치(GFR)가 증가한다. 중등도의 다뇨가 나타난다.

10) 생식샘계

여성에서는 월경주기 이상(과소 월경~무월경)이 나타나고, 남성에서는 **성욕저하**가 나타난다. 이것은 갑상샘호르몬의 증가에 의해 성호르몬 결합 글로불린(gonadotropin binding globulin)이 증가하기 때문에 유리된 성호르몬이 저하됨으로써 일어난다.

11) 혈액·림프구계

대사항진과 산소소비의 증가로 인해 그에 상응하는 혈액량·적혈구수의 증가가 나타난다.

12) 내분비계

cortisol의 생산·대사·배설의 증가가 나타난다. 따라서 **혈중 cortisol 수치가 저하**된다. 혈청 catecholamine은 정상인 점에 주의하기 바란다(갑상샘호르몬은 catecholamine의 작용을 증강시킬 뿐, 그 양을 증가시키는 것은 아니다). 또한 PRA(혈장 renin 활성)는 발한과다 등에 의한 탈수경향 때문에 상승한다.

13) 대사계

기초대사율이 상승하고, 식욕증진, 체온상승, 더위를 견딜 수 없는(**겨울에 강하고, 여름에 약하다**) 증상 등이 나타난다.

단백질의 분해가 합성보다 많아지고, glucose의 흡수, 소비, 생산이 항진되며, 또한 간 glycogen의 감소, 인슐린 분해율의 상승 등을 볼 수 있다. 요컨대, 이화가 항진되고 있는 것이다.

지질대사도 합성보다 분해가 촉진되기 때문에 **혈중**

유리지방산(free fatty acid)이 **상승하고 콜레스테롤은 저하된다**. 또한 인슐린이 분해되기 쉽기 때문에 **내당능의 저하**를 초래하기 쉬워 요당이 발견되거나 경구 포도당 부하시험(oral glucose tolerance test : OGTT)에서 당대사 이상을 보이는 경우도 있다.

이상의 Graves병의 증상을 **표 9**에 요약하였다.

C. 검사소견

1) 일반검사

① 경도의 백혈구수 감소, 상대적 림프구의 증가, 호산구의 증가

이들은 대사항진에 의한 혈중 cortisol의 저하에 의해 일어난다. cortisol은 호중구를 증가시키고 림프구를 감소시키며 호산구를 감소시키는 작용이 있다. cortisol의 저하는 그 반대의 작용을 일으킨다.

표 9 Graves병의 증상

일반증상	피로감, 전신권태, 더위를 심하게 탄다, 미열, 체중감소
정신·신경계	신경질, 정서 불안정, 두통, 떨림(손끝, 혀, 눈꺼풀), 우울상태, 반사항진, 정신병
갑상샘종	갑상샘 전체가 미만성으로 커진다
눈증상	안구돌출, 눈빛이 날카롭다, 눈꺼풀부종, Graefe 징후, Möbius 징후, Stellwag 징후, Dalrymples 징후, malignant exophthalmos
순환기계	호흡곤란, 심계항진, 빠른맥, 고혈압, 맥압증대, 부정맥, 심방잔떨림, 심장기능상실
근육계	근력저하, 근육위축, 갑상샘 중독성 근육병증, 주기성 사지마비
골격계	osteoporosis, 병적 골절
피부	손바닥 고온, 다습, 발한과다, 색소침착, 백반, 탈모, 손톱박리, 국한성 부종, 여성화 유방
소화기계	식욕항진, 배변횟수 증가, 설사, 간종대, 황달, 간질환
생식기계	과소월경, 무월경, 성욕감퇴, 불임증

② 혈청 총콜레스테롤의 저하, 유리지방산의 증가

지질대사의 항진 때문에 콜레스테롤과 중성지방의 합성은 저하된다. 한편, 중성지방의 분해가 진전되기 때문에 유리지방산이 증가한다. 반대로 되는 경우에 주의하기 바란다.

③ 혈청 Ca·ALP(alkaline phosphatase) 상승

갑상샘호르몬은 뼈의 대사를 활성화한다. 뼈형성을 증가시키기 때문에 골형성성 지표인 골형 ALP가 증가한다. 또 뼈흡수가 뼈형성보다 항진되기 때문에 경도의 고칼슘혈증이 일어난다.

④ 혈청 AST·ALT 상승

간기능장애가 일어나기 때문에 황달과 함께 AST, ALT가 상승된다.

⑤ 당뇨병

내당능 저하 때문에 요당이 나온다.

⑥ creatine뇨

근육 파괴가 일어나기 때문에 근육으로부터 creatine이 빠져나온다. creatinine이 아니라 creatine인 것에 주의하기 바란다.

⑦ 혈청 CK(creatine kinase)의 낮은 수치

보통 근육파괴가 일어나는 질환에서는 근육 내에 존재하는 CK 등의 효소가 빠져나와 혈중에서 높은 수치가 된다. ⑥에서도 언급한 바와 같이 Graves병에서는 근육파괴로 인해 CK도 높은 수치가 된다고 생각할지 모른다. 그러나 그 반대이다. CK는 낮은 수치가 되므로 주의하기 바란다. Graves병에서는 대사가 항진되기 때문에 CK의 분해가 빨라 혈청 수치도 낮아지는 경우가 많다.

⑧ 요중 17-hydroxy-corticosteroid(OHCS) 상승

cortisol의 대사항진 때문에 혈중 cortisol은 저하되는 반면 대사물인 17-OHCS는 증가한다.

⑨ 심전도에서의 굴빠른맥(sinus tachycardia), 심방잔떨림(atrial fibrillation)

그 밖에 기외수축, T파 증가, 방실(AV) block 등이 나타난다.

2) 갑상샘 기능검사

① **혈중 T_3, T_4, FT_3, FT_4의 상승**

② **갑상샘 ^{123}I 섭취율의 상승**

③ **혈중 TSH의 저하(T_3, T_4 상승에 의한 negative feedback 때문)**

④ **항TSH수용체 항체 양성**

Graves병의 검사 방법을 **표 10**에 정리하였다.

d. 진단

안구돌출, 갑상샘종, 빠른맥의 이른바 Merseburg 3 징후가 갖추어지면 Graves병의 진단은 쉽다. 그러나 세 가지가 모두 갖추어지지 않을 때에는 Graves병이라고 깨닫지 못하는 경우도 있다. 시험에서는 T_4의 수치가 제시되므로 "갑상샘과 관계가 있구나"하고 바로 알 수 있게 되지만, 실제 임상에서는 아무도 그러한 것을 가르쳐주지 않는다. 그럴 때 "T_3, T_4도 함께 검사해 볼까"하는 생각이 들게 하는 증상을 정리해보겠다. 이것은 시험에도 많은 도움이 될 것이다.

1) 원인불명의 체중감소가 있다

시험에서는 체중감소라고 하면 바로 암이라고 생각할 수 있지만, 암만이 체중감소를 초래하는 것은 아니다.

2) 원인불명의 미열이 있다

이것은 시험에서는 결합조직질환일 때 자주 나오는 키워드이지만, 이럴 때 Graves병도 떠올릴 수 있으면 매우 도움이 된다.

3) 특히 고령자에게서 **원인불명의 심방잔떨림** 또는 고박출성 심장기능상실이 나타난다.

4) **정신증상**(불안, 초조, 조울증 등)이 있다

5) **중년 남성에게서 주기성 사지마비**(periodic paralysis)가 나타난다. 동양인 남성에게 많다.

흔히 착각하기 쉬운 것은 "혈중 T_4의 높은 수치 = Graves병"이 아니라는 점이다. 또한 갑상샘 ^{123}I 섭취율이 높다고 해도, Graves병의 결정적인 단서가 되지는 않는다.

진단의 포인트는 미만성 갑상샘종이며, 혈중 T_3, T_4가 높고 TSH가 낮으며 항TSH수용체 항체가 양성이어야 한다.

표 10 Graves병의 검사

일반검사	
혈액	백혈구 감소, 상대적 림프구수 증가, 총콜레스테롤의 낮은 수치, Ca의 높은 수치, ALP의 높은 수치
소변	당뇨, creatine뇨
심전도	굴빠른맥, 기외수축, T파 증가, 심방잔떨림, 방실block
갑상샘기능검사	
갑상샘호르몬	혈청T_4↑, 혈청T_3↑, FT_4↑, T_3↑
RI검사	갑상샘 ^{123}I 섭취율 상승(정상치 : 10~40%)
기타	항TSH수용체 항체 양성

e. 치료

1) 치료법의 선택

Graves병의 치료법은 다음 3가지가 있다.

- **항갑상샘제에 의한 치료**
- **방사성 요오드에 의한 치료**
- **수술요법**

치료에서 최대의 문제점은 그 치료법의 선택에 있다. 선택의 기준은 의사, 학자에 따라 다소 차이가 있지만, 일반적인 방법을 정리하면 **그림 44**와 같다. 선택의 기준이 되는 것은 다음과 같이 크게 세 가지 요소이다.

- **연령**
- **생식(임신)**
- **갑상샘종의 크기**

그림에서 몇 가지 포인트를 열거해 보겠다.

① **임신시에도 치료는 이루어진다.**
이 때에는 항갑상샘제를 사용하는 것이 원칙이다. 단, 투여량을 줄인다. 또한 임신이 진행됨에 따라 투약이 불필요해지는 경우도 있다(자가면역질환은 일반적으로 임신에 의해 호전되는 경우가 많다).

② **임신시에도 수술을 하는 경우가 있다.**
일반적으로는 임신하기 전에 생식 가능한 연령에 이르면 수술하여 임신에 대비하는 방법을 선택한다.

③ 항갑상샘제는 젖 속으로 배설되기 때문에 **산후 수유는 금지**한다.

④ **임신시 방사성 요오드의 투여는 절대적으로 금기**이다.

⑤ **재발한 경우**에는 **그림 45**와 같이 몇 가지 방법이 있다.
원칙적으로는 어떤 방법을 선택해도 좋지만, 유일하게 재수술만은 **금기**이다. 재수술은 유착 등의 문제로 금기시 되어 있다.

⑥ 연령에 따라 치료법이 크게 다르다.

⑦ 항갑상샘제로 인해 **무과립구증**(agranulocytosis) 등의 중증 부작용이 있는 경우에는 곧 투여를 중

그림 45 **Graves병이 재발했을 경우의 선택**

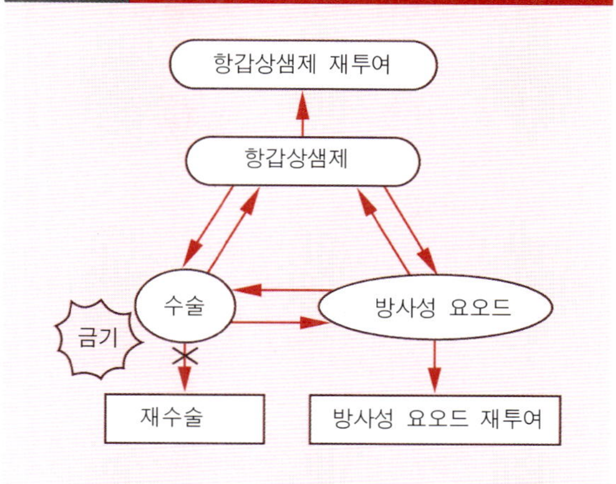

그림 44 **Graves병의 치료법 선택**

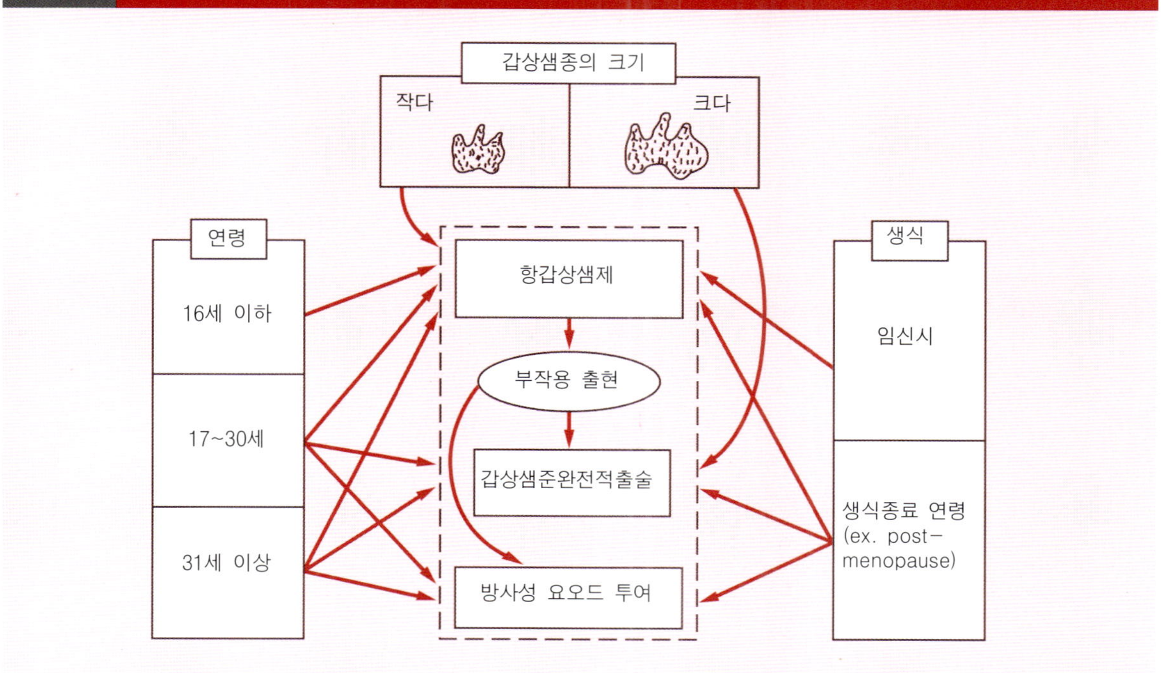

지하고 다른 치료법으로 바꾼다.

기본적으로 젊은 사람은 항갑상샘제 또는 수술을 실시하고 고령자인 경우에는 방사선 요오드 치료를 실시한다. 임신시에는 항갑상샘제를 투여한다. 또 갑상샘종이 커서 항갑상샘제나 방사성 요오드로 효과가 나타나지 않을 경우에는 수술을 실시한다.

2) 치료상의 지표 및 부작용

① 항갑상샘제

- thiamazole(MMI, I-methy1-2-mercaptimidazole)
- propylthiouracil(6-propy1-thiouracil ; PTU)

위의 두 가지가 주로 사용되고 있다. 작용기전은 두 가지가 있는데, 하나는 무기 요오드가 MIT, DIT에 흡수되는 유기화의 과정을 억제하고, 또 한 가지는 MIT와 DIT가 축합(coupling)하는 과정을 억제하는 것이다.

부작용으로서는 피부의 가려움, 발진, 위장장애, 발열 등이 있는데 가장 중요한 것은 **무과립구증**(agranulocytosis)이다. 대부분의 부작용은 치료 개시 후 3주 이내에 나타나지만, 무과립구증은 4~8주에 나타나는 경우가 많다.

다음으로 항갑상샘제의 사용법에 관한 것이다. 투여방법은 시험에서도 출제되기 때문에 꼭 기억해 두기 바란다. 먼저 **초기에 대량으로 투여**하고 증상이 개선됨에 따라 **서서히 줄여**, 최소 유지량으로 유지시키는 것이 일반적인 방법이다. 이와 같은 투여방법은 부신피질스테로이드제 투여의 경우에도 마찬가지이다(부신피질스테로이드제도 처음에는 대량 투여하고, 증상개선과 함께 점차 감소시킨다).

그러면 증상의 개선은 무엇을 지표로 판단하면 좋을까? 우선 중요한 것은 임상증상이다. 특히 맥박수와 혈압의 개선은 객관성이 있는 좋은 지표가 된다. 검사에서는 혈중의 FT_3, FT_4 수치를 참고로 한다. 일반적으로는 투여개시 4~8주 후에 기능의 정상화가 나타난다.

잠깐! 한 말씀 **무과립구증(agranulocytosis)에 대하여**

항갑상샘제 투여 중에 발병하는 무과립구증은 고열, 심한 편도염 등의 증상을 나타내는데, 갑자기 나타나는 경우가 많으므로 의사는 환자에게 미리 이러한 부작용에 대하여 충분히 설명하여 이러한 증상이 나타날 때에는 즉시 복용을 중지하도록 해야 한다. methimazole이나 propylthiouracil 복용 중에 발열이 나타나는 환자를 발견했을 때에는 바로 백혈구수와 그 분획을 조사해야 한다. 백혈구수 및 과립구수가 감소된 경우에는 무과립구증이라고 확정진단하여 항생제, 부신피질스테로이드제, 무기요오드(일시적으로 갑상샘호르몬의 합성·분비를 억제할 수 있다), 경우에 따라서는 과립구 콜로니 자극인자(G-CSF) 등으로 치료를 시작한다(**그림 46**).

그림 46 항갑상샘제에 의한 무과립구증의 진단과 치료

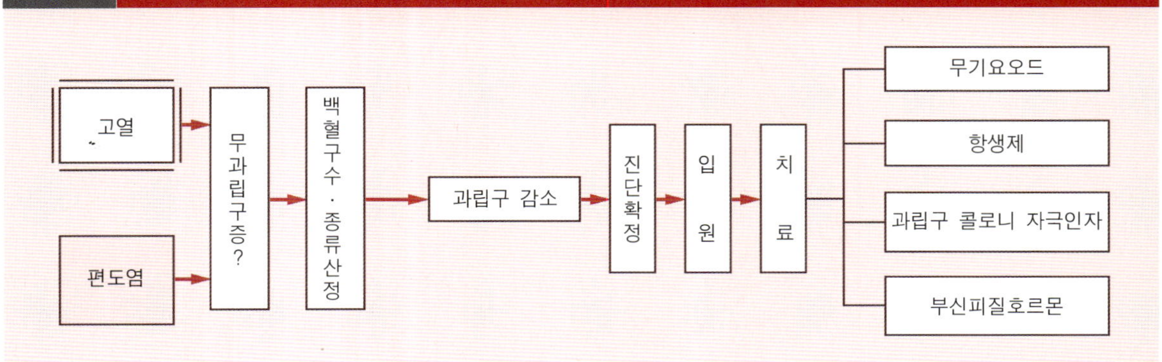

다음으로 또 한 가지의 항갑상샘제인 무기요오드에 대해서 간단히 설명하겠다. 무기요오드는 일시적으로 호르몬의 합성, 분비를 억제함으로써 효과를 나타내는 약이다. 그러나 장기간(6~14주) 사용하면 오히려 기능항진 증상이 재발되기 때문에 주의해야 한다. 대부분의 경우 thiamazole(MMI)이나 propylthiouracil (PTU)과 병용해서 일과성으로 사용한다.

② 수술요법

갑상샘의 부분절제술(subtotal thyroidectomy)을 실시한다. 치료법의 선택에서도 언급한 것처럼 25세 전후로 갑상샘종이 큰 사람이라면 제1선택이 되지만, 16세 이하인 경우에도 항갑상샘제에 의한 치료가 불가능할 때에는 적용된다. 또한 임신 중이라도 실시하는 경우가 있다는 것을 기억하기 바란다.

한편, **금기사항**으로는 이전에 부분절제술을 받은 적이 있는 경우이다. 부작용으로서 많이 나타나는 것은, 실수로 부갑상샘도 함께 절제하는 경우로 이때에는 **저칼슘혈증**, tetany를 유발한다.

③ 방사성 요오드요법

요오드가 갑상샘에 선택적으로 섭취되는 것을 이용한 방법이다. 방사성 요오드(radioactive iodine)에서 나오는 방사선에 의해 갑상샘 여포세포를 파괴함으로써, 항진된 갑상샘기능을 정상화시키려는 방법이다. 핵종(nuclide)으로는 ^{131}I가 사용된다. 적용 및 **금기**(특히 임신시에)에 대해서는 앞에서 설명했기 때문에 생략하기로 한다.

한 가지만 더 추가하면, 아주 큰 미만성 갑상샘종이나 큰 결절성 갑상샘종에는 대량의 방사선량을 필요로 하기 때문에 **비교적 금기**가 되어, 원칙적으로 수술요법이 선택된다는 점이다.

방사성 요오드를 투여하면 그 치료효과는 6~8주 후에 나타나기 시작한다. 충분히 효과가 나오기까지는 8~12주를 필요로 한다. 매우 천천히 반응하기 때문에 **효과에 대한 판정은 적어도 6개월 후**에 실시한다. 판정 결과를 보고 나서 두 번째의 투여 여부를 결정한다. 따라서 방사성 요오드요법을 연속해서 실시할 때에는 적어도 6개월은 간격을 두어야 한다.

④ 기타 치료법

기타 치료법으로서 β-blocker의 투여가 있다. β-blocker는 갑상샘 자체에 대해서는 특별한 아무 작용도 없지만, **갑상샘호르몬에 의한 catecholamine 작용의 증가효과를 억제**하므로 빠른맥, 심계항진 등을 억제할 수 있다. 또한 **손끝의 떨림이나 신경과민증상 등에 대해서도 유용한 치료법**의 하나이다. 그리고 β-blocker에는 혈중 T_4가 T_3로 전환하는 것을 억제하는 작용도 있기 때문에 항갑상샘제를 병용함으로써 보다 좋은 효과를 나타낸다.

이상으로 Graves병의 치료에 대한 설명은 끝내기로 한다. 잘 정리하여 기억해 두기 바란다. 다음으로 Graves병의 특수한 병형인 갑상샘중독발작(thyrotoxic crisis)에 대하여 설명하겠다. 이것은 Graves병 중에서도 치명적인 증상을 보이는 병이기 때문에 잘 알아 두어야 한다.

3 갑상샘중독발작

thyroid crisis, thyroid storm

여러분이 잘 알고 있는 것 같으면서도 실제로는 잘 모르고 있는 질환의 하나가 바로 이것일 것이다. 갑상샘중독발작(thyroid crisis)은 **Graves병의 경과 중에** 어떤 원인으로 갑자기 그 증상이 악화되는 것으로서 치사율이 높은 질환이다. 갑상샘중독발작의 원인은 매우 복잡하기 때문에 한 마디로 표현하기는 힘들다. 그러나 간단히 말하자면 "종합적으로 갑상샘 기능이 항진한 상태"로서, 요컨대 "갑상샘호르몬 작용이 비정상적으로 증가한 상태"를 말하기 때문에 두 가지로 생각할 수 있다.

한 가지는 "혈중의 갑상샘호르몬이 비정상적으로 높은 수치를 보이고 있는 경우"이다(이것은 실제로 갑상샘에서 호르몬 합성이 항진되고 있는 경우도 있지만, 합성이 항진되지 않아도 여포가 파괴되는 등의 원인으로 저장된 갑상샘호르몬이 혈중으로 유출되는 경우도 있을 수 있다). 또 한 가지는 "말초조직에서 갑상샘호르몬에 대한 감수성의 증가"(이것은 교감신경의 긴장 항진과 혈중 catecholamine 농도의 증가 등이 원인이다)가 나타나는 경우이다.

전자의 경우에는 다음과 같은 증례가 있다.

① 치료받지 않은 Graves병 환자
② 치료를 중단한 Graves병 환자
③ 갑상샘 부분절제술 후나 방사성 요오드요법 후, 또는 거칠게 갑상샘을 촉진한 경우 갑상샘으로부터 호르몬이 유출
④ 외과수술시나 스트레스를 받은 후와 같이 TBP의 감소에 속발하는 유리형 호르몬의 증가
⑤ 간질환이 진행되어 갑상샘호르몬의 대사가 감소된 경우

II

또한 후자의 경우에는 다음과 같은 증례가 있다.

① 감염증이나 외상 등에 의해 혈중 catecholamine이 증가된 경우(넓은 의미에서 스트레스이므로 동시에 갑상샘호르몬이 상승한다)
② 당뇨병성 케토산증(ketoacidosis)나 임신고혈압증후군에 동반된 Graves병

이러한 몇 가지 복잡한(어떤 의미로는 원인이 확실하지 않은) 기전에 의해 갑상샘중독발작(thyroid crisis)이 일어난다. 실제로는 치료를 중단한 환자가 교통사고를 당하거나 감염증에 이환된 경우에 발생하거나 수술과 임신 중일 때, 발생하는 경우가 많다.

a. 증상

갑상샘중독발작의 구체적인 증상으로는 다음과 같은 것을 들 수 있다.

- 일반증상
  고열, 발한
- 신경계
  무력감, 고도불안, 혼란, 혼수
- 근골격계
  운동과다
- 순환기계
  심계항진, 고도의 빠른맥, 호흡곤란, 심방잔떨림, 심장기능상실, 쇼크
- 소화기계
  설사, 복통, 구토, 황달, 간종대

그림 47에 증상을 정리했으므로 참고하기 바란다. 3대 증상은 고열, 빈맥, 의식장애이다.

b. 진단

일반적으로 갑상샘호르몬을 측정하며, 결과를 기다릴 시간이 없다. 갑상샘기능항진증상(빈맥, 떨림, 운동과다증)과 발열(38℃ 이상)이 있고 의식장애가 동반되면 갑상샘중독발작이라고 의심할 수 있다. 이때 가장 중요한 점은 미만성 갑상샘종을 촉지하는 것이다. 다시 말해 Graves병의 존재를 확인해야 한다.

c. 치료

갑상샘중독발작은 방치하면 매우 위험한 질환이기 때문에 신속하고도 적절한 치료가 요구된다. 갑상샘중독발작의 치료는 크게 2가지의 요소로 나눌 수 있다.

1) **갑상샘호르몬의 농도를 저하시킨다**
2) **갑상샘호르몬에 대한 조직 감수성을 저하시킨다**

그러나 이것만으로는 부신기능상실에 대한 관리나 갑상샘중독발작의 유인이 될 만한 합병증의 치료에 불충분하다. 이들 전신적인 대증요법과 함께 갑상샘중독발작에 대한 치료를 실시해야 한다.

구체적으로는,

① 갑상샘호르몬을 저하시키기 위해서 우선, 항갑상샘제를 투여하여 요오드의 유기화를 차단한다.
↓
1시간 후, 무기 요오드를 투여
(일시적으로 호르몬 합성, 분비를 억제한다)
만일, 신속하게 저하시킬 필요가 있을 때에는 교환수혈을 하거나 혈액(복막)투석을 실시한다.

② 갑상샘호르몬의 조직감수성을 저하시키기 위해서 우선 catecholamine의 작용을 억제한다.

- reserpine(교감신경중추 억제제)
- guanethidine(교감신경절 차단제)
- propranolol(β-blocker)

등을 사용한다.

③ 대증요법으로서 중요한 것은 다음과 같다.

- 수액(탈수에 대해서 하루 2~3ℓ의 수액을 실시한다)
- 냉각(과열이 있는 경우)
- digitalis 제제, 이뇨제(심장기능상실이 있는 경우)
- 산소 흡입
- 부신피질스테로이드제

④ 합병증에 대해서는

- 항생제
- 인슐린(당뇨병을 동반하는 경우) 등을 적절하게 사용한다(**그림 47**).

그림 47 **갑상샘중독발작의 증상과 치료**

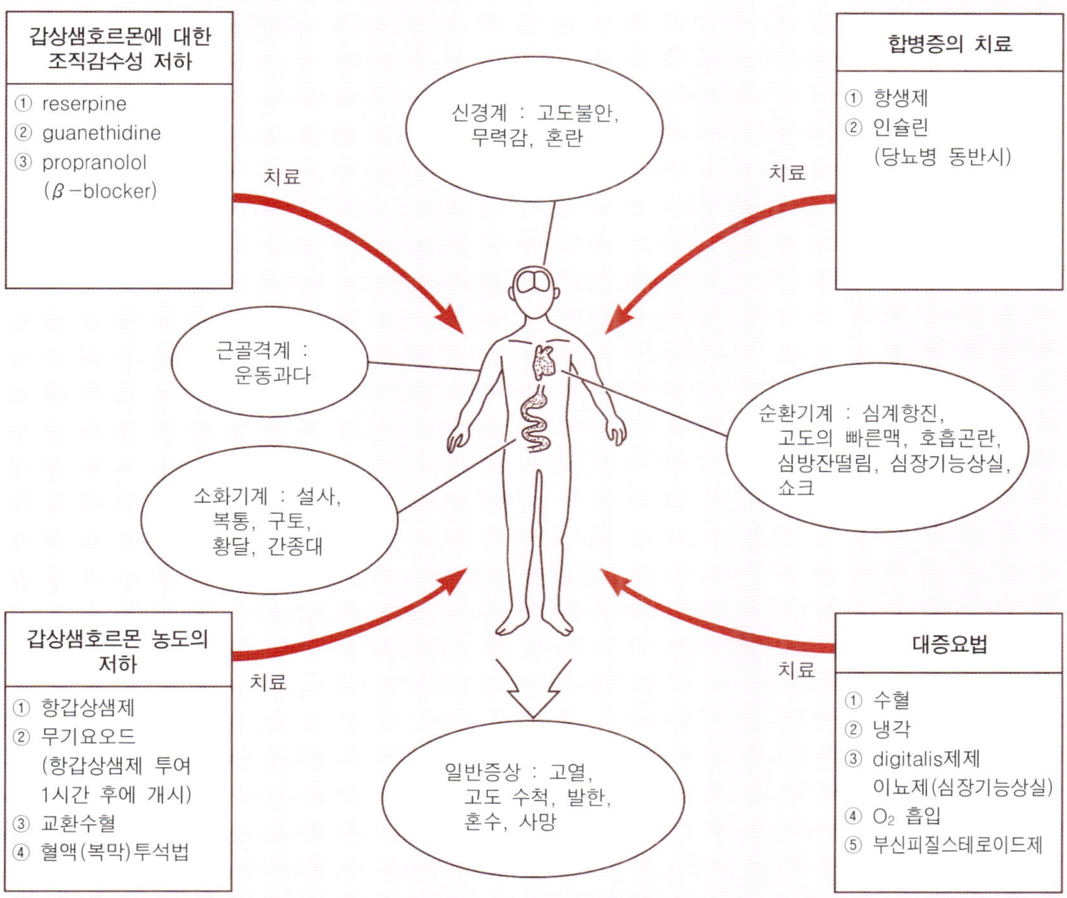

4 Plummer병

중독성 갑상샘종 : toxic adenoma

Plummer병은 갑상샘에서 발생한 여포샘종이 원인이 되어 발생하는 병이다. 이 샘종이 아무런 증상도 보이지 않는 경우에는 그저 단순한 샘종으로, Plummer병이라고 부르지 않는다. 그러나 갑상샘호르몬을 과잉으로 분비하여 갑상샘 기능항진 증상을 보이면 Plummer병이라고 한다(샘종의 수는 단발성이다). 일반적으로는 40세 이상에서 증상이 나타난다.

Graves병과 비교하면 정신신경 증상은 가볍지만, 순환기 증상은 심하여 digitalis **불응성 심방잔떨림이나 심장기능상실을 일으키는 것이 특징적**이다. 또한 Graves병과의 큰 차이는 안구돌출이 나타나지 않으며 갑상샘종도 미만성이 아닌 결절상으로 만져지는 것이 특징이다.

검사소견에서 중요한 것은 scintigram이다. 결절과 일치되게 hot nodule이 발견되지만, 주위의 정상 부분은 TSH의 저하(negative feedback에 의한) 때문에 ^{123}I의 집적이 저하된다. Graves병에서는 광범위하게 ^{123}I의 집적이 나타나는 것에 비해 상당히 특징적인 소견이다. 또한 항TSH수용체 항체가 나타나지 않는다. Graves병에서 가끔 나타나는 **항갑상샘 항체도 음성**이다.

Plummer병의 치료에서는 원칙적으로 외과적 치료가 선택된다. 무기요오드는 일반적으로 효과가 없고, 항갑상샘제나 방사성 요오드의 투여량도 Graves병의 경우에 비하면 꽤 많은 양이 되므로 사용할 수 없기 때문이다(**표** 11).

표 11 Graves병과 Plummer병의 감별

	Graves병	Plummer병
연령	20~50세	40세 이상
안구돌출 갑상샘종	안구돌출 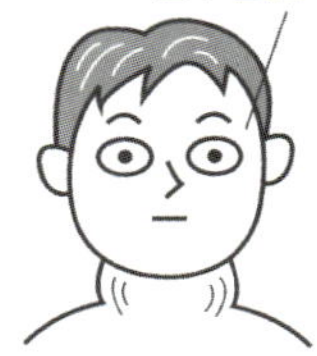 미만성으로 부어 있다	정상 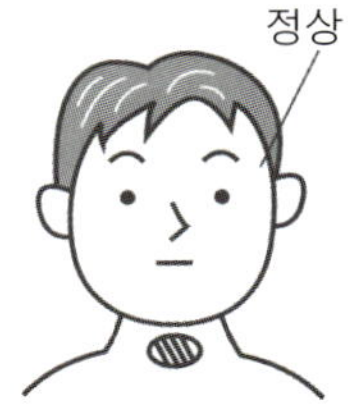 결절
갑상샘종 scintigram	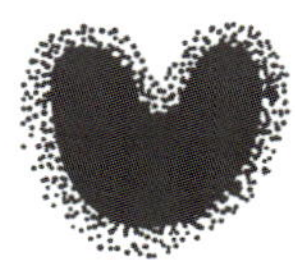 미만성	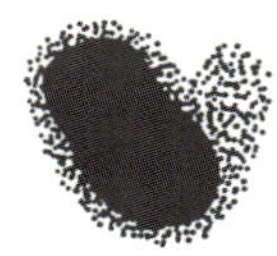 결절성
체중감소	고도	경도
정신신경증상	많다	적다
피부증상	있다	경도
순환기증상	있다	고도
항TSH수용체 항체	나타나는 경우가 많다	나타나지 않는다
무기요오드의 투여	효과가 빠르다	효과가 없다
항갑상샘제의 투여	효과가 있다	효과가 적다
외과적 치료	갑상샘 준완전적출술	갑상샘엽 절제술

C 갑상샘 기능저하증 hypothyroidism

갑상샘 기능저하증은 갑상샘 조직에서 T_3, T_4 호르몬의 합성이 저하되어 말초조직에서 호르몬 결핍을 초래하는 질환이다.

단, T_3, T_4의 합성이 저하되어 있지 않더라도 말초조직에서 갑상샘호르몬에 대한 반응성이 저하되어 있는 경우도 갑상샘 기능저하증에 포함되므로 주의하기 바란다.

우선 갑상샘 기능저하증은 크게 두 가지로 분류된다. 한 가지는 신생아기부터 갑상샘호르몬의 결핍이 일어나는 경우로서, 크레틴증(cretinism)이라 불리는 병이다. 또 한 가지는 성인에게서 볼 수 있는 갑상샘 기능저하증으로 단지 갑상샘 기능저하증이라고 하는 경우에는 일반적으로 이 성인형을 가리킨다.

1 갑상샘 기능저하증의 분류

원인에 따라 분류하면 아래와 같다(**그림 48**).

그림 48 갑상샘 기능저하증의 원인에 의한 분류

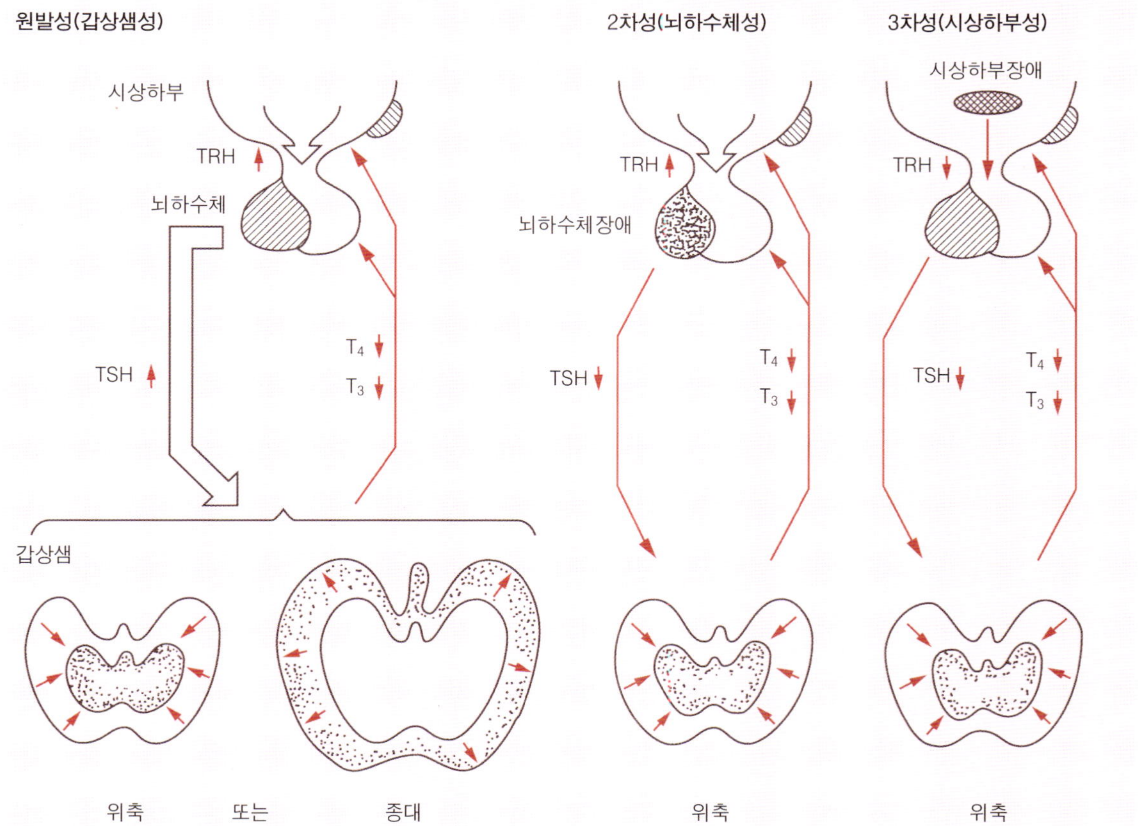

1) 원발성인 것 (primary hypothyroidism)

① 갑상샘 조직의 감소

- 질환의 진행

  만성 갑상샘염(예 : Hashimoto병)이 진행되면 점차로 갑상샘조직이 파괴되어 갑상샘 기능이 저하된다. 아급성 갑상샘염이나 무통성 갑상샘염의 일부에서도 저하하는 경우가 있다.

- 조직의 파괴

  외과수술이나 ^{131}I의 투여, X-선의 조사 등에 의한 조직파괴 외에, 갑상샘질환 이외의 다른 질환의 영향에 의한 조직파괴(예 : 결핵이나 악성 종양의 침윤이나 전이 등)에 의해 갑상샘 기능이 저하된다.

II

② 갑상샘호르몬 합성의 장애

갑상샘에서 T_3, T_4의 합성과정 중 어느 부분이 장애를 받아도 갑상샘기능은 저하된다. 즉, 다음과 같은 장애에 의해 갑상샘 기능저하증이 될 가능성이 있다.

- 요오드 섭취의 장애
- 요오드 유기화의 장애
- iodotyrosine 축합의 장애
- thyroglobulin 가수분해의 장애
- thyroglobulin 합성의 장애

2) 속발성인 것 (secondary hypothyroidism)

① 시상하부-뇌하수체계의 장애

- TSH 결손(뇌하수체의 장애)

  2차성 갑상샘 기능저하증

- TRH 결손(시상하부의 장애)

  3차성 갑상샘 기능저하증

등에 의해 2차적으로(속발성으로) 갑상샘기능의 저하가 나타난다.

② 갑상샘호르몬 불응증

일명, Refetoff 증후군이라고도 불린다. 갑상샘호르몬은 분비되고 있지만, 말초조직에서의 반응이 낮은 것을 가리킨다. 이것은 선천성 갑상샘호르몬 수용체 이상증이다.

2 크레틴증 cretinism

a. 증상

cretinism의 특징은 다음과 같다.

- 저신장
- 지능저하
- 지연성 황달

저신장은, 이미 설명한 성장호르몬 분비부전성 저신장증(성장호르몬의 저하에 의해 발생)이 상하반신 비율이 정상인 것에 비해, cretinism의 경우에는 몸통에 비해 사지가 짧고 머리부분이 큰 것이 특징적이다(**상하반신 비가 비정상적으로 크다**). 그 외에 부어오른 듯한 얼굴, **거대 혀**, **피부건조**, **이돋이(eruption)의 지연**, **뼈 연령의 지연**, 앞·뒤숫구멍의 폐쇄지연, 배꼽탈장(복부팽윤 때문) 등을 볼 수 있다(**그림 49**).

b. 치료

cretinism의 치료에서 중요한 점은 치료 시기가 늦어지면 심신의 발육을 정상화할 수 없기 때문에, **조기진단**이 무엇보다도 우선된다고 하는 점이다. **FT_4의 낮은 수치**, **TSH의 상승**이 선별검사로서 유용하지만, 최근에는 양수나 제대혈액 속의 낮은 T_3 수치가 조기진단에 유용하다고 알려져 있다. cretinism이라는 진단이 내려지면, 그 시점에서 **충분한 양의 갑상샘호르몬제**(T_4나 건조 갑상샘 분말 등)를 투여하여 갑상샘호르몬 수치가 정상보다 약간 높게 유지되도록 한다.

3 성인형 갑상샘 기능저하증 adult hypothyroidism

a. 증상

우선 갑상샘 기능저하증에서 나타나는 증상을 생각해 보자. 대개 Graves병의 증상과 반대가 되므로 비교적 쉽게 알 수 있을 것이다.

그림 49 **크레틴증의 증상**

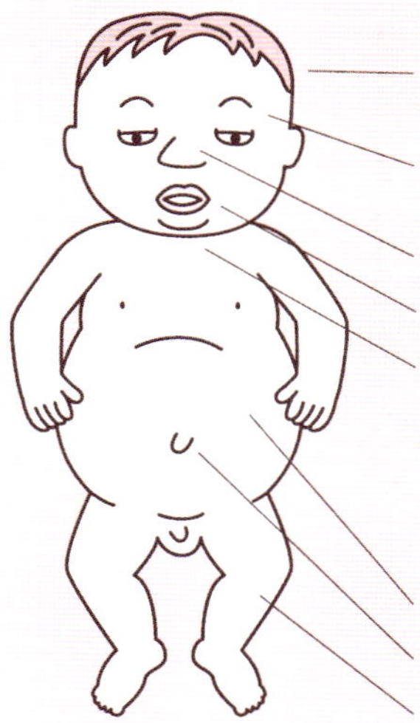
머리·얼굴
머리부분이 크고,
머리숱이 적다
눈꺼풀부종
부은 듯한 얼굴모양
편평한 코
입술, 혀의 비대
굵고 짧은 목
피부
건조
비후
저온
복부팽윤
배꼽탈장(umbilical hernia)
짧은 다리
크레틴증(cretinism)의 전신증상

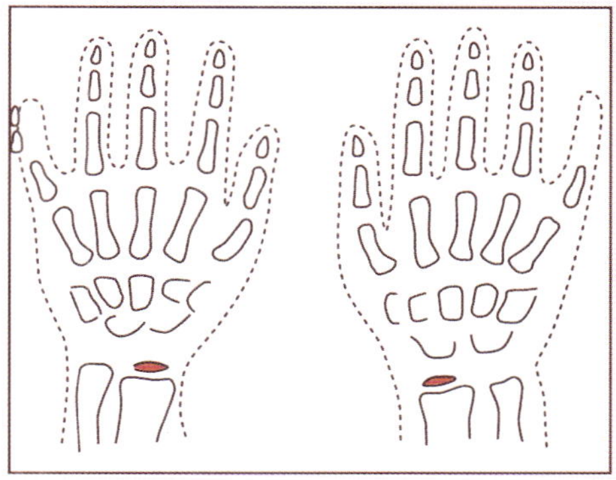

뼈 연령의 지연
이 환자는 7세이지만, 손목뼈가 1개 밖에 없어 (적색) 뼈 연령이 1~2세 정도로 지연되어 있다
참고로 손목뼈의 수=만 나이(또는 +1세)이다

II

- 열 생산이 저하되므로 **추위를 견딜 수 없다**.
- 발한이 적어 **피부의 건조**가 나타난다.
- 모발은 건조해서 빠지기 쉽고, 눈썹, 겨드랑털, 음모의 숱이 적어진다.
- **육체적으로나 정신적으로 활동이 느려지고** 기억력도 장애를 받는다.
- 단백질의 이화가 이루어지지 않기 때문에, 피하조직에 무코다당(mucopolysaccharide)이 침착되어, 그곳에 물이 고여 부어오른다. 얼핏보면 부종 같이 보이지만, 심장기능상실이나 신증후군일 때 나타나는 부종과 달리 눌러도 자국이 남지 않는 것(nonpitting edema)이 특징이다. 이것을 **점액수종**(myxedema)이라고 한다. 이것은 **눈꺼풀**에서 가장 흔하게 볼 수 있고, 사지에도 나타나는데 혀나 인두점막에 나타나게 되면 **거대 혀나 목쉰소리**(hoarseness)를 초래하게 된다.
- 여성에서 **젖분비**가 나타나는 경우가 있다(그 이유를 알고 있는가? 갑상샘 기능저하증에서는 T_3, T_4가 낮기 때문에, feedback이 걸려 시상하부로부터의 TRH 분비가 항진된다. TRH는 뇌하수체로부터 TSH 분비를 항진시키지만 동시에 젖분비호르몬(prolactin)의 분비도 항진시킨다. 젖분비가 일어나는 것은 이 젖분비호르몬 **분비의 항진** 때문이다).
- **느린맥**(bradycardia)이 나타나고 **심막내강에 액체가 저류**하기 때문에 **심음이 미약**해지고 심전도에서도 낮은 전위(low voltage pattern)가 나타난다. **심박출량도 저하**되어 **혈압은 정상 또는 저하**된다.
- **고혈압**이 되는 경우가 있다.
  혈압이 정상~저하된다고 했는데, 반대로 고혈압이 되는 경우가 있다. 갑상샘 기능저하증이 진행되면 혈관벽에도 mucopolysaccharide가 침착되고, 결국은 **고콜레스테롤혈증**(hypercholesterolemia)을 동반해서 **동맥경화가 촉진**되어 고혈압이 되는 것이다. 이러한 경우에는 심장의 관상동맥에도 동맥경화가 진행되고 있으므로, 특히 치료시에는 주의를 요한다(이유는 나중에 설명하겠지만 독자 여러분도 생각해 보기 바란다).
- 식욕부진과 장 꿈틀운동이 완만해져 **변비**가 자

주 나타난다(Graves병의 경우에는 이와 반대로 아무리 먹어도 살이 찌지 않고, 설사경향이 나타난다).

- 근력저하나 **힘줄반사**(특히 Achilles 힘줄반사)의 **복귀 시간의 지연**이 현저하다.
- 여성에게는 초기에는 **월경과다**를 일으키는 경우가 많고, 후기가 되면 **무월경**이 되며 종종 성욕감퇴를 호소한다.

이상과 같은 증상이 갑상샘 기능저하증에서 나타나는데, 이것을 일러스트로 정리하면 **그림 50**과 같다.

b. 검사

다음으로 검사소견을 살펴보기로 하자. 먼저 일반검사이다.

1) 일반검사

① 빈혈

빈혈은 일반적으로 볼 수 있는 소견이다. 보통, 정구성 정색소성 빈혈(normocytic normochromic anemia) 또는 대구성 고색소성 빈혈(macrocytic hyperchromic anemia)인 경우가 많지만, 월경과다 등에 의해 철결핍빈혈이 일어나면 소구성 저색소성 빈혈(microcytic hypochromic anemia)이 된다.

② 혈청 콜레스테롤의 높은 수치

갑상샘 기능항진증에서는 저콜레스테롤혈증(hypocholesterolemia)이 되지만, 갑상샘 기능저하증에서는 그 반대이다.

③ 혈청 CK의 높은 수치

근육 유래의 효소이다. 갑상샘 기능저하증에서는 때로 근육통이나 근육경직이 나타나는 경우가 있다.

그림 50 갑상샘 기능저하증에서 나타나는 증상

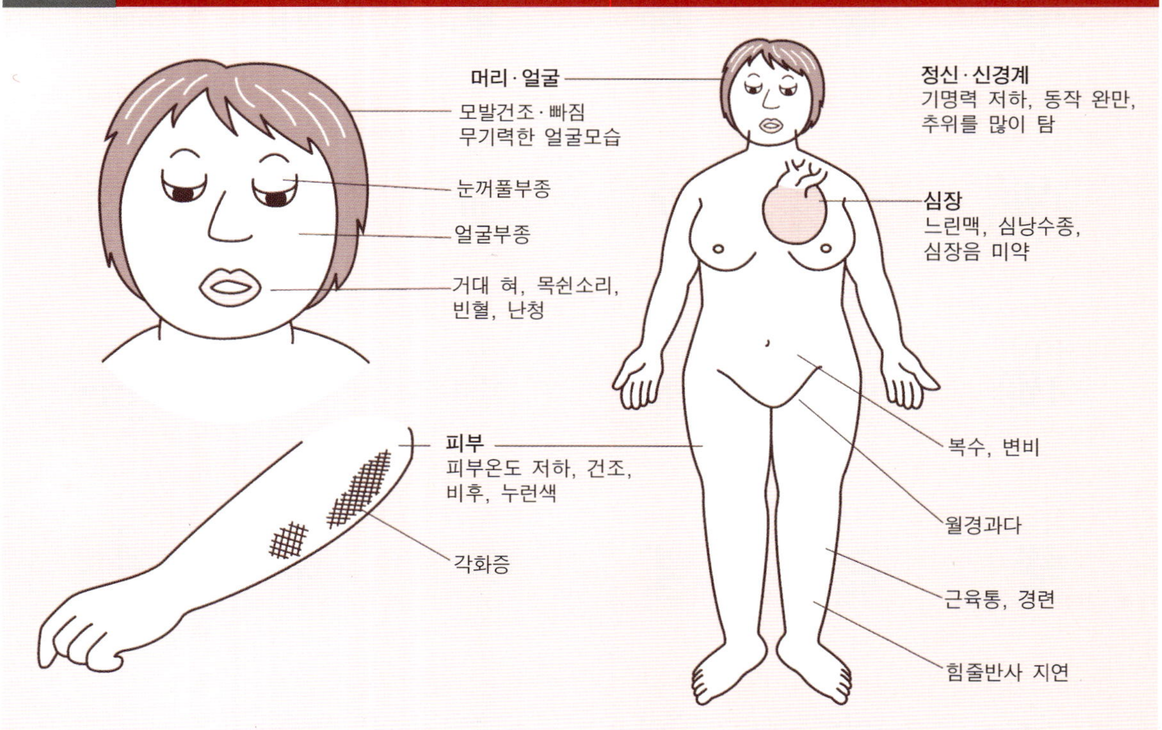

갑상샘 기능항진증에서는 혈청 CK는 낮은 수치~정상치가 된다.

④ **혈청 ALT, AST의 높은 수치**

갑상샘 기능항진증에서도 AST, ALT는 높은 수치를 나타낸다고 했다. 그런데 지금까지의 유형으로 보면 갑상샘 기능저하증에서는 당연히 낮은 수치가 되어야 한다. 그러나 그 반대로 AST, ALT가 높은 수치가 되는 것이다. 그 이유는 갑상샘 기능저하증의 경우, 근육에서 유래되는 효소가 혈중으로 빠져나가는 경우가 있기 때문이다. AST, ALT도 근육 중에 존재하는 효소의 일종이므로, CK의 경우와 마찬가지로 높은 수치를 나타내는 것이 그 이유이다.

한편 갑상샘 기능항진증의 경우에는 간에서 유래되는 AST, ALT가 혈중으로 나오기 때문에 높은 수치가 된다. 즉, 동일하게 높은 수치라도 어디에서 유래되는지에 따라 다른 것이다.

⑤ **혈중 젖산탈수소효소(LDH)의 높은 수치**

LDH는 전신의 모든 조직에 존재하는 효소이다. 어느 조직에서 유래하든 특이적인 것은 아니지만 높은 수치를 나타내는 경우가 있다는 것을 기억하기 바란다.

⑥ **요중 17-OHCS, 17-KS의 낮은 수치**

요중 17-OHCS, 17-KS는 스테로이드 호르몬의 대사산물이다. 갑상샘 기능저하증에서는 대사가 지연되기 때문에 대사산물의 양은 감소한다.

2) 특수검사

다음으로 갑상샘 기능검사를 살펴보자.

- **혈중 T_3, T_4는 낮은 수치**
- **혈중 TSH는 원발성인 경우에는 상승**(T_3, T_4의 감소로 인해 negative feedback이 해제되어 뇌하수체로부터 TSH의 분비가 증가하기 때문)이다. 속발성인 경우, 즉 뇌하수체 및 시상하부로부터 TSH 및 TRH의 분비가 각각 저하되어 갑상샘 기능저하증을 일으키는 경우에는 당연히 혈중 TSH가 저하된다.

그러면 여기에서 한 가지 질문이 생긴다. 원발성 갑상샘 기능저하증에서는 T_3, T_4가 감소되고, TSH가 증가되는데, 이들이 일어나는 순서로 올바른 것은 다음 중 어느 것일까?

① **우선 T_4가 감소, 다음으로 T_3가 감소, 마지막으로 TSH가 증가**

② **우선, TSH가 증가, 다음으로 T_4가 감소, 마지막으로 T_3가 감소**

③ **우선 T_4가 감소, 다음으로 TSH가 증가, 마지막으로 T_3가 감소**

원발성 갑상샘 기능저하증의 경우, 우선 갑상샘에서 T_3, T_4의 분비가 저하되지만, 곧 feedback이 걸려 TSH의 분비가 상승된다. 이로 인해 갑상샘이 자극되고, 다시 T_3, T_4를 분비하게 되어 원래의 수치로 돌아온다. 그러나 병이 조금 진행되면 다시 T_3, T_4의 분비가 저하되므로 TSH의 분비가 상승된다. 이와 같은 사이클을 몇 차례 반복함으로써 T_3, T_4의 수치는 거의 정상 수준을 유지하게 되며 현저한 저하를 나타내는 일은 없다. 그러나 TSH는 이러한 사이클이 거듭될 때마다 누적되어 가므로 점점 더 상승한다. 따라서 호르몬의 변화로는 우선 TSH의 상승이 가장 먼저 나타난다. 이것을 조금 더 알기 쉽게 설명한 것이 **그림 51**이다. 병이 점차 진행되어 가면 TSH가 늘어나도 T_4가 분비되지 않고 정상으로 돌아가지 않게 된다. T_4가 감소되면 T_4로 만들어지고 있는 T_3도 점차 감소되어 간다. 따라서 우선 TSH가 증가하고 다음으로 T_4가 감소하며 마지막으로 T_3가 감소한다. 따라서 정답은 ②가 되는 것이다.

자극시험으로는 **TRH 시험**(stimulation test)이 있는데, 이것은 TRH를 투여하여 TSH를 측정하는 시험이다. 원발성인 경우에는 T_3, T_4의 감소로 TSH가 증가하기 때문에, TRH를 투여하면 **TSH는 과잉 반응**하여 높은 수치를 나타내는 것이 특징이다.

참고로 말하면 뇌하수체성인 경우에는 TSH가 나오지 않는 것이 원인이기 때문에 TRH를 부하해도 낮은 수치가 그대로 유지된다. 한편 시상하부성인 경우에는 TRH가 없었던 곳에 TRH의 부하가 걸리므로 TSH는 정상~지나친 상승을 나타낸다.

그림 51 원발성 갑상샘 기능저하증의 진행

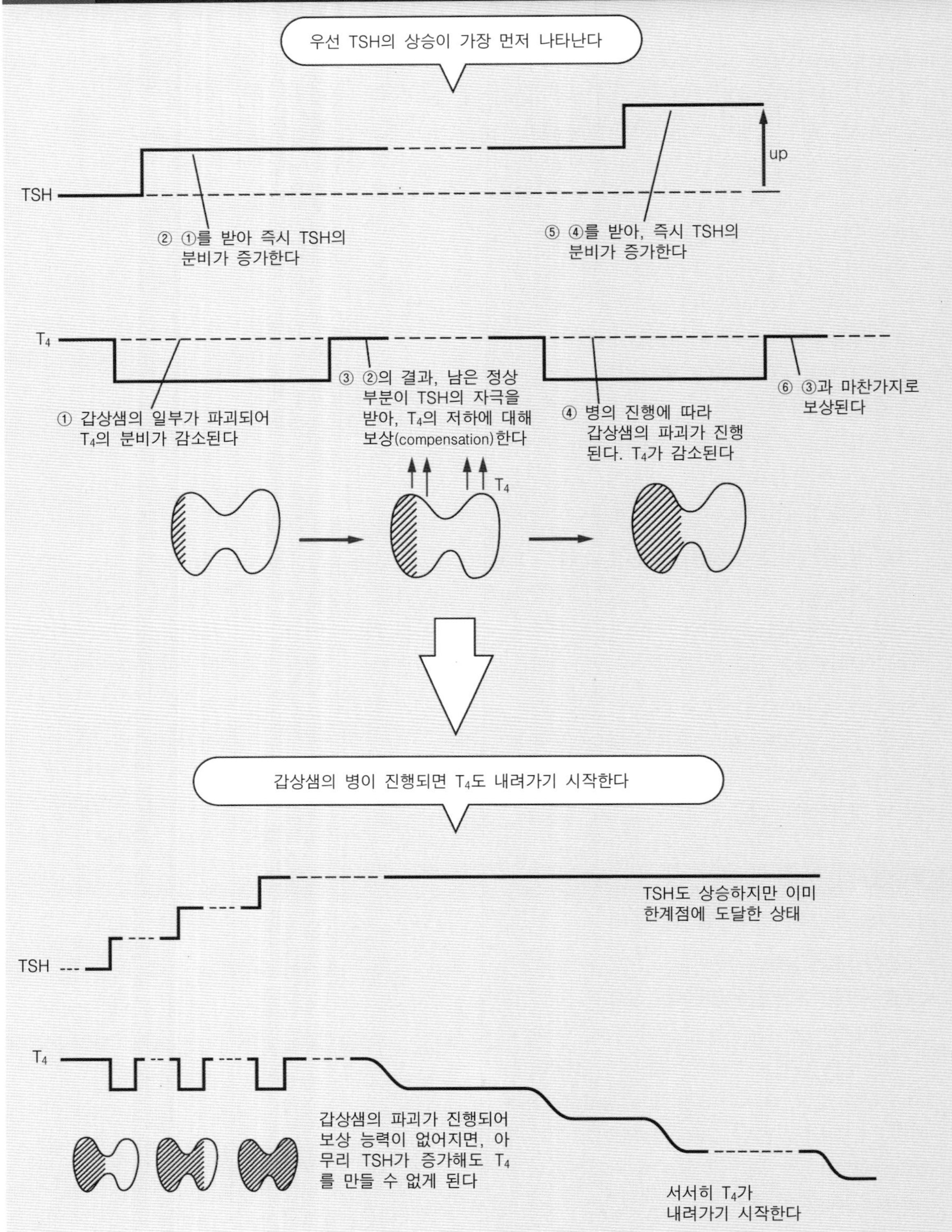

Ⅱ

c. 치료

치료에는 갑상샘호르몬 제제를 사용하는데, 갑상샘호르몬 제제에는 다음과 같은 것들이 있다.

- **건조 갑상샘 분말**
- thyroxine(T_4)
- triiodothyronine(T_3)

이전부터 사용되었던 것은 건조 갑상샘 분말인데, 이것은 돼지의 갑상샘을 건조시켜 분말로 만든 약이다. 그러나 돼지 갑상샘 속에 포함된 T_4, T_3의 양이 일정하지 않기 때문에 문제가 있다. 최근에는 **T_4 제제가 가장 유용**하다고 알려져 있다. T_3 제제는 효과는 빠르지만, 작용 지속시간이 짧고 여러 번 투여해야 할 필요가 있기 때문에 유지요법으로서는 사용하기 어렵다는 결점이 있다. T_3 제제의 적용은 신속하게 갑상샘호르몬을 보충해야 할 경우(예를 들어, 심장기능상실이나 부신기능상실 등을 동반할 때) 등에 한정된다.

그렇다면, T_4(thyroxine)를 사용한다면 어떻게 투여하는 것이 좋을까?

Graves병의 경우, 항갑상샘제를 사용할 때에는 처음에는 대량을 투여하지만 서서히 조금씩 줄여간다. 그러나 갑상샘 기능저하증의 경우에는 그 반대로, 우선 **소량으로 시작해서 서서히 양을 늘려 유지량으로 지속한다**고 기억하기 바란다. 그 이유는 다음과 같다.

갑상샘 기능저하증에서는 고도로 병이 진행되면 **관상동맥 경화증**이 나타나 관상동맥의 협착을 초래하게 된다. 정상인이라면 협심증이나 심근경색 등이 일어나겠지만, 갑상샘 기능저하증인 사람에게는 그와 같은 허혈성 심장질환은 일어나지 않는다.

그 이유는 갑상샘호르몬이 저하되어 있어 **느린맥을 나타내기 때문에 심근 그 자체의 산소 필요량이 적기 때문**이다. 즉 관상동맥이 협착되어 있기 때문에 심근으로 공급되는 산소(혈류 공급)가 부족하지만, 심근 그 자체도 산소소비가 적기 때문에 수요공급의 균형이 이루어져 협심증을 일으키지 않는 것이다(**그림 52**).

그러한 상황에서 치료를 개시하는 경우에 주의해야 할 점이 있다. 관상동맥경화는 기질적인 변화이므로 치료를 했다고 해서 금방 깨끗하게 낫는 것이 아니다. 그러나 느린맥 쪽은 다르다. 갑상샘호르몬이 혈중으로 흐르게 되면 맥박은 곧 개선되어 정상화된다. 이 변동폭은 매우 위험한 상황을 초래할 가능성이 있다. 즉 맥박이 급격하게 개선되면 심근은 당연히 산소 소비를 늘려 훨씬 많은 양의 관상혈류를 요구하게 된다. 그러나 심장동맥은 그렇게 빨리 협착을 제거하고 혈류를 증가시키지 못한다. 따라서 심근은 산소부족에 빠져 **협심증**을 일으키거나 심할 때에는 **심근경색**을 일으키기도 하는 것이다.

이상과 같은 이유 때문에 갑상샘호르몬은 급격하게 대량으로 투여하지 말고, 소량으로 시작하여 서서히 늘려가야 한다.

서서히 늘려 가는 경우에도 역시 환자 개개인에 따라 속도가 모두 다르다.

II

그림 52 갑상샘호르몬은 왜 소량부터 투여해야 하는가?

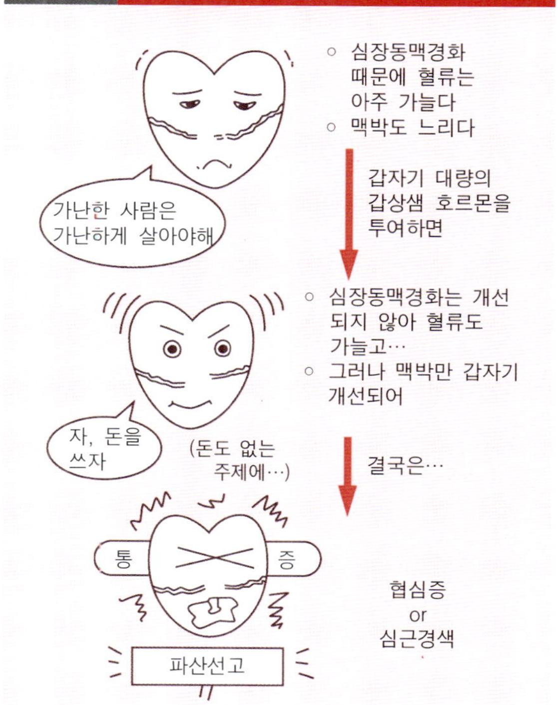

이때 무엇을 지표로 해서 늘려가는 것이 좋은가? 가장 좋은 지표는 **혈청** TSH의 정상화이다. 그 다음으로 임상소견의 개선이 유용하며, 마지막으로 혈청 T_4, T_3의 수치가 된다. 이와 같은 우선순위에 따라 치료방침을 결정한다.

치료법에 대해서 또 한 가지 추가해 둘 것은 속발성 갑상샘 기능저하증인 경우의 치료법이다. 특히 뇌하수체성, 시상하부성의 기능저하증일 때에 **ACTH의 저하도 동반되고 있는 경우의 치료법**에 대한 것이다. 이 경우, 스테로이드 호르몬(보통 hydrocortisone을 사용하는 경우가 많다)의 보충과 갑상샘호르몬의 보충 중 어느 쪽을 더 우선해야 하는가 하는 것이 문제가 된다. 어느 쪽을 먼저 보충해야 하는가를 한번 생각해 보자.

스테로이드 호르몬(steroid hormone)을 먼저 보충해야 한다. 만약 갑상샘호르몬을 먼저 보충하면, 대사가 항진되어 급성 부신기능상실(그렇지 않아도 ACTH 감소로 부족해져 있는 스테로이드 호르몬 이 대사의 항진으로 점점 더 분해되어 고갈 상태까지 이르기 때문)을 일으키기 때문이다. 따라서 반드시 스테로이드 호르몬의 보충을 먼저 실시해야 한다.

4 점액수종성 혼수

myxedema coma

중증의 갑상샘 기능저하증의 환자에게서는 전신, 특히 **뇌세포의 대사기능 저하에 기인하는 것으로 생각되는 혼수상태**가 나타나는 경우가 있다. 이러한 병태를 **점액수종성 혼수**라고 한다(**그림 53**). **고령의 여성**에게 압도적으로 많고 **겨울에 발병하기 쉬우며 사망률도 높은** 질환이다.

증상으로는 일반적인 갑상샘 기능저하증에 의한 증상(느린맥, 변비, 피부건조, 저혈압 등) 외에, 특징적인 것으로서 저체온이 있다.

혼수 + 저체온 = 점액수종성 혼수

라는 공식으로 기억하면 된다.

그림 53 점액수종성 혼수를 일으키는 원인

고령자(여성) ………… 뇌 대사는 저하되는 경향이다

↓

갑상샘 기능저하증을 동반 … 뇌 대사가 더욱 저하된다

↓

요인으로

[한랭, 감염, 진정제(호흡억제 작용이 있다)
CO_2 narcosis, hyponatremia, 저혈당 등]

이 추가되면

↓

점액수종성 혼수(myxedema coma)

신속하게 치료를 시작하지 않으면 손을 쓸 수 없는 상태가 되어 버리므로, 이상과 같은 임상소견이 나타났을 때에는 검사용 채혈을 한 후, 곧바로 치료를 시작하는 것이 중요하다. 치료는 **triiodothyronine(T_3)의 경구투여**인데, 갑자기 대량을 투여하는 것이 아니라 5~10μg/day 정도의 소량을 투여하기 시작하여 50μg/day 정도까지 조금씩 늘려간다. 유지량에 도달한 후에는 T_4(thyroxine)로 바꾼다. 또한 갑상샘호르몬을 투여하면 급속히 대사기능이 항진되어 급성 부신피질 부족(adrenocortical insufficiency)(p.107)을 일으킬 가능성이 있으므로, **hydrocortisone을 동시에 정맥 주사**한다.

다음으로 호흡관리에 대한 사항으로, 점액수종성 혼수에서는 갑상샘 기능저하에 의해 호흡수의 저하가 현저해지기 때문에 허파꽈리저환기(hypoventilation) → 저산소혈증(hypoxemia) & 고탄산(CO_2)혈증(hypercapnia)이 되고, 특히 고탄산혈증이 심해지면 CO_2 narcosis(이것이 혼수를 일으키는 원인 중의 하나가 되기도 한다)의 병태로까지 발전한다. 이것을 개선하기 위해서 어쩔 수 없이 **기관내 삽관에 의한 인공호흡(인공호흡기의 장착)**을 해야 하는 경우도 있다. 이 경우, $PaCO_2$의 정상화를 목적으로 실시하지만, 급속히 $PaCO_2$를 정상치(= 40mmHg)까지 되돌려서는 안 된다. 그 이유를 알고 있는가?

점액수종성 혼수에 한정된 것은 아니지만, CO_2 narcosis에 빠진 사람의 $PaCO_2$를 급속하게 정상화시키면 대사성 알칼리증(metabolic alkalosis)을 초래하기 때문이다. 이것은 신장에서 HCO_3^-를 배설하는 쪽이 시간이 걸리기 때문에(적어도 24~28시간), 급속히 $PaCO_2$만을 정상으로 되돌리면 혈중 HCO_3^- 농도가 높은 상태를 유지하기 때문에 오히려 alkalosis로 기울어져 버리기 때문이다. alkalosis는 이차적으로 **저칼륨혈증**(hypokalemia)을 일으키거나, **혈중의 유리칼슘 농도를 낮추기 때문**에 tetany를 일으킨다. 이들은 전신관리적인 면에서 치료를 방해하는 요인이 된다. 따라서 인공호흡기를 장착한 경우에는 혈액의 pH를 체크하면서 천천히 $PaCO_2$를 낮출 필요가 있다.

그밖에 저체온에 대해서는 **모포 등으로 보온**해 주어야 한다(단, 적극적으로 온도를 높여주는 것은 오히려 바람직하지 않기 때문에 피해야 한다).

또한 저혈당이나 저나트륨혈증 등에 대해서는 포도당이나 고장식염수의 점적정맥주사를 실시하지만, 이런 경우에도 수분의 과잉투여가 되지 않도록 주의할 필요가 있다.

5 만성 갑상샘염 (Hashimoto병) chronic thyroiditis

갑상샘의 미만성 종창을 특징으로 하는 갑상샘 만성염증으로, 그 염증의 기전은 자가면역 질환에 근거한 것으로 생각된다. 염증이 생기면 림프구가 침윤되어 갑상샘 여포세포를 파괴하는데, 이러한 과정이 서서히 일어나 갑상샘조직(주로 사이질)을 섬유화시키는 것이다. 정상적으로 기능하고 있던 여포세포가 아직 충분히 있는 동안에는 갑상샘 기능도 정상으로 유지되지만, 섬유화가 진행되어 여포세포의 수가 줄어들면 갑상샘 기능저하증을 초래하게 된다.

따라서 만성 갑상샘염은 갑상샘 기능저하증을 일으키는 원인의 하나도 되는 것이다(「분류」 항목 p.69을 참조할 것). 또 그 과정에서는 여포세포의 파괴가 일어났을 때 여포의 알맹이인 갑상샘호르몬이 일과성으로 혈중으로 유출되어 갑상샘 기능항진증과 같은 증상을 나타내는 경우도 있다.

따라서 만성 갑상샘염이 곧 갑상샘 기능저하증이라고 기억하는 것은 완전히 잘못이다. 만성 갑상샘염이라고 하면 반드시 기능저하가 있다고 착각하고 있는 사람이 상당히 많은데, 그 내용은 완전히 다른 것이다. 전자는 병리학적 진단명이고 후자는 기능적 진단명으로서, 그 진단개념이 다르다는 점을 잘 이해하기 바란다.

서두에서 이 만성 갑상샘염은 자가면역에 근거하는 염증이라고 하였는데, 이것은 어떠한 의미를 가지고 있는 것일까?

Graves병도 자가면역질환의 하나라고 이미 설명하였는데 그 특징적인 혈청학적 소견의 한 가지로서 **항갑상샘항체**(anti-thyroid Ab : anti-microsomal Ab와 anti-thyroglobulin Ab 두 가지를 합쳐, anti-thyroid Ab로 총칭한다고 설명하였다. p.52)가 전체 환자의 반 수 이상에서 양성을 나타낸다고 하는 것을 여러분은 기억하고 있을 것이다.

실은 이 만성 갑상샘염에서도 이 항갑상샘항체가 혈중에 존재한다. 그러나 Graves병과는 달리 만성 갑상샘염에서는 (자극형)항TSH수용체 항체는 나타나지 않기 때문에 기능항진을 일으키지 않는 것이다.

만성 갑상샘염의 경우에는 항갑상샘 항체 그 자체가 원인이 되어 염증을 일으키는 것이 아닌가 생각되고 있다. 다음에 설명하는 것은 모두 규명된 내용이 아니기 때문에 추측도 섞여 있다는 것을 알려 둔다.

항갑상샘항체(anti-thyroid Ab)란 앞에서 언급한 것처럼 anti-microsomal Ab와 anti-thyroglobulin Ab 두 가지를 한꺼번에 묶어 총칭한 것이다. 그런데 microsome과 thyroglobulin은 갑상샘 속 어디에 존재하는 것일까?

총론을 복습해 보자. microsome은 **여포상피의 세포 속에 존재하며** thyroglobulin은 **여포내의 colloid 성분**(MIT와 DIT를 결합시킨 상태로 저장해 둔 단백질)으로 존재하고 있다고 하였다(**그림 54**).

이들은 혈액과는 떨어져 있기 때문에 자가면역질환의 원인이 된다고 추측되고 있지만, 혈중에 thyroglobulin 자체가 미량이지만 존재하고 있다는 것이 알려지게 되었고, 또한 태아의 혈중에도 존재하고 있는 것 등으로 미루어 보아 thyroglobulin이나 microsome과 같은 자가항원에 대한 T세포의 면역관용(불응증)이 성립되어 있는 것이 자가면역반응의 방지에 도움이 된다고 생각하게 되었다.

만성 갑상샘염 증상을 나타내는 원인이 되는 것은 이 **T세포 면역관용의 파괴**라고 추정된다. 즉 본래의 T세포라면 인식하지 못하는 thyroglobulin이나 microsome을 인식하는 T세포(즉, 면역관용이 파괴된 T세포)가 발생함으로써 자가면역반응이 나타난다는 것이다. 이와 같이 한 번 성립된 자가면역반응이 만성으로 진전되어 갑상샘염에 이르는 것은 면역조직의 이상, 특히 suppressor T세포의 결함이 관여하고 있다는 주장도 제기되고 있다.

이상과 같이 만성 갑상샘염의 발생원인에는 자가면역반응의 기전이 중요하다고 간주되고 있지만, 이러한 면역 반응성과의 관련에 있어서 이 질환에는 종종 다른 자가면역질환과의 합병이 많이 나타난다는 사실이 알려져 있다. **만성 류머티스관절염(RA), 루포이드 간염(lupoid hepatitis), 전신홍반루푸스(SLE), Addison병** 등의 다양한 자가면역질환이 10~20%의 환자에게서 나타난다는 보고가 있다.

그림 54 **항갑상샘 항체의 분포영역**

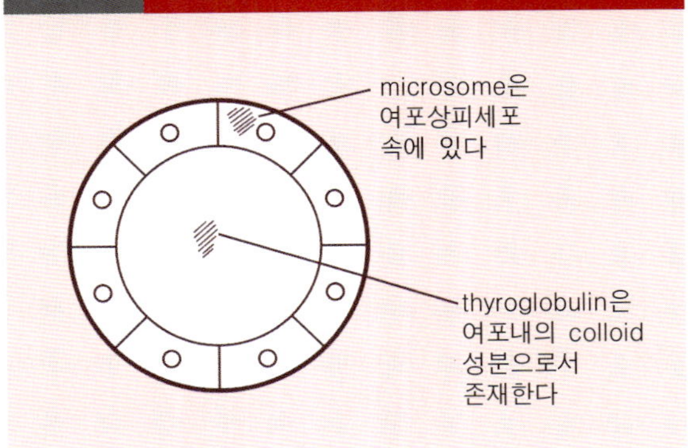

a. 역학

남녀의 비는 1 : 14로 압도적으로 여성에게 많으며, 연령의 피크는 40~50대이다. 갑상샘 자가항체의 양성이나 갑상샘 초음파검사소견으로 진단한 잠재성이나 경증의 예를 포함하면 성인 여성 10명 중 1명으로 높은 발생 빈도를 나타낸다. 그러나 치료가 필요한 것은 그 중의 극히 일부이다.

가족 내에서 발생하는 경우도 많아 유전과 관련이 있는 것으로 보인다. 인간 조직적합(성)항원(histocompatibility locus antigen ; HLA)과 이 질환과의 관련 여부에 대한 조사가 이루어지고 있으며, 일본인 중에서는 HLA BW35를 가진 사람에게서 발병하는 경우가 많다고 알려져 있다.

b. 증상

먼저, 이 질환은 만성으로 경과하기 때문에 **경과하는 대부분의 기간 동안 갑상샘 기능은 정상으로 유지된다**는 점을 꼭 기억해 두기 바란다.

앞에서 설명한 〔성인형 갑상샘 기능저하증의 증상, 검사, 치료〕(**그림 51, p.74**)에서 나타내 놓은 것처럼, 갑상샘염이 진전되어 사이질의 섬유화가 일어나도, 정상으로 기능하는 갑상샘이 부분적으로 남아 있으면 그것이 보상작용을 하여 갑상샘 기능은 정상으로 유지된다. 갑상샘 기능저하증에 의한 증상이 나타나는 것은 완전히 말기가 되어 일체의 보상작용이 이루어지지 않게 되는 때이다.

그러나 **드물게 갑상샘 기능항진 증상을 나타내는 경우가 있다**. 그러나 그러한 경우는 만성 갑상샘염 중에서도 매우 특수한 경우이기 때문에 나중에 설명하기로 한다.

그러면, 만성 갑상샘염일 때에 가장 일반적으로 나타나는 증상은 무엇일까?

그것은 **갑상샘종**(goiter)이다. 이것이 90% 이상의 환자에게 나타나는 가장 보편적인 증상이다. 이 갑상샘종은 보통 **미만성**이며 단단하지만 **고무같이 탄성이 있고** 표면에는 소엽구조를 연상시키는 **울퉁불퉁한 부**

분이 만져지는 것이 특징이다. 압통을 느끼는 경우는 적지만, 때때로 갑상샘 우엽·좌엽의 끝부분만이 결절 모양으로 만져지고, 그 부분에 가벼운 압통이 느껴지는 경우가 있다. 일반적으로는 **무통성**(painless)이고 **가동성**이 있다. 갑상샘종이 현저하게 커지게 되면 목부분이 압박되기 때문에, 목쉰소리나 앞목부분의 불쾌감을 호소하게 된다. 전신증상으로는 전신권태감, 두근거림, 부종, 피로감 등이 있지만, 각 증상을 모두 호소하는 환자는 전체 환자의 10~15% 정도이다.

c. 검사소견

1) 일반검사

만성 갑상샘염에 대한 일반검사란 기본적으로 염증소견이라고 할 수 있다. 즉, 다음과 같은 소견을 보인다.

- 적혈구침강속도(ESR)의 항진
- TTT, ZTT의 증가
- γ-globulin의 증가
- 말초혈 림프구수는 정상

2) 갑상샘 기능검사

이것은 앞에서 여러 번 언급한 바와 같이 "갑상샘 기능은 정상"이라는 것을 기억하기 바란다.

- 혈중 T_3, T_4는 정상
- 기초대사율도 정상
- 혈중 TSH는 정상~높은 수치
- TRH 시험에서 TSH가 과잉 반응한다.
- 갑상샘 ^{123}I 섭취율은 다양해서 낮은 수치나 정상 수치 또는 높은 수치를 나타낸다.

3) 면역학적 검사

앞에서 설명한 것처럼, 항갑상샘 항체(anti-thyroid Ab)가 상당히 높은 빈도로 양성이 된다.

- **anti-thyroglobulin 항체**는 환자의 60~70%에서 양성이다.
- **anti-microsome 항체, 항갑상샘 페록시다아제(TPO) 항체**는 환자의 95% 이상에서 양성이다.

단, 이들의 항체는 Graves병에서도 양성을 나타내므로 특이성은 낮다. 항TSH수용체 항체는 보통 음성이므로 일과성 기능항진증상이 나타났을 때에 Graves병과 감별하는 데 참고가 될 것이다.

4) 갑상샘 조직상

병리조직에서 특징적으로 나타나는 것은 림프구의 침윤, 여포상피세포의 변성, 간질의 섬유화, 세 가지 요소이다. 이들은 만성 갑상샘염(Hashimoto병)의 진단기준에도 사용되는 중요한 소견이므로 기억해 두기 바란다.

d. 진단기준

표 12에 만성 갑상샘염(Hashimoto병)의 진단기준을 제시해 놓았다. 참고하기 바란다. 진단은 갑상샘종의 촉진소견, 기능검사 소견, anti-thyroid Ab의 유무 확인 등으로 진행시켜 나가지만(보통은 이것으로 확진할 수 있다), 이것만으로 진단을 내릴 수 없을 때에는 가는바늘흡인생검(fine needle aspiration biopsy)을 실시하기도 한다.

e. 치료 및 합병증

치료의 본질적인 부분은 "갑상샘 기능저하증의 치료"와 동일하며, Hashimoto병이라서 특별히 시행하는 치료법은 없다.

특별한 증상이 없고 갑상샘 기능이 정상이라면 약제를 투여하지 않고 경과를 관찰하는 것만으로 충분하다. 기능저하를 나타내는 경우에는 호르몬제제로서 thyroxine(= T_4)을 사용한다.

특수한 병형으로는 아래와 같은 것이 있다.

1) 무통성 갑상샘염
(painless thyroiditis(silent thyroiditis)

만성 갑상샘염 경과중에 염증이 국소적으로 급격하게 확산되면 여포의 내용물이 한꺼번에 혈중으로 유출되어 갑상샘 기능항진 증상을 나타낼 수가 있다. 혈중의 T_3, T_4는 상승을 보이지만, Graves병처럼 갑상샘 내에서 호르몬 합성의 항진이 일어나고 있는 것이 아니라 그저 단순히 여포내에 저장되어 있던 갑상샘 호르몬이 유출되고 있는 것뿐이므로, 갑상샘 ^{123}I 섭취율을 보면 오히려 저하되고 있다. 또한, 일반적 검사로서는 염증소견이 뚜렷해진다.

이와 같은 검사소견은 다음에 나오는 아급성 갑상샘염(subacute thyroiditis)과 유사하다(아급성 갑상샘염도 혈중 T_3, T_4가 높은 수치로, 갑상샘 ^{123}I 섭취율의 저하를 나타낸다). 그러나 무통성 갑상샘염(painless thyroiditis)의 경우에는 아급성 갑상샘염과는 달리 다음과 같은 특징이 나타나며 이것이 감별점이 된다.

- **경도의 ESR의 항진이 나타난다**
  (아급성 쪽은 고도)
- **갑상샘종에 통증이 없다**
  (아급성 쪽은 통증을 동반한다)

경과는 일과성이며, 2~3개월 지나면 자연스럽게 완화된다. 기능항진 증상이 강한 경우에는 β-blocker를 투여한다. 나중에 기능이 저하하는 경우도 있다.

2) 기타: 만성 류마티스관절염, 전신홍반루푸스(SLE), Sjögren 증후군

피부근육염 등의 결합조직질환과 합병되거나, Turner 증후군이나 Down 증후군 등의 염색체 결손 질환과 합병되기도 한다.

또, **만성갑상샘염에 특발성 Addison병을 동반한 것**을 **Schmidt 증후군**이라고 한다. 이것은 시험에 자주 출제되므로 꼭 기억해 두기 바란다.

6 아급성 갑상샘염

subacute thyroiditis

a. 원인·병태생리

바이러스 감염(특히 상기도염을 일으키는)에 이환된 후 급속하게 증상이 나타나 40℃ 가깝게 열이 오르며 **갑상샘에 결합조직질환증**이 나타나는 질환이다. 중년 여성에게 많이 발생하고(남녀비=1 : 5), 평균 2~4개월이면 자연히 치유된다. 그러나 바이러스 그 자체가 원인이 아니라는 설도 있다.

b. 증상

오한을 동반하는 발열과 함께 급격하게 증상이 나타난다. 전신 권태감, 두통, 두근거림, 손가락의 떨림, 체중감소, 발한 이상 등의 **갑상샘 기능항진 증상**이 나

표 12 만성 갑상샘염(Hashimoto병)의 진단기준

a. 임상소견
1. 미만성 갑상샘종대(단, Graves병 등의 다른 원인이 보이지 않는 것)
b. 검사소견
1. anti-microsome(또는 TPO) 항체 양성 2. anti-thyroglobulin 항체 양성 3. 세포진단에서 림프구 침윤이 나타난다.
만성 갑상샘염(Hashimoto병 : a)와 b) 중에서 한 가지 이상이 나타나는 경우
부기 1. 다른 원인을 찾을 수 없는 원발성 갑상샘 기능저하증인 경우에는 만성 갑상샘염을 의심해야 한다. 2. 갑상샘 기능이상도 갑상샘종대도 나타나지 않지만, anti-microsome 항체 및 anti-thyroglobulin 항체 양성인 경우는 만성 갑상샘염을 의심해야 한다. 3. 자가항체 양성인 갑상샘종양은 만성 갑상샘염이 의심되는 상태에 종양이 동반된 것이라고 생각된다. 4. 갑상샘 초음파 검사에서 내부 초음파가 저하되거나 불균일하게 나타나는 경우는 만성 갑상샘염일 가능성이 높다.

타나지만, 이것은 갑상샘 내의 T_3, T_4가 유출되기 때문에 일어나는 **일과성 증상**이다. 이러한 증상이 나타난 다음에는, 여포가 다시 회복될 때까지 한동안 갑상샘 기능저하증을 나타내게 된다. 갑상샘은 **결정성으로 부어올라 매우 딱딱해지지만**, 주위의 조직에 유착되지 않고 **자유롭게 움직이며 보통 한쪽만 부어오른다**. 또한 **자발통이 현저하다**는 것이 매우 특징적으로, 목에서 귀까지 통증이 퍼지는 경우가 있다.

c. 검사

1) 갑상샘 기능검사

- **혈중 T_3, T_4의 상승**

  단, 유출되는 호르몬이 없어지면 고갈되어 저하된다.
- **TSH 저하**

  T_3, T_4의 상승으로 negative feedback이 걸리기 때문이다.
- **갑상샘 ^{123}I 섭취율의 저하**

  여포세포가 손상되어 있기 때문에 공장이 마비된 상태이다. 또 TSH가 저하되기 때문에 원료인 요오드의 갑상샘 흡수가 저하되고 있다.
- **항갑상샘 항체(anti-thyroid Ab) 음성**

  이것이 양성이 되는 것은 Graves병과 Hashimoto병이다.

잠깐! 한 말씀 **자발통증을 동반하는 갑상샘질환**

갑상샘에서 자발통증을 동반하는 질환은 두 가지 밖에 없다. 이것은 반드시 기억해 두자.

- 아급성 갑상샘염(중년 여성에게 많다)
- 갑상샘 미분화암(고령자에게 많다)

이 두 가지만 통증을 동반하기 때문에 문제 속에서 "갑상샘의 통증"이라는 표현이 있다면, 그 질환은 위의 두 가지 중 하나일 것이다.

- **기초대사율의 항진**

  T_3, T_4의 일과성 상승으로 일어난다.

2) 일반검사

염증소견이 현저하여 다음과 같은 현상이 나타난다.

- CRP 양성
- ESR의 항진(현저하다)
- 백혈구의 증가는 없다(바이러스 감염이므로)

d. 치료

Graves병과 같이 호르몬 생산이 항진되는 것이 아니라 저장되어 있던 것이 유출되는 것이므로, **항갑상샘제(thimazole 등)를 투여해도 무의미**하다. 한 번 유출되어 버린 갑상샘호르몬은 원래대로 회복시킬 수가 없기 때문에, 나중에 T_3, T_4 등에 의해 일어나는 catecholamine의 작용 촉진을 막기 위해 심계항진, 빠른맥 등에 대해서 **β-blocker를 대증적으로 사용**한다. 또한 aspirin이나 indomethacin 등의 비스테로이드계 항염증제(NSAID)도 유효하다.

가장 효과적인 것은 **스테로이드 호르몬**(steroid hormone) 30~40mg을 초기에 사용하고 서서히 양을 줄여나가는 방법인데, 부작용이 크기 때문에 aspirin, indomethacin으로 효과가 있다면 이것을 우선한다.

II

과연 그렇구나!

3 low T_3 syndrome에 대하여

일종의 갑상샘 기능저하증이지만, 원발성에도 포함되지 않고, 속발성에도 포함되지 않기 때문에 여기에서는 별도로 취급하겠다. 이미 총론 부분에서도 언급한 바와 같이, 갑상샘으로부터 분비된 T_4는 간과 신장 등에서 탈요오드화되어, 1/3이 T_3으로 45%가 reverse T_3으로 전환된다. reverse T_3은 갑상샘호르몬으로서의 작용을 거의 갖지 않는다. 만약 간이나 신장에 심각한 질환이 있으면 그 전환이 장애를 받아 혈중의 T_3가 감소하는데 이것을 low T_3 syndrome이라고 한다. low T_3 syndrome을 일으키는 것으로는,

- 간질환(간경변 등)
- 신장질환(만성 신부전 등)

이 외에

- 신경성 식욕부진증
- 중증 당뇨병(당뇨병성 케톤산증<ketoacidosis> 등)
- 심근경색
- 기아(starvation)
- 급성 열성질환
- 수술에 의한 침습
- 태아

등이 있다. low T_3 syndrome 일 때에 볼 수 있는 내분비학적 소견으로서는 다음과 같은 것이 있다.

- 혈중 T_3 감소
- 혈중 reverse T_3 증가
- 혈중 T_4 변화 없음
- 혈중 TSH 변화 없음

D 갑상샘종 goiter, struma

갑상샘종이라는 것은 그 이름 그대로 갑상샘이 부어 있는 상태를 말하는 것으로, 단순한 증상 이름일 뿐이다. 갑상샘종을 일으키는 질환은 지금까지 몇 가지가 나왔는데, 정리하면 **표 13**과 같다.

Graves병, Plummer병, Hashimoto병에 대해서는 이미 상세히 설명하였으므로, 아직 설명하지 않은 질환에 대해서 살펴보기로 하자.

1 단순성 갑상샘종 simple goiter

생체에 필요한 갑상샘호르몬의 상대적인 부족 때문에 뇌하수체에서 TSH가 과잉으로 생산(혈중 TSH가 상승할 정도는 아니다)되고, 그 때문에 갑상샘이 보상성(compensation)으로 비대해진 것을 단순성 갑상샘종이라고 한다. 원인으로 다음과 같은 것들이 있다.

- **요오드 결핍**
  원료가 부족하면 갑상샘호르몬의 양도 부족하다.
- **요오드 과잉**
  원료의 과잉공급은 생산을 멈추게 한다.
- 사춘기나 임신시의 갑상샘호르몬 수요증가
- **항갑상샘 물질의 섭취**
  갑상샘종 유발물질(goitrogen) : Co, Li, PAS, phenylbutazone 등

특별한 증상이 없는 경우가 많고 갑상샘 기능도 대략 정상범위 이내인 경우가 많기 때문에 대부분의 경우 방치해도 된다. 그러나 갑상샘종이 크고 갑상샘 기능저하 증상이 있는 경우에는 갑상샘제(T_4 등)를 투여할 수 있다. 부드러운 갑상샘종이 광범위하게 만져지고, 갑상샘 기능정상, 항갑상샘 항체 음성인 경우에 진단을 내린다.

표 13 갑상샘종을 일으키는 질환

	미만성 갑상샘종	결절성 갑상샘종
갑상샘기능 항진인 경우	Graves병	Plummer병
갑상샘기능 정상인 경우	만성 갑상샘염 단순성 갑상샘종	갑상샘종양 샘종성 갑상샘종

2 갑상샘종양, 샘종성 갑상샘종

이 두 가지의 공통점은 양쪽 모두 **결절성 병변**이 갑상샘 내에 나타난다는 것이다.

갑상샘종양에는 양성의 샘종(adenoma)과 악성 종양인 암과 육종이 있다. 샘종성 갑상샘종(adenomatous goiter)은 진정한 의미의 종양이라고는 말하기 어려워 종종 종양과의 감별이 어려운 질환이다(**그림 55**).

이러한 갑상샘종양(샘종성 갑상샘종도 포함하여)의 특징은 다음과 같다.

① 대부분의 예에서 갑상샘 기능이 정상이다.
② 외래환자에게서 갑상샘에 결절이 발견되면, 95%는 양성, 5%는 악성이라고 생각해도 좋다.

그림 55 갑상샘종암, 샘종성 갑상샘종의 식별

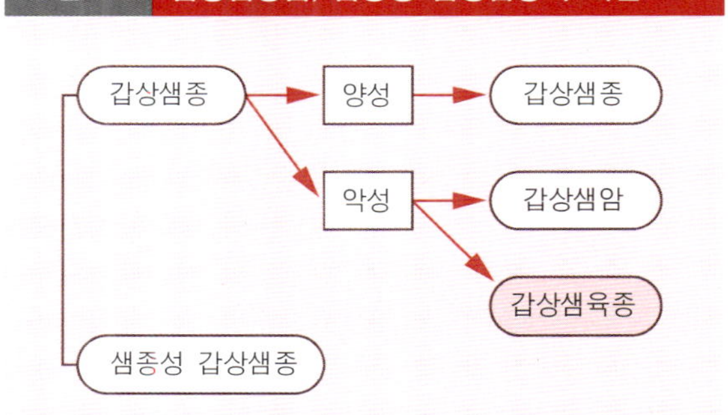

그림 56 갑상샘 내에서 결절성 병변을 발견한 경우의 검사 · 진단과정

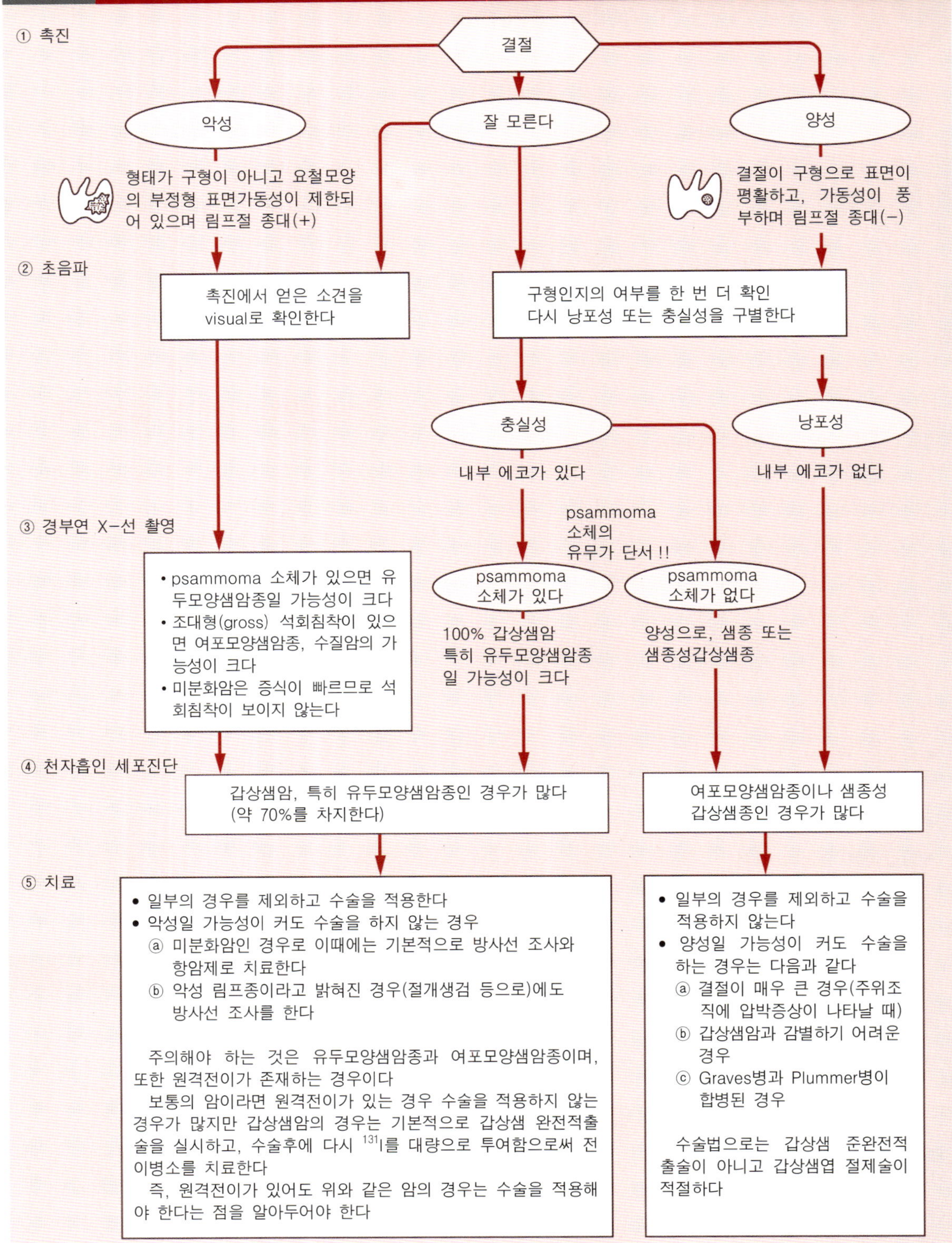

II

③ 악성이라고 생각되는 것은 극히 일부를 제외하고는 모두 수술의 대상이 된다.

따라서 갑상샘 내에서 결절성 병변을 발견하면, 순서대로 검사를 실시해 치료방침을 세워 가는 것이 중요하다. 검사·진단의 대략적인 흐름을 flow-chart식으로 나타냈으니 참고하기 바란다(**그림** 56).

그림 56을 보면 알 수 있는 것처럼 진단의 포인트가 되는 것은 촉진소견과 갑상샘 초음파소견의 두 가지이다. 촉진에서 주의할 점은 결절 병변의 형태로, 표면이 평평하고 매끄러운지, 둥근 공모양인지를 만져보고 감각으로 분별하는 것이다(**그림** 57). 그리고 악성의 유무에 대해서는 초음파 가이드 천자흡인 세포진을 실시하여 판정한다. 또 경부연 X-선 촬영의 특징은 모래와 같이 미세한 석회침착 음영(사립샘소체)이 많이 보이는 경우 유두모양샘암종(papillary adenocarcinoma)이라고 진단할 수 있다(**그림** 58에 보이는 것처럼, 하얗고 뿌연 음영이 나타난다).

그림 57 **갑상샘의 촉진**

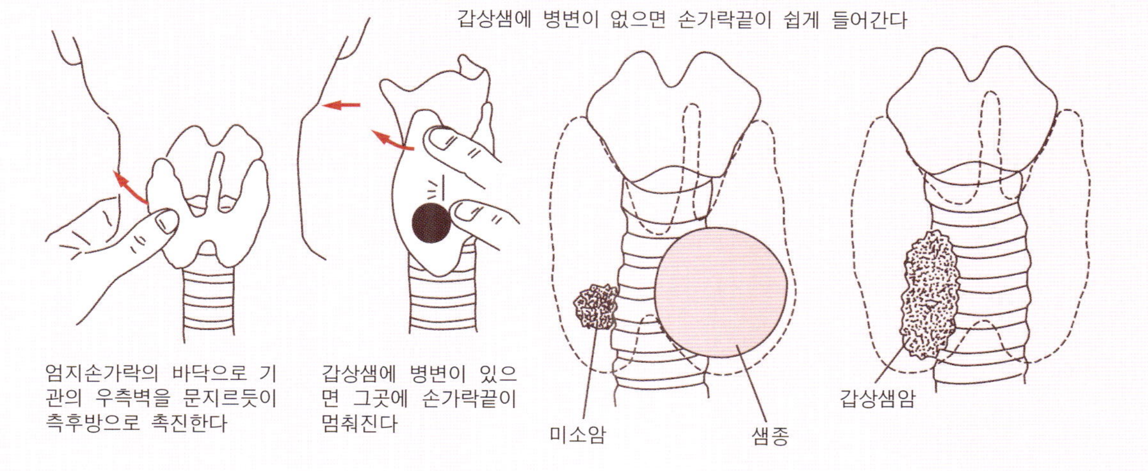

그림 58 **경부연 X-선 촬영에 의한 정상상과 갑상샘 유두모양샘암종의 후두기관상**

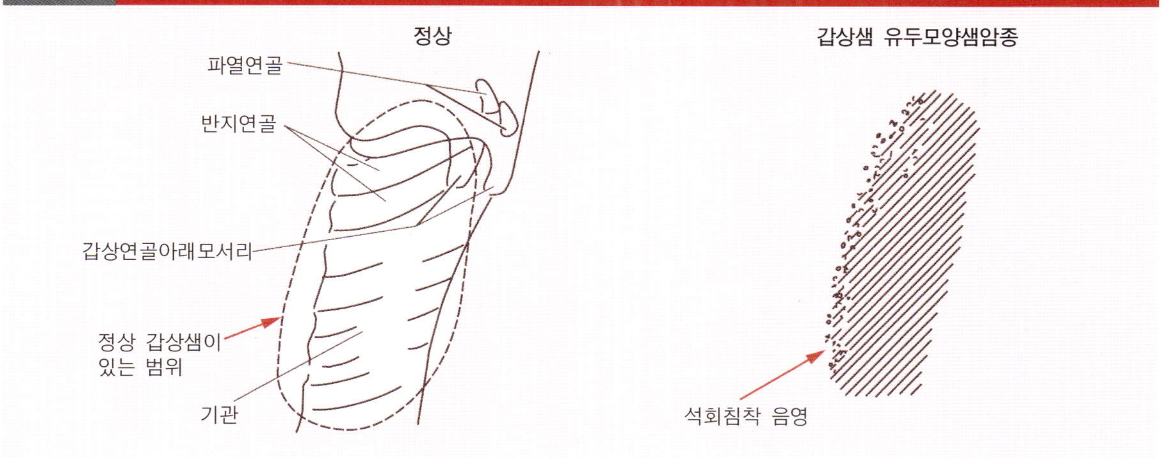

그러면 다음으로 갑상샘종, 갑상샘암, 샘종성 갑상샘종에 대해서 설명하겠다.

먼저 **갑상샘종**에 대해서 살펴보자. 이것은 갑상샘의 여포상피세포에서 발생하는 양성 종양으로, 보통 단발성으로 발생한다. 조직학적으로는 여포샘종과 유두샘종의 2가지로 분류되지만, 대부분이 전자이고 후자는 거의 없다. 갑상샘종에 대해서는 이 정도로 알아두면 된다.

다음으로 **샘종성 갑상샘종**(adenomatous goiter)에 대해서 살펴보자. 샘종성 갑상샘종의 특징은 결절의 수가 1개가 아니고 다수 존재한다는 것이다. 하나하나의 결절은 상피세포에 둘러싸인 여포로 구성되어 있지만, 이러한 여포가 다수 형성되어 갑상샘종이 되는 것이다.

II

원인은 명확하지 않지만, 가족 내에서 흔히 볼 수 있다는 사실로 보아 선천적인 요인이 있는 것으로 추정된다. 갑상샘 기능이 정상이라면 방치해 두어도 문제는 없지만, 중독성 다발결절성 갑상샘종이 된 것이나 거대해진 것은 수술이 적용된다(**그림 59**).

마지막으로 갑상샘암에 대한 것으로, 이 부분에 대해서는 시험에도 상당히 심도 있는 내용까지 출제되기 때문에 다음 항목에서 자세히 설명하기로 한다.

3 갑상샘암

thyroid carcinoma(cancer)

a. 역학

갑상샘에서 결절이 만져지면 5%의 확률로 갑상샘암이라는 것은 앞에서도 설명하였다. 갑상샘암은 특히 30세 이상의 여성에게 많이 볼 수 있으며, 빈도가 0.3~0.6%로 상당히 높다. 그러나 암이라는 명칭에 비해서는 예후가 양호하기 때문에 그렇게 중대한 질환으로 취급되지는 않는다. 단 미분화암만은 예외로 5년 생존율이 0%로, 만약 이 진단이 내려지면 사형선고를 받은 것과 같다.

따라서 갑상샘암이라고 하면, 예후가 좋아 전혀 두려워할 필요가 없는 것과 예후가 나빠 어떠한 방법을 사용해도 치료할 수 없는 것, 두 가지 중의 어느 한 가지라고 기억하면 된다.

b. 분류

그러면 갑상샘암 중에서 예후가 좋은 것과 나쁜 것에 대한 조직학적인 분류를 살펴보기로 하자.

갑상샘암은 크게 분화암, 미분화암, 그리고 수질암(medullary carcinoma)의 세 가지로 분류된다. 분화암은 다시, 유두모양샘암종(papillary adenocarcino-

그림 59 **갑상샘종과 샘종성 갑상샘종의 구별방법**

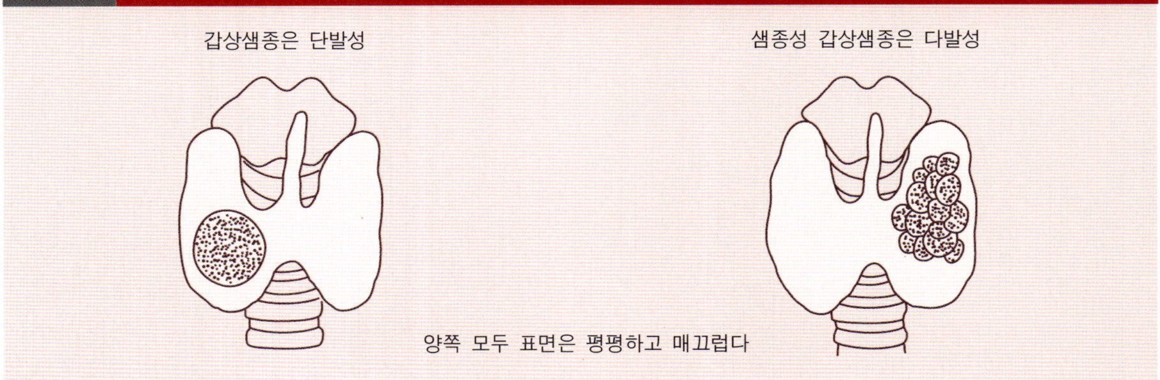

ma)과 여포모양샘암종(follicular adenocarcinoma)의 두 가지로 구분된다(**그림 60**).

이 가운데 분화암과 미분화암은 여포상피세포에서 유래하는 암이고, 수질암은 방여포세포(calcitonin을 분비하는 세포)에서 유래하는 암이다.

예후가 좋은 것(분화암)은 침윤이 없어, 수술에 의해 병소를 완전히 제거할 수 있는 경우에는 정상인과 거의 같은 정도로 오래살 수 있다. 따라서 예후가 좋지 않은 것을 확실히 진단하여 그것을 제외시키면 나머지는 예후가 좋은 분화암이므로 안심할 수 있다는 것이다.

c. 진단

그러면 어떻게 **미분화암과 수질암**을 구별하여 진단하는 것일까?

1) 미분화암

미분화암의 특징은 그 임상증상과 발병 연령에 있다. 앞에서도 설명한 바와 같이, 갑상샘 질환 가운데서 통증이 있다면 미분화암과 아급성 갑상샘염 두 가지이다. 따라서 **갑상샘에서의 통증**은 시사하는 바가 매우 크다.

그리고 또 한 가지는 연령이다. **미분화암은 50세 이상에서 많이 발생한다**. 갑상샘에 결절성 병변이 만져지는 것은 30~50세 사이가 압도적으로 많기 때문에, 만약 50세 이상의 환자에게서 갑자기 갑상샘에 오돌토돌한 것이 만져지는 경우에는 우선 미분화암을 의심할 필요가 있다.

미분화암의 경우 우선 이렇게 문진과 촉진으로 진단이 내려지는 경우가 많고, 여러 가지 검사(초음파, scintigraphy, CT 등)에 의해 확진이 가능하므로 진단은 비교적 용이하다고 할 수 있다.

2) 수질암

수질암의 특징의 한 가지는 그 촉진소견에 있다. 앞에서 말한 바와 같이 암이라고 하면 악성이므로, 그 결절 병변의 촉진상의 소견은 표면이 울퉁불퉁하다는 것이지만, 이 **수질암의 경우에는 비교적 평활한 느낌이 들어 언뜻 보기에는 양성 종양** 같은 소견을 얻는다.

그러나 진짜 양성 종양(샘종 등)의 경우와는 달리, **주위 림프절이 전이되어 움푹움푹하게 만져진다**. 이렇게 심한 림프절 전이가 있음에도 불구하고 갑상샘 내의 결절이 매끈하다는 소견이 수질암에서의 특징이므로, 확신을 가지고 진단해도 된다.

또한 수질암은 calcitonin을 분비하기 때문에, **혈청 calcitonin의 수치가 높다**는 것을 증명할 수 있으면 완벽하다고 해도 좋을 것이다. 그 외에 **암태아성 항원(carcinoembryonic antigen ; CEA)도 높은 수치**를 나타낸다.

이상과 같이 시행하면 미분화암 및 수질암에 관해서는 상당히 신뢰성 높은 진단을 내릴 수 있다.

또한, 수질암은 어떤 내분비학적 질환에서 부분 증상으로도 동반되는 경우가 있으므로 기억해 둘 필요가 있다.

그것은 **다발성 내분비종양(MEA)의 type IIa, 일명 Sipple 증후군**이라고 불리는 질환이다. 이것은 **갈색세포종**(pheochromocytoma)과 **수질암**(medullary cancer), **부갑상샘종양**(parathyroid tumor)의 세 가지를 동반하는 증후군으로, 지속적으로 발생하는 경우가 많은 질환이다. 갈색세포종에 대해서는 아직 설명하지 않았지만, 이것은 부신수질의 종양이며 catechol-

그림 60 갑상샘암의 분류

		빈도	예후
분화암	**유두모양샘암종**	85%	예후가 가장 좋다
	여포모양샘암종	10%	다음으로 좋다
미분화암		2~3%	최악
수질암		1~2%	일률적으로 말할 수 없다 (예후가 극도로 좋은 것에서 극도로 나쁜 것까지 다양하다)

(나머지 1~2%는 악성 림프종이다)

amine의 이상분비를 일으키는 질환으로서 알려져 있다. 이 종양을 갖고 있는 환자에게서 갑상샘 촉진시 결절이 만져지면 Sipple 증후군을 의심하여 혈청 calcitonin 수치를 검사하면 진단을 내릴 수 있다.

마지막으로, 갑상샘암 중에서도 가장 많은 **유두모양샘암종**과 **여포모양샘암종**에 대해서 간단히 살펴보기로 하자.

3) 유두모양샘암종

앞의 flow chart에도 나타나 있는 것처럼 연부조직 X선 촬영에서 **psammoma body(모래종체 석회화)**가 나타나는 것이 특징이다.

이것만 기억해도 충분하지만, 시험에 자주 등장하는 것으로 다음과 같은 것들이 있다.

- 천자흡인 세포진에서 확정진단을 얻을 수 있다.
- 갑상샘 신티그래피에서

  ^{123}I나 ^{99m}Tc는 cold spot
  ^{201}Tl는 hot spot

으로 묘사된다.

- **림프성 전이가 많다.**
- **암의 발육에 TSH 의존성이 있다.**
  (따라서 항갑상샘제가 효력을 발휘하는 경우가 있다).

4) 여포모양샘암종

여포모양샘암종은 유두모양샘암종보다 약간 높은 연령층에서 볼 수 있고(40~50세, 역시 여성에게 많다), **혈행성 전이**가 조기에 많이 발견되지만, 증상이 없이 몇 년~ 몇 십년이나 경과하기도 하는 예후가 비교적 좋은 질환이다. 연부조직 X선 촬영의 소견에서는 유두모양샘암종과는 달리 **거친 석회화**(coarse calcification)가 많이 나타나는 것도 특징이다.

갑상샘 신티그래피에서는 역시 ^{131}I나 ^{99m}Tc로 cold spot을 나타내지만, 전이병소에서 ^{131}I가 흡수되는 경우가 있어 hot spot을 나타낼 수도 있다.

천자흡인 세포진으로 진단이 곤란한 경우가 있으며, 혈중 thyroglobulin이 현저하게 높은 수치를 나타낼 수 있다.

이상의 미분화암, 수질암, 여포모양샘암종, 유두모양샘암종의 특징에 대한 것을 표로 정리한다(**표 14**).

d. 치료

마지막으로 이들 암의 치료에 대해서 간단히 요약하겠다(**그림 61**).

앞에서도 간단히 설명했지만, 포인트는 **여포모양샘암종, 유두모양샘암종의 경우에는 원격전이가 있는 경우라도 수술이 적용된다**는 점이다.

- 혈행성 전이가 없을 때에는 **갑상샘 부분절제술 + 림프절 제거술**
- 혈행성 전이가 있을 때에는 **갑상샘 완전절제술 + ^{131}I 대량투여**가 일반적인 치료법이 된다.

미분화암의 경우에는 발견되었을 때 이미 주위조직으로의 침윤이 상당히 진행되어 있는 경우가 많기 때문에 수술을 할 수 있는 경우는 극히 적으며 일반적으로는 방사선 조사와 항암제를 사용하여 치료한다.

표 14 갑상샘암의 특징

	미분화암	수질암	유두모양샘암종	여포모양샘암종
연령	50세 이상	30~40세(가족성)	40세 이하	40세 이상
성차	여성에게 약간 많다	여성=남성	여성 : 남성=3 : 1	여성 : 남성=2~3 : 1
빈도	2~3%	1~2%	약 85%	약 10%
전이 부위	주위로 침윤	림프성 및 혈행성	림프성 인접 림프절	혈행성(뼈, 폐, 간)
목 X-선	–	거친 석회화	psammoma body 음영	거친 석회화

[분화형(유두모양샘암종, 여포모양샘암종)은 예후가 좋아, 5년 생존율이 80%를 나타낸다]

마지막으로 수질암의 경우인데 산발성이면 갑상샘 부분절제술 + 림프절 제거술을 시행한다.

그러나 앞에서 설명한 것처럼 수질암에 갈색세포종 등을 동반한 **Sipple 증후군**이라는 것이 있다. 그런 경우, 갈색세포종과 수질암 중 어느 쪽을 먼저 절제해야 하는지가 문제가 된다. 여러분은 어느 쪽을 먼저 절제해야 한다고 생각하는가?

먼저 절제해야 하는 것은 **갈색세포종**이다. 왜냐하면, 갈색세포종을 그대로 방치해 놓고 다른 부위의 수술을 시작하게 되면, 그 영향 때문에 갈색세포종에서 catecholamine의 이상 분비가 일어나 혈압이 제어할 수 없을 정도로 변동할 가능성이 있기 때문이다. 따라서 그러한 위험을 먼저 제거해 버리는 것이 바람직하다.

그림 61 **갑상샘암의 치료**

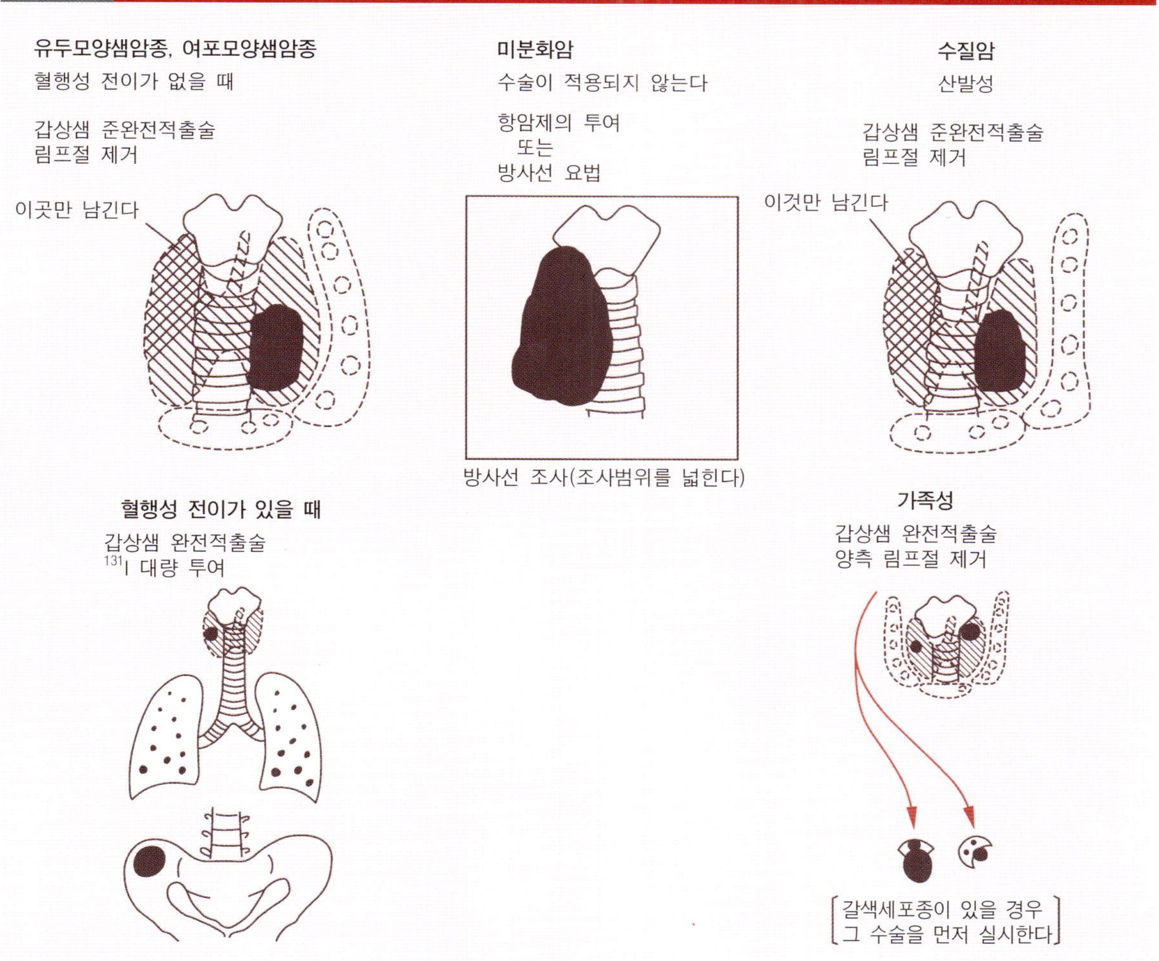

III 부신 adrenal gland

A 부신피질 adrenal cortex

1 부신의 형태와 기능

부신은 양쪽 신장 위쪽 끝에 존재하는 내분비기관이다. 왼쪽 **부신은 반월형**이지만, 오른쪽 **부신**은 간이 위에서 짓누르고 있기 때문에 삼각형 모양을 하고 있다. 부신으로 들어가는 동맥은 아래횡격동맥(inf. phrenic a.), 복부대동맥(abdominal aorta), 콩팥동맥(renal a.)에서 나누어진 것으로, 각각 **위, 중간, 아래 부신동맥**이라 불린다. 한편, 정맥은 **왼부신정맥이 왼쪽의 콩팥정맥**(Lt. renal v.)으로 들어가지만, **오른부신정맥은 직접 아래대정맥**(IVC)으로 들어간다고 하는 차이가 있다.

부신은 해부학적으로 피질(cortex)과 수질(medulla)로 나뉜다. 피질은 간엽성의 조직인 것에 비해 수질은 외배엽성의 신경성 조직으로, 발생학적인 기원이 다르다.

부신피질은 다시 조직학적으로 볼 때, 바깥쪽으로부터 **피막**(capsule), **토리층**(zona glomerulosa), **다발층**(zona fasciculata), **그물층**(zona reticularis)으로 구성되어 있다. 부신피질에서 분비되는 호르몬은 13종류로 알려져 있는데, 특히 중요한 것으로서 aldosterone, cortisol, dehydroepiandrosterone(DHEA)의 3가지가 있다. 이들 3종류의 호르몬은 각각 각층에서 따로따로 분비되며, 대략 그 역할 분담도 정해져 있다.

- aldosterone ···················· **토리층**(zona glomerulosa)
- cortisol ························· **다발층**(zona fasciculata)
- dehydroepiandrosterone ·· **그물층**(zona reticularis)

그러나 실제로는 cortisol과 dehydroepiandrosterone의 두 종류는 다발층, 그물층 양쪽에서 분비되고 있다는 사실이 알려져 있고, 또한 이들 3대 호르몬 이외에도 corticosterone이라 불리는 호르몬은 모든 층에서 분비된다는 것이 알려져 있다(aldosterone은 토리층(z. glomerulosa)에서만 분비된다).

이러한 부신피질에서 분비되는 호르몬은 모두 콜레스테롤을 원료로 해서 만들어진다는 공통적인 특징이 있으며, 모두 steroid라 총칭되고 있다(참고로 말하면, steroid의 어원은 그리스어의 stereos=solid에서 온 것이다). 따라서 **부신피질호르몬을 steroid 호르몬**이라고 부르는 경우도 있다. 또한 각각의 기능에 대해서는 나중에 설명하겠지만, aldosterone은 주로 혈중 전해질의 균형을 조절하기 위해 작용하기 때문에 "**광질 스테로이드**(mineralocorticoid)"라고 부르기도 한다. 마찬가지로 cortisol은 "**당질 스테로이드**(glucocorticoid)", dehydroepiandrosterone은 "**성호르몬**"이라고 불리기도 한다.

그러나 여기에서 주의해야 할 것은 이러한 명칭은 고유명사가 아니기 때문에, "알도스테론(aldosterone)=광질 스테로이드(mineralocorticoid)"가 아니라는 점이다. aldosterone이라고 하는 것은 1개의 호르몬으로서의 고유명사이다. 그러나 mineralocorticoid라고 하는 것은 그 호르몬의 성격을 나타낸 명칭에 지나지 않는다. 실은 DOC(11-deoxycorticosteron)라는 약칭으로 잘 알려져 있는 호르몬은 aldosterone과는 완전히 다른 것이지만, 혈중의 균형이 이루어지도록 작용하기 때문에 광질 스테로이드 작용을 가진 호르몬이라고 하는 것이다.

이처럼 익숙하지 않은 명칭이 많이 등장해서 다소 어렵겠지만 차근차근 이해해 나가도록 하자.

한편, 부신수질에서는 노르에피네프린, 에피네프린이 합성되어 혈중으로 분비되고 있다. 부신수질은 교감신경계의 신경절이후섬유에 해당하는 것이기 때문에, 위내장신경(sup. splanchnic n. ; 교감신경의 신경절이전섬유에 해당한다)의 지배에 의해 이들 호르몬의 분비조절이 이루어지고 있다.

에피네프린은 phenylethanolamine-N-methyl 전이효소(PNMT)라고 불리는 효소에 의해 norepinephrine으로 합성된다. norepinephrine은 tyrosine이라는 아미노산으로부터 dopa, dopamine을 거쳐 합성된다. 그러면, 먼저 부신피질호르몬에 대해서 설명하겠다.

그림 62 **부신피질호르몬의 생합성**

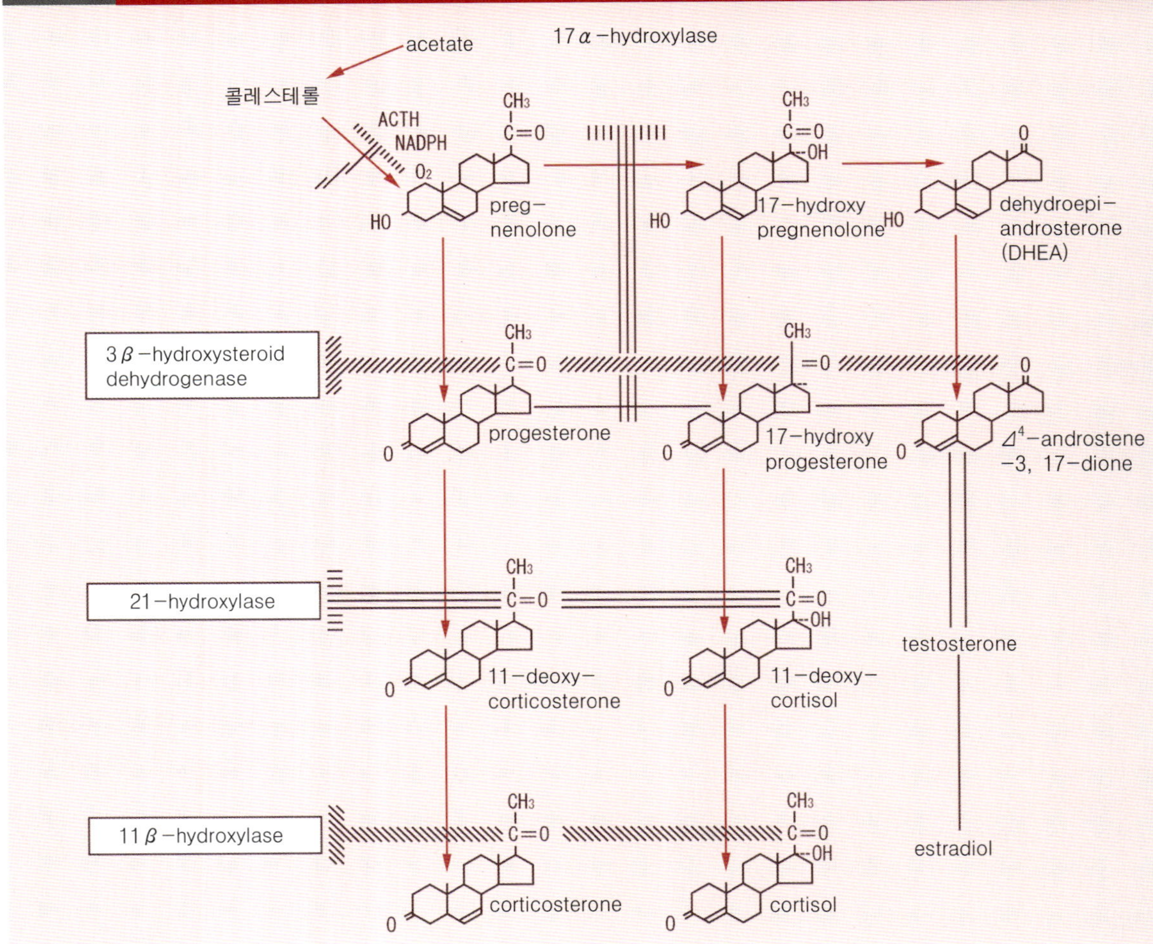

2 부신피질호르몬

adrenal cortical hormone

a. 부신피질호르몬의 생합성

아무리 노력해도 여간해서 잘 외워지지 않는 것이 이 생합성계의 모식도가 아닐까 한다(**그림 62**). 누구나 이런 복잡한 경로를 외운다는 것은 괴로운 일이다. 그렇기 때문에 이런 모식도를 요령있게 완전히 외워버리면 다른 사람보다 앞서 나갈 수 있는 찬스가 되기도 할 것이다. 생합성계의 그림을 잘 보면 사실, 그렇게 외우기 어려운 것만은 아니다.

우선 왼쪽의 세로 열을 살펴보기로 하자. 원료는 **콜레스테롤**이다. 이것이 **측쇄절단효소**(desmolase)에 의해 콜레스테롤의 측쇄가 절단되어, pregnenolone이라는 물질로 변한다. 이 pregnenolone이 이후의 모든 호르몬의 기본형이 된다. pregnenolone은 다시 효소인 3β-dehydroxysteroid dehydrogenase에 의해 progesterone이 되고, 이 progesterone은 21-hydroxylase에 의해 11-deoxy-corticosterone(DOC)으로 변하며, 이어서 DOC는 11β-hydroxylase에 의해 corticosterone이 된다. 그다지 어렵지 않다고 느낄지 모르겠다. 호르몬의 이름만을 세로로 늘어놓고 보면 그다지 어려운 일은 아니라고 생각된다.

pregnenolone
3
progesterone
21
DOC
11
corticosterone

효소의 이름을 정확히 외울 수 있다면 그보다 더 좋은 일은 없지만, 위와 같이 3, 21, 11 숫자만을 암기해 두어도 충분하다. 기본형인 pregnenolone은 3에 의해 progesterone이 되고, progesterone은 21에 의해 DOC가 된다. DOC는 원래 11위가 deoxy(oxy되어 있지 않다는 뜻)이므로, 11β-hydroxylase라는 효소에 의해 산화되면 단순한 corticosterone이 되는 것이다. 그다지 간단한 암기법은 아니지만, 워낙 복잡한 내용이니 인내심을 가지고 노력하기 바란다.

다음으로 세로의 두 번째 열을 살펴보자. 우선 이 두 번째 열에 들어가기 위해서는 2가지 방법이 있다는 것을 알아두어야 한다. 첫 번째는 pregnenolone으로부터 오른쪽으로 이동하는 방법, 그리고 또 한 가지는 progesterone으로부터 오른쪽으로 옮겨가는 방법이다. 이들 오른쪽의 호르몬으로 바뀌는 데 필요한 효소는 공통적으로 17α-hydroxylase라는 이름의 효소이다. 이 효소는 steroid 골격의 17위를 수산화하기 때문에 pregnenolone이 17-hydroxypregnenolone으로 바뀌는 한편, progesterone은 17-hydroxyprogesterone으로 바뀐다. 다시 말하자면, 각 명칭 앞에 "17-hydroxy"라고 붙이면 되는 것이다.

또한 17-hydroxyprogesterone은 progesterone의 17-수산화뿐만 아니라, pregnenolone이 3β-hydroxysteroid dehydrogenase에 의해 progesterone으로 변하는 것과 같이 3β-dehydrogenase isomerase system에 의해 17-hydroxypregnenolone으로부터 합성될 수도 있다. 17-hydroxyprogesterone에서 앞쪽은, 앞에서 말한 21, 11 효소에 의해 이번에는 11-deoxycortisol, cortisol과 같은 호르몬 합성이 진행된다.

명칭만을 나열해 보면 다음과 같은 형태가 된다.

17-hydroxypregnenolone
3
17-hydroxyprogesterone
21
11-deoxycortisol
11
cortisol

여기에서 한 가지 주의해야 할 것은 **DOC로부터 11-deoxycortisol로의 이행과 corticosterone으로부터 cortisol을 향해 오른쪽으로의 이행은 일어나지 않는다**고 하는 점이다.

자, 조금만 더 분발하자!

그림 62의 가장 오른쪽을 보기 바란다.

여기에서는 17-hydroxypregnenolone으로부터 dehydroepiandrosterone(DHEA, 혈중에서는 황산 dehydroepiandrosterone〈DHEA-S〉으로서 존재하는 양이 많기 때문에 일반적으로 DHEA-S를 측정할 수 있다)

이 합성된다고 하는 것과 17-hydroxyprogesterone으로부터 **androstenedione**이 합성된다고 하는 것, 두 가지를 기억해야 한다. dehydroepiandrosterone으로부터 3β-hydroxysteroid dehydrogenase의 경로에 의해서도 androstenedione은 합성된다.

androstenedione은 다시 **testosterone**으로 바뀐다. 이들 dehydroepiandrosterone과 androstenedione, testosterone은 개체를 남성화하는 작용이 있으므로, 총칭하여 남성호르몬(**androgen**)이라고 한다.

이렇게 부신으로부터 분비되는 남성호르몬의 양은 극히 미량에 지나지 않기 때문에, 고환에서처럼 개체를 남성화시켜 버릴 만큼의 힘은 없다. 그러나 한편으로 **여성의 몸 중에서 겨드랑이털과 음모를 자라게 하는 작용을 담당하는 것**은 이 부신이 생산하는 testosterone과 dehydroepiandrosterone, androstenedione 등, 소위 남성호르몬인 것이다.

III

이 3종류의 남성호르몬은 각각 작용의 강도도 다르며 하루에 분비되는 양도 다르다(**그림 63**). 남성호르몬의 강도는 testosterone을 100으로 했을 때, androstenedione이 20, dehydroepiandrosterone이 3이기 때문에, 그림의 흐름에서 보면 아래로 가면 갈수록 남성호르몬으로서의 작용이 강해진다.

한편 하루에 분비되는 양을 비교해 보면, 작용이 약한 호르몬은 많이 분비되고, 강한 호르몬은 적게 분비되는 것을 알 수 있다(**그림 63**). testosterone과 같이 강한 호르몬이 다량으로 분비되면, 여성인데도 남성과 같은 체형이 되어 버리지 않겠는가? 참으로 자연은 위대한 것이다.

다시 한 번 **그림 62**를 보면, testosterone의 앞에 또 하나 **estradiol**이라 써 있는 것을 볼 수 있을 것이다. 이런 이야기를 하면 놀랄지도 모르겠지만, 실은 이 estradiol이라는 것은 **여성호르몬**이다. 몸을 근육형으로 만드는 testosterone이 더 진행되면 여성호르몬이 되어 버린다고 하니 신기하다고 생각하지 않는가?

부신은 남성호르몬뿐만이 아니라, 여성호르몬도 분비할 수 있는 장기인 것이다. 실제로는 부신 자체에서 합성되어 분비되는 여성호르몬은 극히 일부이고 대부분의 여성호르몬은 androstenedione을 원료로 **혈중에서 합성된다**. 따라서 '부신은 여성호르몬을 분비하는가 분비하지 않는가, 어느 쪽인가?'라는 질문을

그림 63 **작용이 강한 남성호르몬은 적게, 작용이 약한 남성 호르몬은 많이 분비된다**

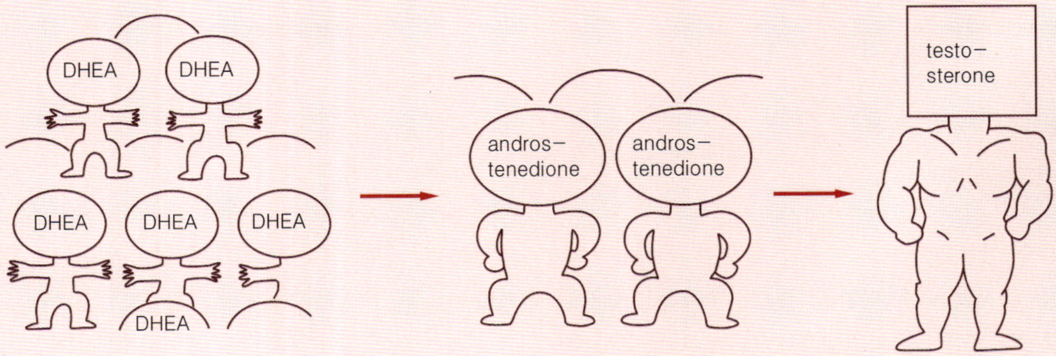

	DHEA	androstenedione	testosterone
생물활성의 강도	3	20	100
1일 분비량	7mg	2mg	0.1mg

받으면 '분비한다.'고 하는 쪽이 정답이지만, 그것은 간접적인 것이기 때문에 의미적으로는 '무시해도 좋을 양이다'라고 할 수 있을 것이다.

이것으로 **그림 62** 속에 있는 호르몬들에 대해서는 대략적으로 설명을 하였다. 그러나 아직 설명하지 않은 한 가지 호르몬이 남아 있는데, 바로 **aldosterone** 이다.

aldosterone은 **토리층(zone glomerulosa)에서만 합성되는** 호르몬이다. 실제로 토리층에는 17α-hydroxylase라고 하는 **오른쪽으로 이행시키는 효소가 존재하지 않는다**. 따라서 pregnenolone은 17-hydroxy-pregnenolone으로는 될 수 없고, progesterone이 될 수밖에 없는 것이다. 그렇게 되면 곧바로 밑으로 진행하여 DOC와 corticosterone이 되는 것 외에 다른 방법이 없다.

corticosterone에 도달하면 이후에는 토리층(z. glomerulosa)에만 존재하는 **18-hydroxylase**라는 효소가 corticosterone의 18위를 수산화한다. 그리고 이어서 역시 z. glomerulosa에만 존재하는 18-hydroxysteroid dehydrogenase라는 효소가 aldosterone으로 변화시키는 것이다.

이상과 같이 aldosterone은 z. glomerulosa에만 존재하는 효소에 의해 합성되기 때문에 다른 층에서는 분비되지 않는 것이다(**그림 64**).

b. 부신피질호르몬의 체내동태

cortisol도 갑상샘호르몬과 마찬가지로 혈중에서는 단백질과 결합된 상태로 존재한다. 그 단백질은 CBG (corticosteroid binding globulin)라 불리는데, cortisol의 대부분이 이 CBG에 결합되어 혈중을 흐르고 있다(극히 일부는 알부민에 결합되어 있다). 또한 CBG에는 cortisol 뿐만 아니라 corticosterone도 결합하는데, 극히 소량이다.

실제로 작용하는 것은 free(즉 CBG와 결합하지 않은) cortisol로, 뇌하수체에 대한 negative feedback

그림 64 aldosterone의 생합성

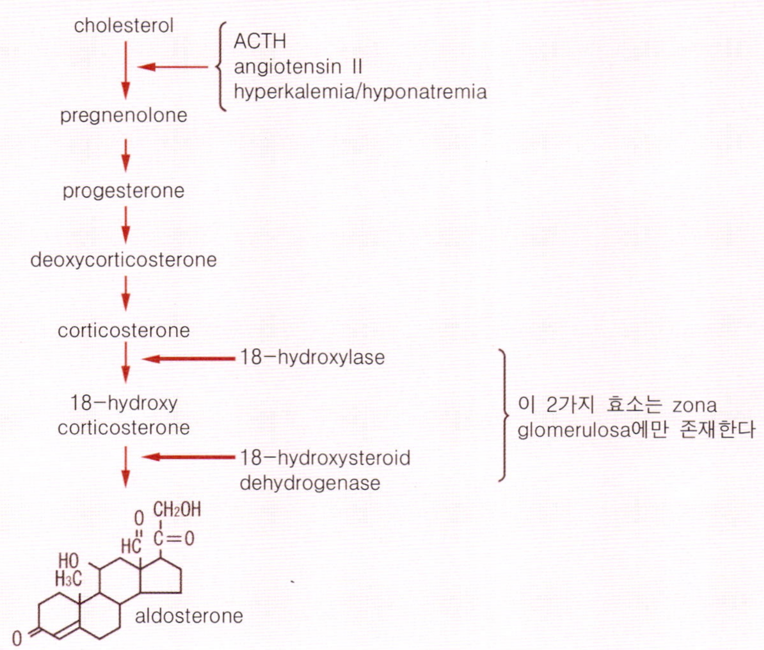

도 이 free cortisol의 증감에 의해서 결정된다. 생체 내에서는 CBG에 결합한 것과 free인 것과의 사이에 평형관계가 성립되어 있다(**그림 65**).

예를 들면, **임신이나 estrogen 등에 의해 CBG의 농도는 상승한다**. 이 경우, 일시적으로 free cortisol의 일부가 증가한 CBG에 결합하기 때문에 free cortisol이 감소한다. 그러면 뇌하수체로 가는 negative feedback이 감소하여, ACTH의 분비가 항진된다. ACTH의 상승에 의해 부신피질로부터 cortisol이 분비되면, free cortisol이 증가하여 정상적인 농도가 되면 negative feedback이 해소되어 cortisol의 분비가 정상화된다는 기전이다(갑상샘호르몬 TBG의 경우와 마찬가지이다).

c. 부신피질호르몬의 대사

cortisol의 대사는 주로 간에서 이루어진다. 수소첨가반응, 산화반응, glucuronic acid conjugation 등을

그림 65 cortisol의 체내 동태

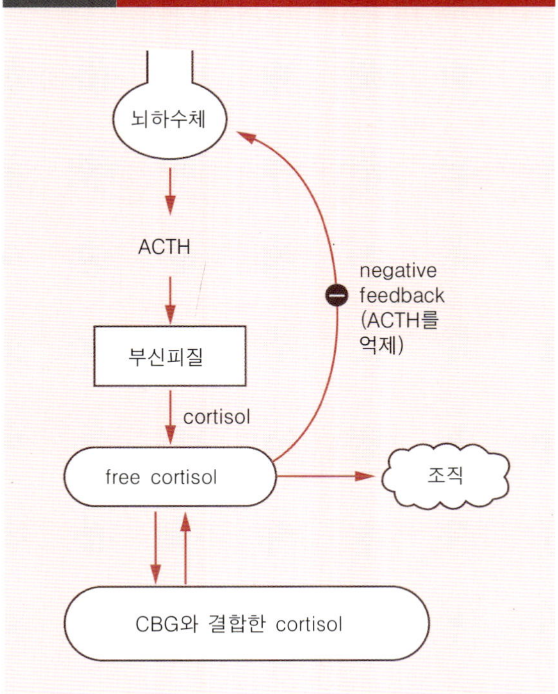

받은 후 신장으로 배출된다. cortisol은 **17-hydroxycorticosteroid(17-OHCS)**와 **17-ketosteroid(17-KS)**가 되어 요중으로 배출된다. DHEA와 androstenedione은 역시 간에서 대사를 받아 17-KS의 형태로 요중으로 배설된다. 또 cortisol의 일부는 대사되지 않고 free 형태로 요중으로 배설된다. 최근에는 이 free cortisol이 cortisol 생산량을 잘 반영하고 있다고 해서 측정이 되고 있다. aldosterone의 일부는 그대로 요중으로 나가지만, 다른 것은 간과 신장에서 대사되어, tetrahydroaldosterone과 aldosterone-18-glucuronide의 형태로 요중으로 배설된다.

다음 사항은 꼭 기억해 두자.

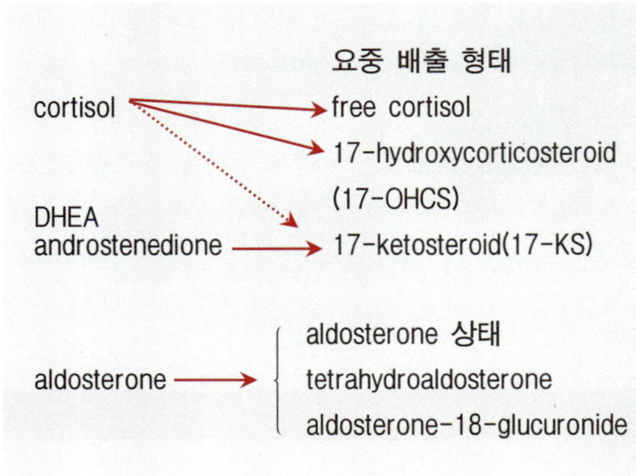

d. 부신피질호르몬의 분비조절

가장 중요한 것은 ACTH이다. ACTH에 의해 모든 부신피질호르몬의 분비가 촉진된다. 이것은 ACTH가 측쇄절단효소(콜레스테롤을 pregnenolone으로 바꾸는 일련의 반응 중 맨 처음 단계의 반응을 담당하는 효소)를 활성화하기 때문이다. 즉 ACTH가 작용하면 모든 부신피질호르몬의 기본형인 pregenolone의 합성이 항진된다.

이처럼 모든 부신피질호르몬의 분비는 ACTH에 의해 조절을 받고 있다. 그러나 예외가 한 가지 있는데, 그것이 바로 **aldosterone**이다. aldosterone만은 ACTH 이외의 조절도 받는다. 하나는 renin-angiotensin system에서 생산된 **angiotensin II**에 의한 조절이다.

angiotensin II는 콜레스테롤을 pregnenolone으로 바꾸는 반응을 촉진시키는 외에, corticosterone을 aldosterone으로 바꾸는 반응 부분을 항진시킨다. 이로 인해 토리층(z. glomerulosa)에서의 aldosterone 분비가 상승된다.

또 하나는 혈청 K^+의 증가 또는 혈청 Na^+의 감소에 의한 조절이다. 고칼륨혈증(hyperkalemia) / 저나트륨혈증(hyponatremia)은 토리층에 직접 작용하여 corticosterone → aldosterone의 반응을 항진시킨다.

ACTH
angiotensin II ——→ aldosterone
혈청 K^+ 증가 / 혈청 Na^+ 감소

그럼, renin-angiotensin system에 관하여 간단히 살펴보기로 하자.

renin은 콩팥토리(신사구체)의 수입세동맥에 있는 juxtaglomerular cell(JG cell : 토리곁세포)에서 분비된다. 분비된 renin은 혈중에 존재하는 angiotensinogen을 곧 angiotensin I으로 전환시킨다. 이 angiotensin I은 converting enzyme에 의해 **angiotensin II로** 바뀌고, 다시 angiotensin II는 aminopeptidase에 의해 분해되어 **angiotensin III가** 된다. angiotensin I, II, III 가운데 I에는 생물활성이 없으며, III에는 있지만 약하고, II가 가장 고활성이라고 알려져 있다.

angiotensin II의 작용

- **부신피질에서의 aldosterone 분비촉진**
- **세동맥의 수축 → 혈압을 높인다.**
- **물 섭취량을 늘린다**(혈압을 높이는 쪽으로 작용한다).
- **vasopressin(ADH)의 분비를 증가시킨다**(혈압을 높이는 쪽으로 작용한다).

e. 부신피질호르몬의 작용

작용면에서 부신피질호르몬은 다음과 같이 세 가지로 분류할 수 있다.

- **광물부신피질호르몬(mineralocorticoid)**
- **당류부신피질호르몬(glucocorticoid)**
- **남성호르몬(androgen)**

이 중 남성호르몬(androgen)에 대해서는 생물활성의 차이나 분비량의 차이 등에 대해서 자세히 설명하였으므로, 여기에서는 mineralocorticoid, glucocorticoid의 생물활성 및 작용에 대하여 설명하겠다.

앞에서 설명했듯이 mineralocorticoid와 glucocorticoid라는 이름은 고유명사가 아니라, 그 호르몬의 성질을 나타내는 명칭일 뿐이다. 실제로는 cortisol과 aldosterone 외에도, DOC나 corticosterone은 활성의 힘에 차이가 있기는 하지만 **mineralocorticoid와 glucocorticoid 양쪽 성질을 모두 가지고 있다.** 즉, glucocorticoid의 대표(가장 활성이 강한 호르몬)라고 한다면 cortisol이지만, 이 cortisol에도 mineralocorticoid로서의 작용이 다소나마 있고, 반대로 mineralocorticoid의 대표격인 aldosterone에도 glucocorticoid와 유사한 작용이 있다.

여기에서는 **cortisol이 갖고 있는 glucocorticoid 활성을 100, aldosterone이 갖는 mineralocorticoid 활성을 100으로 했을 경우의 각 호르몬의 활성화를 표로 만들어 보았다(표 15).**

이 표를 보고 알 수 있듯이, 어떤 호르몬에서도 상당한 glucocorticoid 활성이 나타나는 것에 비해 mineralocorticoid 활성은 aldosterone에서 특징적으로 높다는 것을 알 수 있다. 그러나 의외로, **DOC는 mineralocorticoid 활성이 제법 강하다는 것을 기억해 두자**(물론, 어떤 것의 활성이 몇 배 강한가 하는 상세한 것까지 기억할 필요는 없다).

표 15 부신피질호르몬의 활성

	glucocorticoid 활성	mineralocorticoid 활성
cortisol	100	0.03
corticosterone	30	0.5
aldosterone	30	100
DOC	20	3

그러면, 다음으로 각 corticoid의 작용에 대해서 살펴보기로 하자.

1) glucocorticoid의 작용

① 당대사 작용

한 마디로 말하면 혈당을 상승시키는 작용을 한다. 좀 더 자세히 보면 다음과 같다.

- 단백질로부터의 당신생(gluconeogenesis)의 증가와 간에서의 글리코겐 축적의 촉진
- 말초조직에서 항인슐린 작용(당의 이용을 불가능하게 한다)을 갖는다. 단, 그 작용이 뇌와 심장에는 미치지 않는다.

② 단백대사 작용

단백질의 이화를 항진시킨다. 즉 체내에 있는 단백질을 순조롭게 분해해서 에너지로 바꾸는 방향으로 전환시킨다. 그 때문에 혈중의 요소질소(BUN) 양이 늘어난다.

③ 지질대사 작용

기본적으로 **지질을 분해하는 방향**으로 작용한다. 그러나 그 작용이 적극적인 것은 아니다. 즉 포도당을 사용할 수 없게 된 경우에 한하여 지방세포의 지방분해 작용을 한다. 포도당을 사용할 수 있는 경우에는 지방을 분해해서까지 에너지를 공급하려고 하지 않는다.

따라서 glucocorticoid가 대량으로 분비된 경우라고 해도 적극적으로 지방이 분해되는 것이 아니라, 오히려 **혈당의 상승 때문에 분해가 진행되기 어려워지므로 몸이 여위지 않는다. 이것이 갑상샘호르몬과의 커다란 차이점이다**(갑상샘호르몬이 대량으로 분비되는 Graves병의 경우는 몸이 여윈다). 반대로 포도당의 이용이 가능할 때는, 몸의 어떤 부위(간이나 복강내 등의 몸통 부위)에 지방이 침착된다. 한편, 팔과 다리의 근육은 단백질의 이화작용에 의해 여위어가기 때문에 중심성 비만(**그림 66**) 체형으로 변화한다.

④ 물 대사작용

물 이뇨작용이 있어, 체내로부터 물을 밖으로 버리도록 작용한다. 그 기전으로서 다음과 같은 것을 생각할 수 있다.

- 토리 여과치(GFR)의 항진
- 원위세뇨관에서의 ADH와의 길항
- 물이 세포내로 이동하는 것을 억제

⑤ 뼈 연골에 대한 작용

glucocorticoid는 Vit. D와 길항하도록 작용한다. 즉 Vit. D(이것은 혈중 칼슘〈Ca〉 및 인〈P〉이 증가하도록 작용한다)의 작용과는 반대로, 장관으로부터의 칼슘 흡수를 억제하여 칼슘이 뼈로 침착되는 것을 억제한다. 이것은 앞에서 설명했던 단백질의 이화항진 작용과도 서로 맞물려, 뼈의 기질 형성에 중대한 장애를 초래한다. 뼈에서 칼슘, 인이 모두 이탈되어, 단백질로 생성된 뼈의 기초가 무너짐으로써 뼈 전체가 위축되는 소위 **뼈엉성증/골다공증**(osteoporosis)의 상태가 되어 버린다.

그림 66 **중심성 비만**

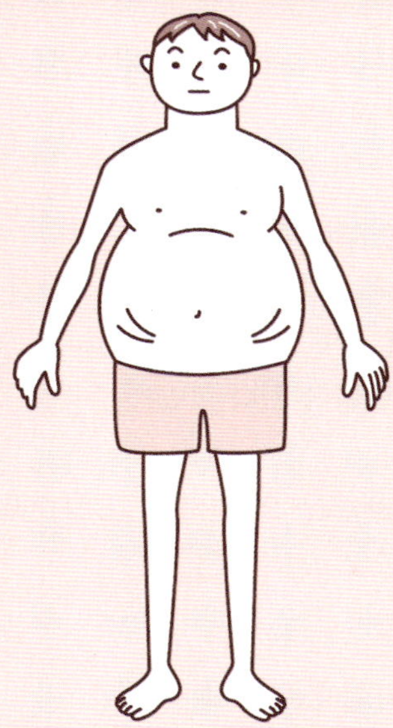

Cushing 증후군에서 볼 수 있는 중심성 비만은 얼굴이 둥글고, 목과 몸통이 굵으며 사지가 가늘다. 복벽의 지방 침착이 급격하게 나타나고 신전성 피부선조(striation)가 많이 나타난다

⑥ 순환기계에 대한 작용

혈관내피의 catecholamine, angiotensin II에 **대한 감수성을 높이는 작용**을 한다. catecholamine(norepinephrine이나 epinephrine 등)과 angiotensin II는 모두 승압작용을 하는 호르몬이기 때문에, 이 작용을 강화시키는 작용을 하는 glucocorticoid도 혈압을 상승시키는 방향으로 작용한다고 해석해도 좋다.

⑦ 신경계에 대한 작용

중추신경세포의 흥분 역치(threshold)를 저하시켜 **흥분하기 쉽게 만든다**. 이러한 것이 정신신경 증상과 어떻게 직접 연관이 되는지는 알려져 있지 않지만, glucocorticoid의 작용이 고조된 상태에서는 **정신적인 불안, 우울, 조증, 다행감**(euphoria) 등이 나타나기 쉽다고 알려져 있다.

⑧ 혈액에 대한 작용

우선 적혈구에 대해서는 **적혈구수를 증가시키는 작용**이 있어 빈혈을 개선시키는 방향으로 작용한다(부신피질호르몬은 종종 **재생불량성 빈혈의 치료**에 사용된다).

다음으로, 백혈구에 대해서는 **호중구를 증가시켜, 호산구 및 림프구를 감소시키는 작용**을 한다. 호산구는 알레르기반응과 관련이 깊은 세포로서, 실제로 알레르기 반응시에는 그 수가 증가하는데, 이와 같은 glucocorticoid의 호산구 감소작용은 종종 **알레르기의 치료**에도 이용된다.

⑨ 면역, 염증에 대한 작용

면역, 염증을 억제하는 작용이 있다. 이 항염증작용은 자가면역질환의 치료 등에 널리 이용되고 있지만, 대량으로 사용할 경우에는 면역력이 저하되어 **감염성이 증가**하므로 주의를 요한다.

2) mineralocorticoid의 작용

mineralocorticoid는 체내의 전해질 균형을 변화시키는 중요한 역할을 한다. glucocorticoid와 같이 다양한 작용을 갖고 있지는 않지만, 전해질 균형의 붕괴는 여러 장기에 커다란 영향을 주기 때문에 그 작용의 효과는 중대하다고 할 수 있다. mineralocorticoid는 소변, 땀, 타액, 위액 등으로부터 **Na^+의 재흡수를 증가시키는 작용**을 한다. 특히 소변에서는 원위세뇨관과 집합관에 작용하여 Na^+을 재흡수하고 그 대신 K^+, H^+을 분비한다. 재흡수된 Na^+은 혈중으로 옮겨가므로 결과적으로 **고나트륨혈증**(hypernatremia)을 초래한다. 또한 K^+의 분비 촉진은 **저칼륨혈증**(hypokalemia)을 일으키며 H^+의 분비는 alkalosis를 초래한다.

mineralocorticoid에는 이 정도의 작용밖에 없다. 그러나 고나트륨혈증은 순환혈액량의 증가를 초래하기 때문에 **고혈압**을 일으킨다. 또한 저칼륨혈증은 근육과 신경의 흥분 역치를 낮추기 때문에 **무력과 근력저하**를 일으키고, 또 신장에 대해서는 **요농축력 장애**를 일으킨다. alkalosis는 **혈중 free 칼슘을 감소**시키기 때문에 tetany를 발생시키기도 한다. 그 이유에 대해서는 p.142의 **그림 81**을 참조하기 바란다.

이와 같이 mineralocorticoid의 분비가 증가하면 전해질 균형이 무너져 여러 장기에 영향을 줄 가능성이 있다. 저칼륨혈증에서 볼 수 있는 증상에 관한 자세한 내용은 p.117을 참고하기 바란다.

B 부신피질질환

1 Cushing 증후군

Cushing's syndrome

Cushing 증후군은 부신피질호르몬 중에 주로, glucocorticoid의 대표인 cortisol이 만성적으로 과잉 분비되는 상태를 말한다. 앞에서도 설명했지만, cortisol의 작용이 많다는 것은 cortisol의 과잉분비로 ACTH의 작용이 현저해지는 것을 의미한다. 이것으로 인해 여러 가지 증상이 나타나는 것을 Cushing 증후군이라고 한다. 증후군이라고 불리는 것으로 알 수 있듯이, 그 원인도 하나가 아니라 여러 가지이다. cortisol은 부신피질로부터 분비되지만, 그 분비조절은 뇌하수체 전엽에서 분비되는 ACTH에 의해 이루어지고 있다. 따라서 ACTH의 과잉분비가 cortisol 과잉분비를 일으키는 원인이 되는 경우도 있고, 부신피질 자체가 자율적으로 cortisol의 과잉분비를 일으키는 경우도 있다. Cushing 증후군의 원인을 분류하면 아래와 같다.

III

a. 원인질환

1) Cushing병

뇌하수체샘종으로부터 ACTH가 과잉분비되어 발생한다.

2) 부신피질종양

부신피질로부터 자율적으로 cortisol의 분비항진이 일어나는 것으로는 다음의 두 가지가 있다.

- 샘종
- 암

3) 이소성 ACTH 생산종양

폐암, 췌장암 등의 악성 종양으로부터 ACTH와 같은 작용을 가진 물질이 분비되고, 그것이 부신피질에 작용하여 cortisol의 분비를 증가시킨다.

4) 기타

의인성(iatrogenic)인 경우이다. 예를 들어, cortisol이나 glucocorticoid와 유사한 작용을 가진 부신피질스테로이드제를 장기간 투여한 경우이다.

b. 증상

Cushing 증후군의 증상은 크게 세 가지로 나뉜다. 한 가지는 **cortisol 과잉에 의한 증상**, 또 한 가지는 **남성호르몬(androgen) 과잉에 의한 증상**, 그리고 마지막은 **ACTH 과잉에 의한 증상**이다.

1) cortisol 과잉에 의한 증상

이것은 Cushing 증후군의 원인에 관계없이 Cushing 증후군이라면 모든 경우에 공통적으로 나타나는 증상이다. 기본적으로 cortisol의 과잉분비에 의해 나타나는 증상이기 때문에, 결국 cortisol의 작용이 강해졌다고 생각하면 된다.

① **비만** (obesity)

cortisol은 포도당 이용이 불가능할 때만 지방세포의 지방분해를 촉진하며, 역으로 포도당의 이용이 가능할 때에는 지방합성을 촉진하도록 작용한다. 그래서 비만이 되는 것이다. 이 비만은 상당히 특징적인 것으로, 흔히 **보름달 모양 얼굴**(moon-shaped face) 또는 **중심성 비만**(central obesity) 등으로 표현한다. 몸통, 목, 등을 중심으로 지방이 침착된 것을 볼 수 있고, 그에 비해 팔과 다리가 가늘어 중심성 비만이라고 부르는 것이다(**그림 66, p.98**).

② **당뇨병** (DM)

cortisol은 혈당을 높이도록 작용하여 인슐린과 길항하는 작용이 있기 때문에 **내당능의 저하**, 당뇨병이 나타난다.

③ **피부선조, 근력저하**

cortisol에는 단백질 이화를 촉진하는 작용이 있다는 것을 기억하기 바란다.

근육의 단백질이 분해되기 때문에 근력이 저하된다. **피부선조**(striation)라는 것은 피부의 표면에 살이 갈라지듯이 나타나는 주름을 말한다.

④ **출혈성 소인, 부종**

위와 같이 단백질 이화를 촉진하는 작용 때문에 혈관내피의 단백질이 감소하여 모세혈관벽이 파열되므로 **피하출혈**과 **부종** 등이 발생한다.

⑤ **고혈압** (hypertension)

cortisol에는 순환기계에 대한 작용으로서 혈관내피의 catecholamine, angiotensin II에 대한 감수성을 높이는 작용이 있다. 실제로는 이것만이 아니라 더욱 복잡한 기전에 의해 고혈압이 나타나는 것으로 알려져 있다. 이 고혈압은 **수축기, 확장기 모두 상승하는 고혈압**이다.

⑥ **뼈엉성증** (osteoporosis)

cortisol은 Vit. D와 길항적으로 작용한다. 그 결과 칼슘이 뼈로 침착되는 것이 억제되므로 뼈의 밀도가 감소하여 **뼈엉성증/골다공증**(osteoporosis)이 된다.

⑦ **정신장애**

cortisol의 신경계에 대한 작용 때문에, **감정 불안정**이나 **우울증** 등이 나타난다.

⑧ **감염성 증가**

면역기능의 저하 때문에 발생한다.

⑨ **생식샘 기능의 저하**

남성에게는 발기부전(impotence)이나 정자 생산기능의 저하, 여성에게는 **무월경**이 나타난다.

2) 남성호르몬 과잉에 의한 증상

Cushing 증후군 중에서도 **부신샘종 이외의 Cushing 증후군에서 나타나는 증상**이다. 이것은 dehydroepiandrosterone(DHEA)이 **과잉분비되어 일어나는 증상**이다. ACTH의 과잉분비가 일어나는 경우, 즉 Cushing 증후군의 발생원인 가운데 **Cushing병이나 이소성 ACTH 생산종양**의 경우에서는 과잉으로 분비된 ACTH가 pregnenolone 이하의 모든 부신피질호르몬의 생산을 항진시키기 때문에, DHEA의 생산도 항진되는 것이다(단, aldosterone만은 별도의 자극경로가 있으므로 함께 상승하지는 않는다). 또한 부신피질종양인 경우에는, 부신샘종에서는 **cortisol만**이 임의로 만들어지고 있는 상태이므로 오히려 negative feedback 때문에 뇌하수체에서의 **ACTH 생산이 억제되어**, cortisol 이외의 호르몬 생산은 저하된다. 따라서 **부신샘종의 경우에는 DHEA의 생산이 저하되는 것이다.** 한편, 암의 경우에는 cortisol 이외에도 DHEA 자체가 제멋대로 과잉 생산되는 상태이므로 **DHEA 그 자체의 분비가 항진된다.** 구체적인 임상증상으로서는 **다모, 무월경, 불임증**이 있다.

3) ACTH 과잉에 의한 증상

Cushing 증후군의 원인 가운데, **Cushing병**이나 **이소성 ACTH 생산종양의 경우**에는 혈중 ACTH 수치가 상승한다. 그 때문에 **피부에 색소침착**이 나타난다. 부신피질종양의 경우에는 종양으로부터 독립된, 바꾸어 말해 ACTH에 의해 제어되지 않는 cortisol의 과잉분비가 일어나는 것이므로, 오히려 negative feedback 때문에 뇌하수체에서의 **ACTH 생산이 억제**된다. 그 때문에 **부신피질종양의 경우에는 샘종이나 암 모두에서 혈중 ACTH 수치가 저하된다.**

C. 검사소견

1) 일반검사

① **호중구의 상승, 림프구와 호산구의 감소**

glucocorticoid의 성질에는 **호중구수를 증가시키고, 림프구와 호산구 수를 감소시키는 작용**이 있다. 호산구는 정상일 때에도 상당히 양이 적으므로 그것이 감소한다는 것은 거의 제로에 가까워진다는 것을 의미한다. 따라서 호산구수가 제로라고 적혀 있다면, 우선 glucocorticoid(주로 cortisol)가 증가한 상태라고 생

III

각해야 한다.

② **고나트륨혈증**(hypernatremia), **저칼륨혈증** (hypokalemia)

부신에서 분비되는 호르몬 중에는 mineralocorticoid와 같은 작용을 갖는 호르몬(예를 들어, DOC) 등도 포함되어 있다. 따라서 mineralocorticoid와 유사한 작용이 강하게 나타나기 때문에, 신장 원위세뇨관에서의 나트륨의 재흡수와 칼륨의 분비가 항진되어 hypernatremia, hypokalemia이 된다.

2) 내분비학적 검사

① **혈장 cortisol의 증가**

이것은 당연히 증가된다.

② **요중 17-OHCS 증가, 요중 free cortisol의 증가**

cortisol의 주요 대사물이므로 요중으로 배설되는 17-OHCS도 당연히 증가한다.

③ **덱사메타존 소량 억제시험** (low dose dexamethasone suppression test)

dexamethasone 2mg, 2일간의 투여로 혈중 cortisol과 요중 17-OHCS가 저하되지 않는 경우, Cushing 증후군일 가능성이 있다. dexamethasone은 뇌하수체에서의 ACTH 분비를 억제하는 작용이 있으므로, **정상이라면 혈중 cortisol과 요중 17-OHCS가 저하된다.**

그러나 Cushing 증후군의 경우에는 **그 원인이 어느 쪽이든, 소량의 dexamethasone 투여로는 혈중 cortisol이나 요중 17-OHCS가 저하되지 않는다.**

3) 방사선 의학적 검사

① **안장의 이상**

뇌하수체샘종 등이 원인으로 발생하는 **Cushing병의 경우에는 안장에 이상이 나타나는 경우**가 있다. 그 경우에는 머리부위 단순 MRI 검사가 도움이 된다.

② **복부 단순 CT 검사**

부신피질의 비대가 나타난다. 부신피질의 비대가 양쪽에서 나타나는가, 한쪽에서 나타나는가에 따라 Cushing 증후군의 원인을 어느 정도 구분할 수 있다.

> **Cushing병, 이소성 ACTH 생산종양 ······· 양쪽 부신의 비대**
> **부신피질종양(샘종, 암) ························ 한쪽 부신의 비대**

왜 이와 같은 차이가 발생하는 것일까?

위의 두 가지 질환은 ACTH가 과잉으로 분비되어 발생한다. 한편 아래의 두 가지 질환은 부신피질로부터 cortisol이 과잉으로 분비되어 발생하는 것으로, 오히려 뇌하수체로부터의 ACTH의 분비는 negative feedback에 의해 억제되고 있다.

ACTH가 과잉으로 분비되는 경우에는 ACTH가 좌우 구별 없이 양쪽의 부신에 작용하기 때문에, 양쪽 부신에서 기능이 항진되어 ^{131}I의 집적이 나타나는 것이다.

그렇다면, cortisol이 과잉으로 분비되는 부신피질종양의 경우에는 어떻게 되는가?

cortisol을 과잉으로 분비하고 있는 쪽의 부신은 종양에 ^{131}I가 흡수될 수 있지만, 정상인 다른 한쪽의 부신은 ACTH의 분비가 낮게 억제되고 있기 때문에 반대로 위축된다. 따라서 **부신피질종양이 있는 쪽 부신에 ^{131}I이 집적되어 부신이 비대해지지만, 건강한 쪽의 부신에는 집적되지 않아 오히려 작아지는 것이다.**

③ **adosterol-^{131}I 투여에 의한 부신 신티그래피** (scintigraphy)

^{131}I은 콜레스테롤과 마찬가지로 부신에 흡수되어, steroid 호르몬을 만드는 원료가 된다. 따라서 ^{131}I로 표식을 붙여두면, 부신피질에 모여 부신이 찍혀 나오게 할 수 있다. 그 부신 신티그래피의 특징은 다음과 같다(**그림 67**).

> **Cushing병, 이소성 ACTH 생산종양 ······· 양쪽 부신에 집적**
> **부신피질종양(샘종, 암) ························ 한쪽 부신에 집적**

d. 감별

Cushing 증후군과의 감별이 필요한 질환에 **단순성**

그림 67 **부신샘종**

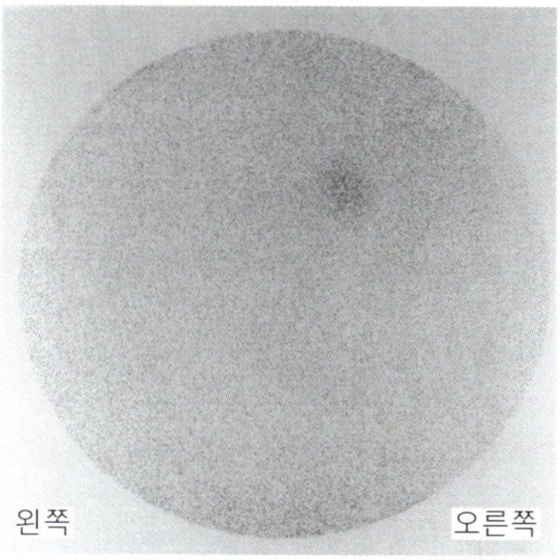

비만이 있다. 단순성 비만이라는 것은 문자 그대로, **"그저 단순히 살이 찌는"** 병이다. Cushing 증후군과는 달리 중심성 비만이 아니라 전체적으로 몸이 비만해진다. 그러나 단순성 비만의 경우에도 cortisol의 대사 회전이 빨라지기 때문에 Cushing 증후군과 마찬가지로 **요중 17-OHCS가 상승한다**. 이것이 감별이 필요해지는 이유이다. 감별을 위해서는 앞에서 이야기한 **덱사메타존 소량 억제시험**(low dose dexamethasone suppression test)을 실시한다. Cushing 증후군에서는 소량의 dexamethasone으로 17-OHCS가 억제되지 않지만, **단순성 비만의 경우에는 소량의 dexamethasone으로도 혈중 cortisol이나 요중 17-OHCS의 억제가 나타난다**.

1) 원인질환의 감별

위와 같은 임상증상과 검사소견으로부터 Cushing 증후군의 진단이 확정되면, 다음에는 그 원인을 감별한다. 시험에 자주 출제되는 것이니 완벽하게 공부해 두자.

우선, 감별을 위한 flow chart를 보자(**그림 68**).

맨 위의 "Cushing 증후군의 의심"이라고 하는 것은 예를 들면, 비만과 고혈압, 그리고 여성이라면 무월경, 남성이라면 발기부전(impotence)이 있는 경우이다. 그런 경우에는 우선 **dexamethasone 소량 억제시험**을 한다. 앞에서 설명한 것처럼 혈중 cortisol이나 요중 17-OHCS의 저하가 나타난다면 정상인인 경우에 단순한 비만이므로, **"단순성 비만"**이라는 진단을 내릴 수 있다. 만약 dexamethasone 소량 억제시험으로 억제되지 않으면 Cushing 증후군이므로, 이번에는 그 원인에 대한 분류가 필요하다.

원인을 살펴보면, 2가지로 크게 나뉘는 것을 알 수 있다. 한 가지는 **ACTH가 높아지는 병=Cushing병과 이소성 ACTH 증후군**, 또 한 가지는 반대로 ACTH가 낮아지는 병=부신피질종양(샘종과 암)이다(부신이 멋대로 cortisol을 분비하기 때문에, ACTH는 negative feedback에 의해 저하되어 버린다).

이 두 가지를 감별하는 가장 좋은 방법으로는 **혈중의 ACTH 농도를 측정**하는 것이다.

다시 **그림 68**로 돌아가 보면, Cushing 증후군의 다음에 **"메토피론 부하시험(metyrapone test)"**과 **"dexamethasone 소량 억제시험"**이라고 쓰여 있다. 이들은 대체 어떤 시험인지 살펴보자.

2) 메토피론 부하시험 (CRH 부하시험)

메토피론이란 일반명으로 **메티라폰(metyrapone)**이라고도 한다. metyrapone이 어떤 작용을 하는 물질인가 하면 부신피질에 작용하여 **11β-hydroxylase를 억제하는 작용을 하는 물질**이다(**p.25 그림 17**). 그 결과로서 혈중 cortisol의 농도를 저하시키는데, 혈중 cortisol 농도의 저하는 뇌하수체에서의 ACTH 분비를 촉진시킨다. 따라서 **metyrapone은 보통 뇌하수체에서의 ACTH 분비를 항진시키기 위한 시험에 사용되는 시약**이다.

Cushing 증후군 환자에게 이 metyrapone을 투여하면 어떻게 될까? 뇌하수체에서 ACTH의 분비가 항진되고 있는 **Cushing병의 경우**에는 이 metyrapone을 투여하면 ACTH의 분비가 더욱 항진되기 때문에, **당연히 요중 17-OHCS의 증가**가 나타난다. 한편, 마찬가지로 ACTH 생산이 항진되는 **이소성 ACTH 생산종양의 경우**에는 어떻게 될까? 이 경우에는 뇌하수체가 아닌, 신체의 다른 어디에선가 생긴 종양이 멋대로 ACTH를 생산하므로 cortisol의 영향을 받지 않는다.

III

그림 68 Cushing 증후군 감별을 위한 flow chart

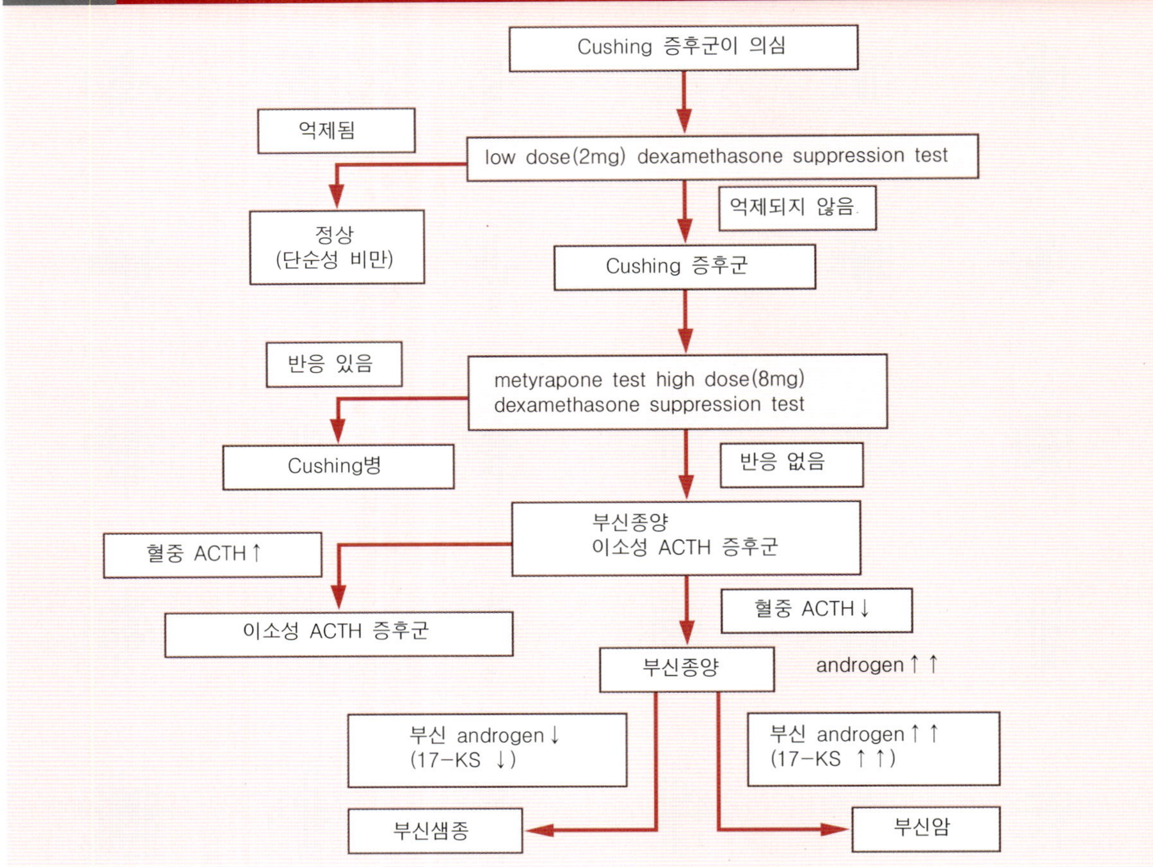

따라서 metyrapone을 투여해도 **혈중 ACTH의 농도가 높아지지 않는다**.

또, **부신피질종양의 경우**에는 어떻게 될까? 부신종양에서 분비되는 cortisol이 뇌하수체에서 ACTH 분비를 억제하기 때문에, 역시 metyrapone을 투여해도 혈중 ACTH의 농도는 높아지지 않는다.

이상과 같이 **Cushing병 이외에서는 모두 metyrapone 부하시험에 반응하지 않는다**. 즉, 요중 17-OHCS가 더 이상 증가하지 않는다. 최근에는 안전성과 단시간에 끝난다는 점에서 CRH 부하시험이 메토피론 부하시험 대신으로 실시되고 있다. 이것은 CRH를 정맥주사하는 것으로서, 주사하기 전후의 혈중 cortisol을 측정하는 것이다. 그 결과의 해석은 메토피론 부하시험과 같다.

3) dexamethasone 대량 억제시험

원리는 dexamethasone 소량 억제시험과 같다. 즉, dexamethasone이 뇌하수체에서의 ACTH 분비를 억제하는 작용을 이용한 시험이다. 단지 이 dexamethasone 대량 억제시험(또는 **dexamethasone 8mg 억제시험**이라고도 한다)이 소량 억제시험과 유일하게 다른 점은 dexamethasone의 투여가 대량이기 때문에 **Cushing병과 같이 뇌하수체에서 ACTH가 대량으로 분비되는 병인 경우에도 ACTH의 분비를 억제해 버린다고 하는 점**이다. ACTH의 분비가 억제되면 부신피질에서의 cortisol 분비도 억제되기 때문에 최종적인 대사산물인 **요중 17-OHCS도 저하**된다.

한편 Cushing병 이외의 Cushing 증후군, 즉 **이소성 ACTH 생산종양, 부신종양(샘종, 암)**에서는 이 dexamethasone 대량 억제시험을 해도 요중 17-OHCS의 저하는 나타나지 않는다. 이유는 **이소성 ACTH 생산종양의 경우**에는 뇌하수체와는 전혀 관계없이 신체의 어딘가에서 생성된 종양이 자율적으로 ACTH를 생산하고 있으므로, 아무리 dexamethasone을 투여해도 ACTH의 생산은 억제되지 않는다. 부신에서 cortisol 과잉분비가 계속되어, **요중 17-OHCS가 높은 수치를 유지**하기 때문이다. 또한, **부신종양(샘종, 암)**의 경우에는 부신에서 생성된 종양이 자율적으로 cortisol 등의 호르몬을 과잉으로 분비하고 있으므로, 그 cortisol이 대사된 **요중 17-OHCS도 투여된 dexamethasone에 관계없이 높은 수치 상태로 유지되는 것이다**. 부신종양에서는 애초부터 뇌하수체로부터 ACTH의 분비가 억제되고 있으므로, dexamethasone을 투여해도 그 이상의 ACTH의 분비저하는 일어나지 않고, 앞에서 말한 바와 같이 요중 17-OHCS가 높은 수치를 유지하는 것이다.

이상과 같이 **metyrapone 부하시험**과 **dexamethasone 대량 억제시험**의 두 가지는 **Cushing 증후군 가운데서 Cushing병만을 감별하는 데 굉장히 중요한 시험**이라는 것을 알았을 것이다. 다시 한 번 정리하면 다음과 같다.

Cushing병의 경우에는,

① metyrapone 부하시험에서 요중 17-OHCS가 상승한다.

② dexamethasone 대량 억제시험에서 요중 17-OHCS가 저하된다.

Cushing병 이외의 Cushing 증후군에서는,

① metyrapone 부하시험에서 요중 17-OHCS는 무반응이다.

② dexamethasone 대량 억제시험에서 요중 17-OHCS는 무반응이다.
(무반응이라고 하는 것은 높은 수치를 유지한 상태로 지속되는 것을 말한다)

4) 이소성 ACTH 생산종양과 부신종양과의 감별

그러면 다음으로 이들 두 가지 시험에서 모두 무반응이었던 Cushing병 이외의 Cushing 증후군, 즉 **이소성 ACTH 생산종양과 부신종양(샘종, 암)의 감별**에 대해서 살펴보자.

이 두 질환의 감별에는 앞에서도 간단히 설명한 것처럼 혈중의 ACTH 농도 측정이 효과가 있다. 이소성 ACTH 생산종양은 혈중 ACTH 농도가 높은 질환이고, 한편 부신종양(샘종, 암)은 혈중 ACTH 농도가 낮아지는 질환이기 때문이다. **그림 68**에도 있지만, 감별은 아래와 같다.

혈중 ACTH 농도가 높다
→ 이소성 ACTH 생산종양
혈중 ACTH 농도가 낮다
→ 부신종양(샘종, 암)

III

5) 샘증과 암의 감별

마지막으로 **부신종양 가운데 샘종과 암의 감별**이다. 이 두 가지의 감별에는 부신 androgen, 즉 **dehydroepiandrosterone(DHEA)의 혈중 농도**와 그 대사산물인 **요중 17-KS의 농도 측정이 중요**하다.

일반적으로 샘종보다 미분화된 암은 어떤 특정한 호르몬만을 생산, 분비하는 식의 정교한 기술을 가지고 있지는 않다. 즉 샘종은 기능이 분화되어 있으므로 부신피질이 생산하는 호르몬 중 주로 cortisol만을 전문적으로 과잉 분비하는 것이 가능하지만, 암이 되면 그러한 전문성은 상실된다. 그러므로 cortisol 이외의 호르몬, 예를 들어 **dehydroepiandrosterone이 과잉으로 분비되고 있다면 암일 가능성이 더욱 높아지는 것이다. 또한 암인 경우에는 요중 17-KS도 상승**한다. 한편 부신샘종의 경우에는 cortisol만이 전문적으로 과잉 분비되기 때문에, ACTH의 분비는 오히려 저하된다. 따라서 cortisol 이외의 부신피질호르몬도 모두 저하된다. 그 결과, dehydroepiandrosterone의 분비도 저하되며 요중 17-KS의 농도도 저하된다. 정리하면 다음과 같다.

요중 17-KS가 높다 → 부신암
요중 17-KS가 낮다 → 부신샘종

e. 치료

1) Cushing병

① 나비뼈동굴 통과 뇌하수체샘종 적출술(Hardy's operation)

안장(Sella turcica)의 변형이나 MRI 등으로 뇌하수체샘종을 찾아내지 못한다 해도, 내분비학적 검사에 의해 Cushing병이라고 생각되는 경우에는 적극적으로 수술을 시행한다.

② 뇌하수체 X-선 조사(linac법, gamma knife)

③ 양쪽 부신 적출

Nelson 증후군이 약 10%의 비율로 발생한다.

2) 부신샘종

환부 쪽의 부신을 절제한다. 그 후 건강한 쪽의 부신피질 기능이 회복할 때까지 cortisol 보충요법을 실시한다. 뇌하수체로부터 ACTH의 분비가 저하되는 상태가 계속되면 건강한 쪽의 부신은 위축된다. 따라서 혈중 cortisol 수치가 저하된 상태가 계속되므로 cortisol을 보충하면서 회복을 기다려야 한다.

잠깐! 한 말씀 **Nelson 증후군**

Nelson 증후군은 Cushing병에 이환되어 있는 환자에게 양쪽 부신 절제술을 실시한 경우에 발생한다. Cushing병은 뇌하수체샘종이 원인이므로, 부신 절제술을 실시하는 경우가 많지 않지만, 환자가 Hardy 수술을 거부할 때나 방사선 조사만으로 증상이 경감되지 않을 때 실시할 수 있다. Cushing병 환자에게서 양쪽 부신을 절제해 버리면 혈중 cortisol 농도는 현저하게 저하된다. 이것은 뇌하수체로부터의 ACTH의 생산, 분비를 더욱 높이는 작용을 하기 때문에, 뇌하수체샘종의 크기는 점점 커진다. 그 결과 피부에 색소가 침착(과잉으로 분비된 ACTH의 작용)되거나 두통(종양의 크기 증가에 동반되는 증상), 시야협착(뇌하수체샘종에 의한 시신경의 압박에 의한) 등의 증상이 심하게 나타난다.

그러나 Cushing병 환자에게 양쪽 부신 절제술을 시행해도, 시술받은 모든 환자에게서 Nelson 증후군이 나타나는 것이 아니라 10% 정도에서만 나타난다.

3) 부신암

- 환부 쪽의 부신절제(완전 절제는 어렵다)
- 방사선 조사(irradiation)
- 항암제
- o, p'-DDD(ortho, para, dichlorodiphenyldichloroethane)

  콜레스테롤에서 pregnenolone으로의 전환을 억제하는 것 외에, 11위 수산화의 억제, 18위 수산화의 억제작용이 있다.

4) 이소성 ACTH 증후군

- 악성 종양 절제술
- 방사선 조사
- 항암제
- o,p'-DDD

2 부신피질 기능저하증

adrenal cortical insufficiency

다음은, Cushing 증후군과는 반대로 부신피질호르몬의 분비가 저하되는 질환에 대해서 살펴보자.

a. 정의

정의라고 해도 그다지 어렵지는 않다. 부신피질에서 분비되는 steroid가 생체의 필요량 이하로 감소하는 질환이다.

b. 분류

1) 급성으로 발생하는 질환

급성 부신피질부족(acute adrenocortical insufficiency)

2) 만성으로 발생하는 질환

① 원발성

- Addison병

- 부신피질효소 결손증
- 선택적 저알도스테론증(aldosterone 단독 결손증)

② 속발성

- 뇌하수체전엽 기능저하증
- 시상하부보다 상위 중추기능의 저하

속발성인 것에 대해서는 이미 '뇌하수체' 항목에서 설명했으므로 생략한다. 여기에서는 원발성 질환인 급성 부신피질부족, Addison병, 부신피질효소 결손증, 선택적 저알도스테론증(selective hypoaldosteronism)에 대해서 정리한다.

3 급성 부신피질부족

acute adrenal insufficiency

급속하게 부신피질이 파괴되어 부신피질 기능이 저하되는 것을 **Waterhouse-Friderichsen 증후군**이라고 하며, 중증의 감염증(수막염균, 폐렴구균, 사슬알균 등에 의한 감염이 중증화된 경우)이나, 출산시의 출혈로 인해 신생아에게서 발생한다. 또 부신에 혈전이 생겼을 때나 허리부분 외상시의 부신출혈에서도 발생하는 경우가 있다.

또한 Addison병과 같은 만성 부신피질부족의 경우에서 외상, 수술, 마취, 감염, 정신적인 쇼크 등의 스트레스, 분만, 약제(metyrapone)의 투여 등이 원인이 되어 급격한 보상(compensation)부전을 일으켰을 때에도, **급성 부신피질부족**(adrenal insufficiency)이라고 한다(이러한 경우에는 이미 있던 부신기능저하가 급격히 악화되기 때문에 **부신중독발작**이라고도 한다).

어떤 원인으로든, 부신피질이 괴사함으로써 급격하게 기능이 저하되는 것이기 때문에, 증상이나 검사소견도 부신피질호르몬의 감소와 밀접한 관련이 있다. 구체적으로는 **식욕부진, 오심, 설사, 변비, 복통, 발열, 혈압저하, 무뇨, 혼수** 등의 증상이 나타나며 치료가 늦으면 사망한다.

검사에서는 **혈청 Na의 저하, K의 상승, cortisol의 저하** 등이 나타나지만, 실제로는 급격하게 증상이 진행되기 때문에 제대로 검사를 할 수 없는 경우도 있다. 치료에서는 결핍된 부신피질호르몬을 보충하고, **cortisone을 투여하는 것이 중요**한데, 덧붙여서 shock 시의 기본적인 치료도 필요하다. 자세한 증상과 검사는 다음에 나오는 Addison병에서 자세하게 설명하겠다.

4 Addison병

일명, 원발성 만성 부신피질기능저하증

어떤 원인에 의해 부신피질이 만성적, 원발성으로 기능저하를 일으키는 질환이다. 증상으로는 부신피질호르몬의 부족 증상을 보인다. 앞에서 설명한 Cushing 증후군과는 완전히 정반대의 증상이다.

a. 원인

발병 원인에 대해서 정리하면 표 16과 같다. **이전에는 대부분 결핵**에 의해 발병했지만, 최근에는 결핵환자 자체가 줄어들고 있기 때문에 그렇게 큰 원인이 되고 있지는 않다.

표 16 Addison병의 원인

① 후천성
특발성 부신위축(자가면역성 부신염)
부신결핵
부신으로의 암 전이
진균증 (histoplasmosis, cryptococcosis, coccidioidomycosis)
sarcoidosis
amyloidosis
부신의 X-선 조사
부신 수술
출혈, 경색
약제(o, p'-DDD, aminoglutethimide, metyrapone)
② 선천성
선천성 부신피질저형성
선천성 부신피질ACTH불응증
선천성 부신과형성(congenital adrenal hyperplasia)
부신백색질형성장애증(adrenoleukodystrophy : ALD)

오히려 현재 많은 것은 **특발성 부신위축**(idiopathic adrenal atrophy)이다. 이 질환은 원인이 명확하지 않지만, **일종의 자가면역질환**이라고 생각되고 있으며, 혈중에 항부신 항체가 나타난다는 보고도 있다. 세 번째로 많은 원인으로서는 **악성 종양의 전이**를 들 수 있다. 부신은 악성 종양이 전이하기 쉬운 곳이며, 특히 폐암으로부터의 전이가 많다고 한다. 부신피질이 암세포로 바뀌어 버리면 부신피질의 기능저하가 나타나게 된다.

b. 증상

Addison병의 증상은 기본적으로 Cushing 증후군에서 나타나는 증상의 반대라고 이해하면 된다.

1) 체중감소

Cushing 증후군에서는 비만이 된다고 하였다. 그 반대이므로 체중이 감소한다.

2) 저혈당

이것도 Cushing 증후군과 반대의 증상이다.

3) 저혈압

Cushing 증후군에서는 고혈압이 나타나는 반면 Addison병에서는 저혈압, 특히 서 있을 때 저혈압이 나타난다.

4) 식욕부진, 오심, 구토, 설사, 변비

Cushing 증후군에서는 이와 반대되는 증상이 없었지만, Addison병의 경우에는 이러한 증상이 나타난다. 체중감소와 관련해서 기억하면 어렵지 않을 것이다.

5) 전신권태감

식욕저하, 체중감소라면 당연히 다음으로 전신권태감이 나타난다는 것은 이해할 수 있을 것이다.

6) 감정불안정, 정신적 자극성의 항진

이것을 보고 "이상하다!"고 생각하는 사람은 틀림없이 처음부터 꼼꼼하게 잘 읽은 사람이다. Cushing병에서도 감정불안정이 나타난다. "기본적으로 Cushing 증후군의 증상과 반대"라고 했는데 하고 이상하게 생각하는 사람도 있을 것이다. 그러나 모든 것에는 예외가 있는 법이다. 요컨대, cortisol은 **너무 많아도(Cushing병), 또 너무 적어도(Addison병) 정신적인 이상을 초래한다는 것이다.**

7) 무월경, 체모의 탈락

이것도 위와 유사한 종류의 예외이다. Cushing병에서도 무월경이 나타나지만, Addison병에서도 마찬가지로 나타난다. 그러나 그 이유가 다르다. Addison병의 경우에는 부신피질이 위축된 결과 cortisol 이외에도 dehydroepiandrosterone 등의 부신성 Androgen의 분비가 저하되기 때문에 무월경이나 체모의 탈락이 나타나는 것이다. 그러나 남성의 경우, impotence는 나타나지 않는다. 왜냐하면 남성의 경우에는 부신으로부터 유래하는 남성호르몬 androgen이 없어도 고환으로부터 분비되는 남성호르몬이 있으므로 생식샘기능의 이상은 나타나지 않기 때문이다.

8) 색소침착

cortisol이 저하되기 때문에 뇌하수체로의 negative feedback이 걸리지 않아, ACTH가 상승한다. 그 때문에 피부에 색소침착이 나타난다. Cushing 증후군 중에서도 Cushing병이나 이소성 ACTH 생산종양의 경우에는 혈중 ACTH 수치가 상승한다. 그렇기 때문에 피부에 색소침착이 나타나는 것이다.

c. 검사소견

1) 일반검사

① 호산구의 증가

glucocorticoid에는 호중구수를 상승시키고 림프구와 호산구수를 감소시키는 작용이 있다. Cushing 증후군에서는 cortisol이 상승하므로, 호중구수는 상승하고, 림프구·호산구수는 감소한다. 한편 Addison병에서는 cortisol이 감소하므로, 림프구·호산구는 반대

III

로 증가한다. 호중구의 감소도 나타나는 경우가 있지만 현저하지는 않다. **호산구의 증가는 진단가치가 높으므로 기억해 두기 바란다.**

② **hyponatremia, hyperkalemia**

Addison병에서는 부신으로부터 분비되는 호르몬이 전반적으로 저하되기 때문에, mineralocorticoid와 유사한 작용을 갖고 있는 호르몬(aldosterone과 DOC) 등도 저하된다. mineralocorticoid와 유사한 작용이 저하되면 신장 원위세뇨관에서 나트륨 재흡수와 칼륨의 분비도 저하되므로 저나트륨혈증, 고칼륨혈증을 일으키게 된다.

③ **acidosis, 중탄산이온(HCO_3^-)의 저하, 과다호흡**

위에서 설명한 것처럼 mineralocorticoid와 유사한 작용을 갖고 있는 호르몬은 신장 원위세뇨관에서의 Na의 재흡수와 K의 분비를 촉진하지만, 그 외에도 **수소이온(H^+)의 분비를 항진시키는 작용**이 있다. Addison병의 경우 mineralocorticoid와 유사한 작용을 갖는 호르몬이 저하되기 때문에, 수소이온의 분비가 이루어지지 않게 된다. 이것은 체내에 수소이온이 쌓이는 것을 의미하므로 acidosis의 원인이 된다. 신장에서 수소이온의 분비가 억제되기 때문에 acidosis가 되는 것이므로 정확히는 대사성 acidosis라고 해야 하겠지만, 이번에는 그것을 보상하려고 호흡기 쪽에서 **과다호흡을 일으킨다**. 과다호흡은 혈중의 이산화탄소를 보다 많이 체외로 배출하도록 작용하기 때문에 $PaCO_2$는 저하되고 acidosis는 교정되지만 중탄산이온까지 함께 저하되어 버린다.

이것을 좀 더 알기 쉽게 식으로 나타내 보면 다음과 같다.

$$H^+ + HCO_3 \rightarrow H_2CO_3 \rightarrow CO_2 + H_2O$$

H^+이 증가하기 때문에 식의 평형은 오른쪽으로 움직인다. CO_2가 증가하지만 이것은 폐를 통하여 체외로 배설되므로 오히려 감소한다. 한편 HCO_3^-은 CO_2로서 배설되어 버리기 때문에 점점 저하되어 간다. 이렇게 됨으로써 acidosis의 원인인 H^+의 체내 레벨을 낮출 수 있게 되는 것이다. 이것이 HCO_3^-에 의한 산(H^+)의 완충이라는 의미이다.

2) 내분비학적 검사

① **혈장 cortisol의 감소**

이것은 Cushing 증후군의 반대로서 당연한 현상이다.

② **요중 17-OHCS, 17-KS, 유리 cortisol 모두 낮은 수치**

부신에서 만들어진 호르몬은 전반적으로 저하되므로, 이들의 주요 대사물인 17- OHCS와 17-KS, 유리 cortisol의 요중 수치도 당연히 저하된다.

③ **ACTH 시험**

ACTH를 투여해서 혈장 cortisol이나 요중 17-OHCS 치의 상승을 조사하는 검사인데, **양쪽 모두 상승하지 않고 낮은 수치를 유지한다**. 반응이 없다는 뜻이다.

④ **혈중 ACTH의 높은 수치**

Addison병에서는 cortisol이 저하되므로, 뇌하수체로 negative feedback이 걸리지 않아 ACTH가 상승한다.

⑤ **PRA(plasma renin activity, 혈장레닌 활성)의 높은 수치**

renin은 angiotensin을 통해 부신에서 aldosterone 분비를 촉진시킨다. Addison병에서는 aldosterone의 생산·분비가 저하되어 있으므로, renin은 aldosterone의 분비를 촉진하기 위해 높은 수치를 나타낸다. PRA 수치가 높다는 것은 혈장 레닌의 활성 수치가 높다는 것을 의미한다.

⑥ **물대사 시험**

아침 일찍 20ml/kg(체중이 50kg인 사람이라면 1,000ml의 물)을 마시게 하여 소변량을 조사하는 시험으로, 정상이라면 5시간 정도 후까지 먹은 물의 60% 정도가 배설되지만, Addison병에서는 거의 배설되지 않는다(이것을 Robinson-Kepler-Power water test라고 한다. 명칭까지 외울 필요는 없지만 내용은 시험에도 출제되므로 꼭 기억하기 바란다). 이것은 **glucocorticoid의 물 이뇨작용의 저하에 의한 것으로**, cortisone을 투여하면 정상으로 돌아온다. 즉 정상적인 소변량이 배설된다(cortisone을 투여하여 정상으로 돌아오는 것을 확인하는 시험을 Oleesky test라고 한다).

d. 치료

1) 급성 부신피질부족

즉시 다음의 원칙에 따라 치료를 시작한다.

① 부신피질 스테로이드제의 대량 정맥주사
hydrocortisone을 사용한다.

② 충분한 NaCl, 포도당, 수분의 보급
5% 포도당을 포함한 생리식염수를 점적한다.

③ norepinephrine, dopamine 등의 승압제 및 강심제 투여

④ 감염증이 동반되어 있으면 강력한 항생제를 투여한다.

2) 만성 부신피질부족

hydrocortisone을 보충한다.

다음으로 부신피질효소 결손증에 대해서 살펴보겠는데, 그 전에 잠시 원발성 부신피질 기능저하증과 속발성 부신피질 기능저하증과의 간단한 증상의 차이에 대해 설명하겠다.

앞에서 설명했던 것처럼, 속발성 부신피질 기능저하증은 이것이 뇌하수체전엽 기능저하증의 한 가지이기 때문에, 상세한 것을 알고 싶은 사람은 그쪽을 참조하기 바란다(p.42).

앞에서 설명한 것처럼, Addison병과 같이 원발성으로 일어나는 부신피질 기능저하증의 경우에는 부신피질호르몬 전부가 전반적으로 결핍되므로, 그 증상은 glucocorticoid의 결핍 증상에서부터 aldosterone이 저하되는 증상까지 실로 다양하다. 한편 **속발성으로 일어나는 부신피질 기능저하증은 ACTH의 결핍에 의해 발생하므로, glucocorticoid와 남성호르몬 androgen의 저하에 그치며, aldosterone은 그 밖에도 분비촉진인자(renin-angiotensin system)가 존재하므로 비교적 저하되지 않고 전해질 이상(저나트륨혈증은 종종 일어나지만 고칼륨혈증은 일어나지 않는다)은 별로 일어나지 않는다**는 차이가 있다.

5 부신피질효소 결손증

adrenal enzyme deficiency
선천성 부신과형성(congenital adrenal hyperplasma)

부신피질에 스테로이드 호르몬의 생합성에 필요한 효소가 선천적으로 결손되어 있는 질환이다. 따라서 부신피질호르몬의 생산과 분비가 저하되어 부신피질 기능저하증을 일으킨다.

어떤 효소가 결손되어 있는가에 따라, 아래의 7종류로 분류된다(**그림** 69).

21-hydroxylase deficiency가 압도적으로 많고, 실제로 접할 수 있는 부신피질효소 결손증도 이 유형이 가장 많다.

아래에 각각의 특징에 대해서 간단하게 설명했지만, 설명만으로는 이해가 어려우니 부신피질호르몬 생합성계의 **그림** 62(p.92)를 보면서 공부하기 바란다.

a. 21-hydroxylase 결손증

21-hydroxylase가 결손되기 때문에 그보다 상류에 있는 호르몬은 상승한다. 또한 오른쪽으로도 흘러가므로 그쪽의 호르몬도 상승한다.

그림 69 **부신피질효소 결손증의 종류**

	빈도
21 − hydroxylase 결손증	95%
11 β − hydroxylase 결손증	4%
3 β − hydroxysteroid dehydrogenase 결손증	1%
17 α − hydroxylase 결손증	드물다
18 − hydroxylase 결손증	드물다
18 − hydroxysteroid dehydrogenase 결손증	드물다
콜레스테롤측쇄절단효소 결손증	드물다

- **증가하는 것**
  pregnenolone, 17-OH pregnenolone, progesterone, 17-OH progesterone, dehydroepiandrosterone, androstenedione, testosterone, estrogen
- **감소하는 것**
  DOC, corticosterone, 11-deoxycortisol, cortisol

aldosterone은 정상으로 분비되는 경우도 있지만, 저하되는 경우도 있다. 어떤 유형이 되는가에 따라 두 가지 타입으로 나뉜다. 빈도는 단순 남성형 쪽이 많다.

단순 남성형 : aldosterone의 분비는 정상
Na 상실형 : aldosterone의 분비도 저하된다.

1) 증상

① **남성화(여아에게서 나타난다)**

출생시에 외음부의 이상으로서 나타난다. 단 자궁, 난소, 난관 등은 정상 위치에 있다. 여성의 경우에는 **여성으로서의 2차 성징이 나타나지 않는 것**이 특징이다. 난소의 위축, 월경 시작의 지연, 무월경, 유방발육부전, 피하지방의 감소, 근력 증강, 다모, 남성적인 발성 등이 나타난다.

② **성조숙(남아에게서 나타난다)**

조기부터 **음낭의 색소침착**이 나타난다. 고환은 남성호르몬을 만드는 본래의 기능을 부신에게 빼앗겨 버렸기 때문에, 오히려 크기가 작아지고 부드러워진다.

③ **신체발육 이상**

androgen의 단백질 동화작용에 의해 유아기에는 발육이 좋지만, **성장판(뼈끝선)이 빨리 폐쇄되어 버리기 때문에 결국은 키가 작아진다.**

④ **나트륨 상실**

나트륨 상실형의 경우에는 **저나트륨혈증**, **고칼륨혈증**을 일으키고 혈압이 저하된다.

단순 남성형에서는 나트륨이 정상이다.

2) 검사소견

① **요중 17-OHCS의 저하, 유리 cortisol의 저하**

cortisol, 11-deoxycortisol이 함께 저하되기 때문에, 요중 17-OHCS의 저하나 유리 cortisold의 저하가 나타난다.

② **요중 17-KS의 상승**

부신 남성호르몬이 증가하므로 그 대사물인 요중 17-KS는 상승한다.

③ **혈중 cortisol의 저하, ACTH의 상승**

혈중 cortisol치의 저하가 나타나므로, 뇌하수체로의 negative feedback이 걸리지 않아 ACTH의 상승이 나타난다. 앞에서 언급한 바와 같이 ACTH의 상승은 부신피질의 과형성을 유도한다.

④ **PRA는 정상이거나 또는 상승한다.**

단순 남성형에서는 aldosterone의 분비는 정상이므로, PRA도 정상이다. 한편, 나트륨 상실형의 경우에는 aldosterone의 분비가 저하되어 있으므로 그것을 상승시키려고 PRA가 상승한다.

III

b. 11β-hydroxylase 결손증

- **증가하는 것**
  DOC, 11-deoxycortisol, dehydroepiandrosterone, androstenedione
- **감소하는 것**
  corticosterone, cortisol

1) 증상

① **남성화(여아에게서 발생한다), 성조숙(남아에게서 발생한다)**

21-hydroxylase 결손증의 경우와 동일하다.

② **고나트륨혈증, 저칼륨혈증과 고혈압**

mineralocorticoid와 유사한 작용을 갖고 있는 DOC가 상승하므로, 원위세뇨관에서의 Na 재흡수와 K의 분비가 항진되어, 고나트륨혈증(hypernatremia)과 저칼륨혈증(hypokalemia)을 일으킨다. 고나트륨혈증 때문에 순환 혈액량이 증가하여 고혈압을 유발한다.

2) 검사소견

① 요중 17-OHCS의 상승

cortisol이 감소하므로 요중 17-OHCS도 감소한다고 생각할지 모르겠다. 뇌하수체에서의 ACTH 증가의 영향을 받아 11-deoxycortisol이 현저하게 증가하므로, 대사물 레벨에서 보면 cortisol에서 유래하는 요중 17-OHCS는 감소한다. 그러나 11-deoxycortisol에서 유래하는 요중 17-OHCS는 현저하게 증가하므로 전체적으로 볼 때는 요중 17-OHCS가 상승하는 것으로 나타나는 것이다.

② 요중 17-KS의 상승

부신 남성호르몬이 증가하므로 그 대사물인 요중 17-KS는 상승한다.

③ 혈중 cortisol의 저하, ACTH의 상승

혈중 cortisol치의 저하가 나타나므로 뇌하수체로 negative feedback이 걸리지 않아 ACTH가 상승한다. 앞에서 설명한 것처럼 **ACTH의 상승은 부신피질의 과형성을 유도한다.**

④ PRA 저하, aldosterone 저하

앞에서도 설명한 바와 같이 mineralocorticoid와 유사한 작용을 갖는 DOC가 상승하므로, 신장 원위세뇨관에서의 Na 재흡수와 K의 분비가 항진되어 고나트륨혈증과 저칼륨혈증을 일으킨다. 또한 그 결과 **순환혈액량은 증가하기 때문에, renin의 분비는 억제된다.** 따라서 renin에 의해 분비자극을 받고 있는 aldosterone의 분비도 저하된다.

c. 3β-hydroxysteroid dehydrogenase 결손증

- **증가하는 것**
  dehydroepiandrosterone
- **감소하는 것**
  DOC, corticosterone, aldosterone, cortisol, 11-deoxycortisol, androstenedione, testosterone

1) 증상

① 경도의 남성화

dehydroepiandrosterone의 androgen활성은 약하므로 남성화가 일어나는 정도도 약한 것이 특징이다. 남아에게는 태생기의 testosterone 분비도 나타나지 않기 때문에, 남성 가성반음양이 된다.

② 저나트륨혈증, 고칼륨혈증과 저혈압

mineralocorticoid와 유사한 작용을 갖는 aldosterone과 DOC, corticosterone이 모두 감소하므로, 신장 원위세뇨관에서의 Na 재흡수와 K의 분비를 할 수 없게 되어, 저나트륨혈증과 고칼륨혈증을 일으킨다. 그 때문에 순환혈액량은 저하되어 저혈압을 동반하게 된다.

2) 검사소견

① 요중 17-OHCS의 저하

cortisol, 11-deoxycortisol이 감소하므로, 그 대사물인 요중 17-OHCS도 감소한다.

② 요중 17-KS의 정상 또는 증가

dehydroepiandrosterone은 증가하지만, androstenedione은 저하된다. 따라서 그들의 공통 대사물인 요중 17-KS는 ±1 공제하면 0이 되거나, ACTH 상승의 영향을 받아 dehydroepiandrosterone의 생산이 증가하는 분량만큼 증가한다.

③ 혈중 cortisol의 저하, ACTH의 상승

혈중 cortisol치의 저하가 나타나므로 뇌하수체로의 negative feedback이 걸리지 않아 ACTH의 상승이 나타난다. 앞에서 설명한 것처럼 ACTH의 상승은 부신피질의 과형성을 유발한다.

④ PRA는 증가, aldosterone은 저하

mineralocorticoid와 유사한 작용을 하는 aldosterone이나 DOC, corticosterone이 모두 감소하므로, 신장 원위세뇨관에서의 Na 재흡수와 K의 분비가 불가능해져 저나트륨혈증(hyponatremia)과 고칼륨혈증(hyperkalemia)을 일으킨다. 그 때문에 순환혈액량은 저하되고, 조금이라도 체액량을 유지하려고 renin

의 분비는 증가한다(PRA는 증가한다). 따라서 renin에 의해 분비자극을 받고 있는 aldosterone의 분비도 증가해야 하지만, 부신피질에는 그것을 만들기 위한 효소가 없으므로 aldosterone의 분비가 불가능하다. 따라서 혈장 중의 aldosterone은 감소한다.

⑤ hyponatremia와 hyperkalemia

앞에서 설명한 바와 같다.

d. 17α-hydroxylase 결손증

- **증가하는 것**

  DOC, corticosterone

- **감소하는 것**

  cortisol, dehydroepiandrosterone, androstenedione, 11-deoxycortisol, aldosterone

1) 증상

① hypernatremia, hypokalemia와 고혈압

mineralocorticoid와 유사한 작용을 하는 DOC와 corticosterone이 상승하므로, 신장 원위 세뇨관에서의 Na의 재흡수와 K의 분비가 증가하여 고나트륨혈증과 저칼륨혈증을 일으킨다. 그 때문에 고혈압을 동반하게 된다.

② 생식샘기능 저하증

17α-hydroxylase가 결손되면 부신 남성호르몬의 생산이 저하된다. 부신피질뿐이라면 특별히 문제될 것은 없지만, 생식샘에서도 17α-hydroxylase가 결손되므로, 생식샘기능저하증이 된다.

남아 : 태생기의 testosterone 부족으로, 위성 남성 반음양이 된다.

여아 : 2차 성징이 없고 원발성 무월경을 일으킨다.

2) 검사소견

① 요중 17-OHCS의 저하

cortisol, 11-deoxycortisol이 감소하므로, 그 대사물인 요중 17-OHCS는 감소한다.

② 요중 17-KS의 저하

부신 남성호르몬이 감소하므로 그 대사물인 요중 17-KS도 감소한다.

③ 혈중 cortisol의 저하, ACTH의 상승

혈중 cortisol치의 저하가 나타나므로, 뇌하수체로의 negative feedback이 걸리지 않아 ACTH의 상승이 나타난다. 앞에서 말한 바와 같이, ACTH의 상승은 부신피질의 과형성을 유도한다.

④ PRA는 저하, aldosterone도 저하

mineralocorticoid와 유사한 작용을 하는 DOC나 corticosterone이 상승하므로, 신장 원위세뇨관에서의 Na 재흡수와 K의 분비가 항진되어 고나트륨혈증(hypernatremia)과 저칼륨혈증(hypokalemia)을 일으킨다. 또한 그 결과 순환액량은 증가하므로 renin 분비는 억제된다. 따라서 renin에 의해 분비자극을 받고 있는 aldosterone의 분비도 저하된다.

e. 18-hydroxylase 결손증 및 18-hydroxysteroid dehydrogenase 결손증

aldosterone의 분비가 감소되는 것 외에는 모든 부신피질기능이 정상적으로 유지된다.

1) 증상

hyponatremia, hyperkalemia와 저혈압

mineralocorticoid와 유사한 작용을 하는 aldosterone의 분비가 감소하므로 신장 원위세뇨관으로부터의 Na 재흡수와 K의 분비가 불가능해져 저나트륨혈증과 고칼륨혈증을 초래한다. 그 때문에 순환혈액량이 저하되고, 저혈압이 동반된다.

2) 검사소견

① 요중 17-OHCS는 정상

② 요중 17-KS도 정상

③ 혈중 cortisol, ACTH도 정상

④ PRA는 증가, aldosterone은 저하

mineralocorticoid와 유사한 작용을 하는 aldosterone이 감소하므로, 신장 원위세뇨관으로부터 Na 재흡수와 K의 분비가 불가능해져 저나트륨혈증(hyponatremia)과 고칼륨혈증(hyperkalemia)을 초래한다. 그 때문에 순환혈액량은 저하되고, 조금이라도 체액량을 유지하려고 renin의 분비가 항진된다. 따라서 renin에 의해 분비자극을 받고 있는 aldosterone의 분비도 증가해야 하지만, 부신피질에는 그것을 만들기 위한 효소가 없으므로 aldosterone을 분비하는 것은 불가능하다. 따라서 혈장 중의 aldosterone은 저하된 상태를 유지한다.

⑤ hyponatremia와 hyperkalemia

위에서 설명한 바와 같다.

f. 콜레스테롤 측쇄절단효소 결손증

Prader 증후군

콜레스테롤 측쇄절단효소는 콜레스테롤로부터 pregnenolone을 만드는 효소로, 그 이후의 모든 부신피질호르몬을 만드는 가장 근본이 되는 효소이다. 이 효소가 결손된다고 하는 것은 모든 부신피질호르몬의 생산장애를 일으킨다는 것을 의미한다. 부신피질호르몬은 우리 신체의 항상성 유지에 있어서 매우 중요한 호르몬이므로, 이것이 완전히 만들어지지 않게 되면 생명유지가 불가능하게 되어 대부분의 경우, **생후 1년 이내에 사망**한다. 증상은 Addison병과 마찬가지이지만, 그 외에 성호르몬의 생성장애에 의해 남아에게서는 **남성 가성반음양**, 잠복고환증(cryptorchidism), 요도밑열림증(hypospadia)을 일으킨다.

표 17에 부신피질효소 결손증을 정리하였다.

g. 부신피질효소 결손증의 치료

1) 남성화를 나타내는 경우

21-hydroxylase 결손증과 11β-hydroxylase 결손증, 3β-hydroxysteroid dehydrogenase 결손증, 이 세 가지의 질환에서는 남성호르몬의 분비가 항진되어 남성화를 일으킨다. 이 경우에는 평생 동안 glucocorticoid를 투여한다. glucocorticoid를 투여하면 ACTH의 분비가 억제되어 비정상적인 steroid 호르몬의 분비가 감소되므로 남성화의 진행을 막을 수 있다.

표 17 부신피질효소 결손증의 정리

	21-OHase deficiency	11β-OHase deficiency	17α-OHase deficiency	3β-OHase deficiency*	18-OHase deficiency**	Prader syndrome
요중 17-OHCS	↓	↑	↓	↓	→	↓
요중 17-KS	↑	↑	↓	→ 또는 ↑	→	↓
cortisol	↓	↓	↓	↓	→	↓
ACTH	↑	↑	↑	↑	→	↑
PRA	→ 또는 ↑	↓	↓	↑	↑	↑
aldosterone	→ 또는 ↑[1]	↓	↓	↓	↓	↓
Na^+	→[2]	↑	↑	↓	↓	↓
K^+	→[3]	↓	↓	↑	↑	↑
남성화	○	○	×	가볍다	×	×
혈압	→[4]	↑	↑	↓	↓	↓

* … 3β-hydroxysteroid dehydrogenase deficiency
** … 18-hydroxylase deficiency
18-hydroxysteroid dehydrogenase deficiency
* 위의 표에서는 혈압이 키포인트! 고혈압을 일으키는 것은 11과 17의 두 가지 뿐임을 기억하자.

1 ---- Na^+ 소실형의 경우
2 ---- Na^+ 소실형의 경우
3 ---- Na^+ 소실형의 경우
4 ---- Na^+ 소실형의 경우

더욱이, 내인성 glucocorticoid가 감소되어 있으므로 그것을 보충하는 것이 되기도 한다. 투여하는 glucocorticoid로는 cortisol, cortisone, prednisone, prednisolone 등이 있다.

2) 나트륨 상실을 나타내는 경우

20ml/kg의 생리식염수를 정맥주사한다. mineralocorticoid를 투여하기도 한다.

3) 17α-hydroxylase 결손증의 경우

생식샘기능이 저하되어 있으므로 사춘기에 성호르몬을 보충해 준다.

4) 18-hydroxylase 결손증 및 18-hydroxysteroid dehydrogenase 결손증의 경우

당질 corticoid는 투여할 필요가 없다. 염분과 mineralocorticoid를 투여한다.

5) 외성기 이상의 처치

Cortisol 요법으로도 개선할 수 없으므로 2~4세 때에 성형외과적 수술(음핵 형성술)을 시행한다.

6 선택적 저알도스테론증

selective hypoaldosteronism

부신피질에서의 aldosterone 분비만 장애를 받고 ACTH-cortisol system에는 이상이 나타나지 않는 질환을 가리킨다.

a. 분류(원인)

1) renin 분비 장애형

Renin 분비에 이상이 있어 aldosterone 분비를 자극하지 못하는 것으로, **저레닌성 저알도스테론증**(hyporeninemic hypoaldosteronism)이라고도 한다.

2) 부신피질효소 결손증

Renin의 분비에는 아무런 장애가 없지만, 부신피질에서 aldosterone이 만들어지지 않는 것을 말한다. 앞에서 말한 18-hydroxylase 결손증 및 18-hydroxysteroid dehydrogenase 결손증이 대표적이다.

3) 원인불명인 것

여기에서는 **저레닌성 저알도스테론증**(hyporeninemic hypoaldosteronism)에 대해서 설명하겠다.

b. 저레닌성 저알도스테론증

hyporeninemic hypoaldosteronism

1) 증상

Addison병과 유사한 증상이 나타난다. 즉 **체중감소, 전신권태감, 식욕부진, 피로감, 기립성 저혈압** 등을 호소한다. 기초질환으로 당뇨병을 가지고 있는 경우가 많다.

2) 검사소견

① PRA의 저하와 aldosterone의 저하

앞에서 설명한 것처럼 어떤 원인에 의해 renin의 분비가 감소함으로써, aldosterone의 분비도 감소한다.

② hyponatremia과 hyperkalemia

mineralocorticoid와 유사한 작용을 하는 aldosterone이 감소하므로, 신장 원위세뇨관으로부터 Na의 재흡수와 K의 분비가 불가능해져 저나트륨혈증(hyponatremia)과 고칼륨혈증(hyperkalemia)을 일으킨다.

③ renin 분비 자극시험에는 반응하지 않는다.

저나트륨 식사, 기립시험, furosemide 부하시험은 정상인에게는 renin의 분비를 촉진시키지만, 저레닌성 저알도스테론증인 사람에게서는 renin 분비가 상승하지 않는다.

3) 치료

① 염분 섭취량을 늘린다.

저나트륨혈증이 원인으로 저혈압이 되었으므로, 염

III

분을 대량으로 섭취함으로써 혈중 Na 농도를 유지하는 것이 중요하다.

② **mineralocorticoid를 투여한다.**
부족한 것을 보충하는 가장 이상적인 방법이다.

과연 그렇구나!

4 선천성 부신피질 과형성(congenital adrenal hyperplasia)에 대하여

앞에서 분류한 7가지의 질환 중 **18-hydroxylase 결손증과 18-hydroxysteroid dehydrogenase 결손증 두 가지를 제외한 나머지 5가지 질환**에서는 cortisol의 분비가 저하되기 때문에 negative feedback이 걸리지 않아 ACTH가 과잉으로 분비된다. **ACTH의 과잉 분비는 부신피질의 과형성을 유발**하므로 이들 5가지 질환만은 다른 이름으로, **선천성 부신피질 과형성**(congenital adrenal hyperplasia)이라 불린다.

실제로는 18-hydroxylase 결손증과 18-hydroxysteroid dehydrogenase 결손증은 극히 드문 질환이므로, **부신피질효소 결손증의 거의 대부분에서 부신피질 과형성이 나타난다고 해도 좋을 것이다.** 그런 의미에서, 부신피질효소 결손증과 선천성 부신피질 과형성을 동의어로 취급하는 경우도 있는데, 실제로는 그러한 의미의 차이가 있다는 것을 알아두기 바란다.

5 부신성기 증후군(adrenal gonadal syndrome)

이 명칭에 대해서 상당히 혼란스러워하는 사람이 있으므로, 간단하게 설명하겠다. 앞에서 분류한 7가지 질환 중에서 21-hydroxylase 결손증과 11β-hydroxylase 결손증, 3β-hydroxysteroid dehydrogenase 결손증의 세 가지 질환에서는 남성호르몬의 분비가 항진되어 남성화를 일으키므로, 일명 부신성기 증후군(부신이 원인으로 성기에 이상이 나타나는 질환이라는 의미)이라고 통칭한다.

이 세 가지 질환의 발생빈도를 합하면 부신피질효소 결손증의 거의 대부분을 차지하기 때문에 부신피질효소 결손증과 부신성기 증후군을 동의어처럼 사용하기도 한다. 그러나 그 개념에 정확히 맞는 질환은 아니라는 것을 염두에 두기 바란다.

C 알도스테론증 Aldosteronism

aldosterone만 많이 분비되는 질환에 대해서 살펴보기로 하자.

[정의]

aldosterone의 분비항진에 의해 각종 물 전해질의 대사이상을 일으키는 질환을 알도스테론증이라고 한다. 이것은 renin과 상관없이 aldosterone이 멋대로 대량으로 분비되는 원발성인 것(primary aldosteronism)과 신장으로부터의 renin 분비항진에 의해 aldosterone의 분비도 증가하는 속발성인 것(secondary aldosteronism)으로 나뉜다.

원발성 : aldosterone이 renin의 자극과는 관계없이 독립된 상태에서 대량으로 분비되는 경우
속발성 : renin이 비정상적으로 분비됨으로써, 그 결과 aldosterone이 대량으로 분비되는 경우

1 원발성 알도스테론증 primary aldosteronism

a. 원인질환

어떤 원인에 의해 aldosterone이 과잉으로 분비되는 경우로, 그 원인에는 아래와 같은 것이 있다.

1) 부신샘종 (adrenal adenoma)

aldosterone만을 대량으로 분비하는 부신샘종으로서 빈도가 가장 높다.

2) 부신암 (adrenal carcinoma)

부신의 악성 종양으로 역시 aldosterone만을 대량으로 분비한다.

3) 과형성 (adrenal hyperplasia)

여기에는 다시 두 가지의 유형이 있다.

- **glucocorticoid 반응성 알도스테론증**(reactive aldosteronism)
  dexamethasone을 사용하면 aldosterone의 분비가 정상화된다.
- **특발성 알도스테론증**(idiopathic aldosteronism)
  dexamethasone을 사용해도 aldosterone의 분비는 정상화되지 않는다. aldosterone 단독의 과잉분비이다.

III

b. 증상

먼저 병태생리에 관한 그림을 살펴보자(**그림 70**).

임상증상은 크게 저칼륨혈증에 의한 증상과 **고혈압**에 의한 증상, 두 가지로 나눌 수 있다. 특히 중요한 것은 저칼륨혈증에 의한 증상이다.

1) 저칼륨혈증(hypokalemia)에 의한 증상

① 근력저하, 사지마비

hypokalemia에서는 막흥분성의 탈분극이 일어나기 어려워, 근력저하와 사지마비가 일어난다. 환자는 몸 전체에서 힘이 빠져나가는 무력감을 호소하는 경우가 많다.

② tetany

드물기는 하지만 tetany가 나타나는 경우가 있다. hypokalemia가 되면 그것을 보충하기 위해서 세포내에 대량으로 존재하는 K^+이 세포 밖으로 나간다. 이 상태가 오래 지속되면 세포내에는 양이온이 상대적으로 적어지므로, 다른 양이온이 세포내로 들어가려고 한다. 이때, 주로 H^+이 세포내로 들어간다. 그 결과 세포외 H^+이 감소하여 alkalosis로 기울어지게 된

그림 70 원발성 알도스테론증의 병태생리

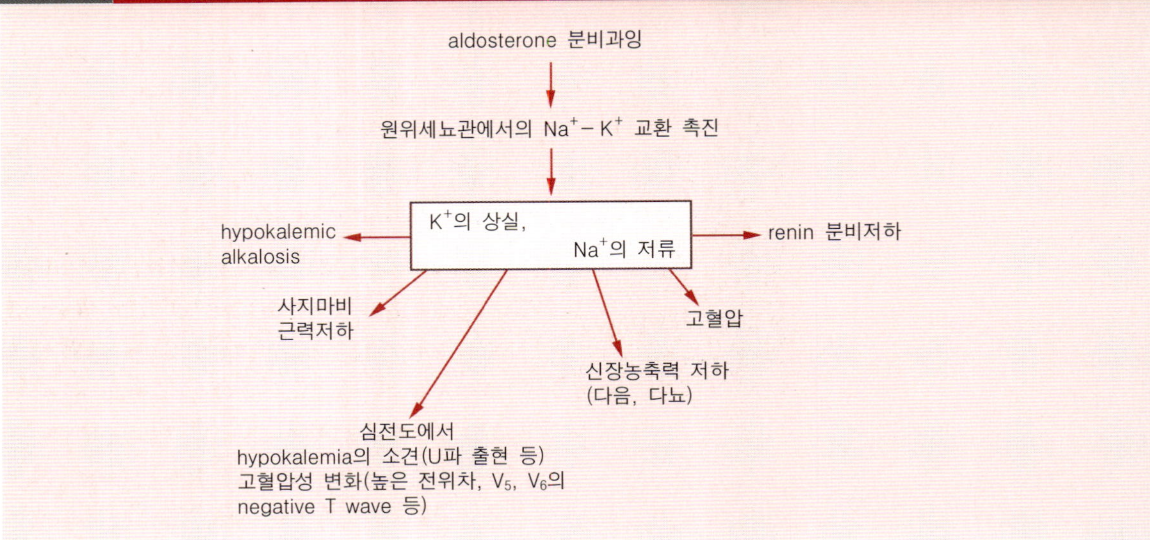

다(**그림 71**).

alkalosis가 되면 그때까지 혈장 단백질을 둘러싸고 있던 H^+이 적어지게 되어, 단백질이 갖고 있는 음성 전하가 그대로 밖으로 노출되는 상태가 된다. 노출된 음성 전하는 양성으로 하전된 Ca^{2+}을 끌어당긴다. 그 결과, 혈장 중에 이온의 형태로 존재하고 있던 Ca^{2+}은 단백질과 결합함으로써 감소된다. 그리고 이것이 tetany를 일으키는 원인이 되는 것이다.

③ 요농축력 장애

저칼륨혈증(hypokalemia)일 때에는 세뇨관에서의

그림 71 hypokalemia에서 alkalosis가 되는 이유

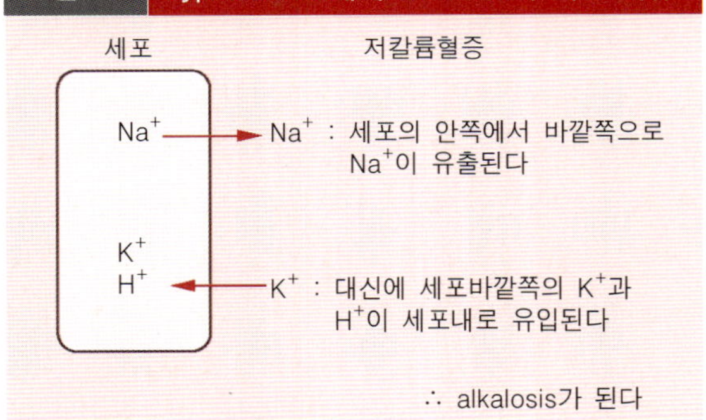

물 재흡수 장애가 원인이 되어 신장**에서 요농축력 장애**가 나타난다(병리조직학적으로는 **세뇨관의 공포 변성**〈vacuolation〉이 나타나는 것으로 알려져 있다). 요농축력 장애라는 것은 **오줌을 진하게 할 수 없는 상태**를 가리킨다. 따라서 묽은 오줌이 대량으로 만들어져 배설된다. 묽은 오줌이 대량으로 배설되면 신체로부터 물만 빠져나가게 되므로 **혈액은 진해지고 환자는 목마름을 강하게 호소하게 된다**. 그래서 대량의 물을 섭취하는 **다음상태**가 된다.

참고로, 신장 농축력 장애를 일으키는 원인으로는 저칼륨혈증(hypokalemia) 외에 **고칼슘혈증**(hypercalcemia)을 기억해 두어야 한다. 어떤 경우이건 세뇨관 이상에 의해 **다음**, **다뇨**의 상태가 된다. 다음, 다뇨라고 하면 뇌하수체에서 배운 요붕증(diabetes insipidus)이 떠오를 것이다. 이 질환은 뇌하수체후엽에서 분비되는 ADH(항이뇨 호르몬)의 양이 감소됨에 따라 신장 집합관에서 물의 재흡수가 저하되어 다뇨가 되는 것이었다.

그런데 저칼륨혈증(hypokalemia), 고칼슘혈증(hypercalcemia)으로 일어나는 요붕증의 증상은 뇌하수체후엽에서 분비되는 ADH와는 관계가 없다. 아무리 ADH가 많이 있어도 요붕증이 일어날 수 있는 것이

다. 이것은 신장 쪽에 문제가 있어서, ADH에 반응할 수 없게 되기 때문에 일어나는 것이다. 이러한 요붕증을 **신성 요붕증**(nephrogenic DI)이라고 한다. 따라서 이 경우에 나타나는 다음, 다뇨는 ADH를 투여해도 낫지 않는다.

④ 내당능의 저하

인슐린의 분비는 췌장에 있는 β-세포에 의해 이루어지고 있는데, 이 β-세포로부터의 인슐린 분비가 저칼륨혈증(hypokalemia)에 의해 억제되어, 혈당이 상승하기 쉬운 상태, 즉 내당능의 저하가 나타난다.

또 hypokalemia는 인슐린의 분비를 억제할 뿐만 아니라 인슐린의 작용도 저하시킨다. 혈당, 즉 혈중 포도당은 인슐린이라는 호르몬에 의해 세포 속으로의 이동이 촉진된다. 따라서 인슐린은 포도당을 혈액으로부터 세포 속으로 옮김으로써 혈당을 내린다. 내당능의 저하라는 것은 혈당을 내리는 인슐린의 그러한 작용이 약해진 상태를 말한다. 바꿔 말한다면, 혈당이 상승하기 쉬운 상태가 되는 것이다. 그래서 이러한 인슐린의 작용에 의해 혈당이 세포내로 이동할 때 실은 혈중의 K^+도 함께 세포내로 들어가는 것이다. 즉 포도당과 K은 한 쌍이 되어 혈중에서 세포내로 들어가는 것이다.

따라서 저칼륨혈증 상태가 되면 K^+이 적어 포도당과 짝을 잘 이룰 수 없게 되기 때문에 포도당의 세포내 흡수가 감소된다. 이것이 또한 내당능 저하를 일으키는 것이다(**그림 72**).

2) 고혈압에 의한 증상

신장에서 Na 재흡수가 항진되는 것이 원인이 되어 순환혈액량이 증가하기 때문에 고혈압이 나타난다. 고혈압에 의한 증상으로는 제일 먼저 두통이다. 그 외에도 머리에 피가 몰리는 증상, 현기증 등이 나타나기도 한다. 또한 고혈압이 장기간에 지속되면 안저혈관의 장애에 의해 시력장애와 신장경화증(nephrosclerosis) 등의 위험한 증상이 나타나기도 한다.

III

그림 72 **hypokalemia에서는 혈중의 포도당이 세포내로 들어가지 못해 혈당이 상승하기 쉽다**

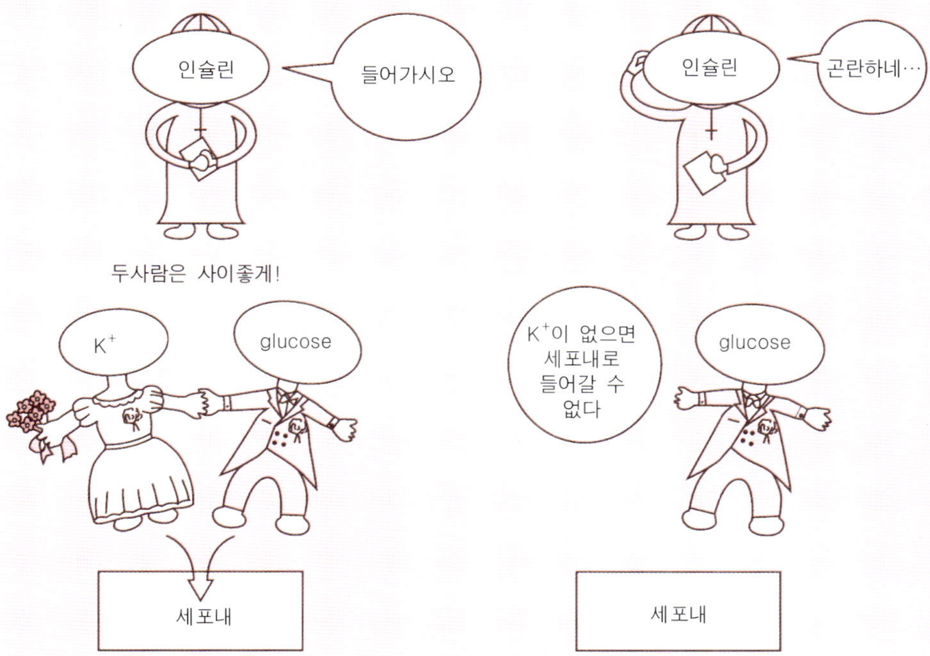
인슐린
들어가시오
인슐린
곤란하네…
두사람은 사이좋게!
K+
glucose
K+이 없으면 세포내로 들어갈 수 없다
glucose
세포내
세포내

c. 진단

고혈압, 저칼륨혈증에 추가해서 **PRA의 저하와 높은 알도스테론 수치**가 나타나면 원발성 알도스테론증(primary aldosteronism)의 진단이 내려진다(aldosterone이 단독으로 상승하고 있으므로 renin은 negative feedback에 의해 반대로 저하된다). PRA가 낮기 때문에 renin 분비자극 시험을 하고 싶지만, 이 경우 **자극을 주어도 PRA는 상승하지 않는다**(**renin 분비자극 시험**의 방법으로서는 **저나트륨식 시험**, **furosemide 부하시험**, **기립시험** 등이 있다. 모두가 신장 혈류량을 감소시킴으로써 Na^+을 유지하려는 생체방어 반응을 이용한 시험이다). 그러나 **ACTH 수치가 정상**이고, **요중 17-OHCS 및 17-KS도 정상**이다.

III

d. 원인질환을 위한 검사

원발성 알도스테론증(primary aldosteronism)의 진단을 내린 후에는 그 원인이 무엇인가를 생각해야 한다.

여기에서 한 가지, 원인 감별에 도움이 되는 것을 소개하겠다. **부신샘종**(adrenal adenoma), **부신암**(adrenal carcinoma), glucocorticoid **반응성 알도스테론증**(corticoid-reactive aldosteronism)에서는 혈장 aldosterone의 증가와 혈장 ACTH가 평행한 관계임을 볼 수 있다. 즉, **하루변이**가 있는 것이다. 앞에서도 언급하였지만, ACTH의 분비는 아침에 높고 저녁에 낮은 하루변이가 나타난다. 이것과 마찬가지로 앞의 질환에서는 혈장 aldosterone의 농도도 아침에 높고 저녁에 낮은 하루변이를 볼 수 있다. 이에 비해서 **특발성 알도스테론증(idiopathic aldosteronism)에서는 하루변이를 볼 수 없고, 오히려 저녁에 aldosterone 농도가 높을 때도 있다**. 따라서 혈장 aldosterone 수치를 시간에 따라 측정하는 것만으로도 특발성 알도스테론증을 감별할 수 있는 것이다.

그러나 종양과 과형성과의 감별에 있어서 일반적으로 중요한 검사는 병변이 부신 한쪽뿐인가 아니면 양쪽인가를 알아보는 검사이다. 병변이 **편측성이면 종양**(특히 빈도가 높은 샘종)이라고 생각할 수 있고, 반면에 양측성이라면 과형성이라고 생각할 수 있다.

병변이 편측이면 샘종(adenoma)
병변이 양측이면 과형성(hyperplasia)

이와 같이 병변의 장소를 확정하는 검사와 진단방법을 국소진단법(localizing)이라 한다. 이것에 관해 간단히 정리하겠다. 가장 빈도가 높은 것은 샘종이므로 병변이 편측성으로 나타나는 샘종의 국소진단(localizing)에 대해서 살펴보기로 하자.

1) 부신샘종의 국소진단

① 복부 단순 CT

샘종을 발견하기 위한 영상진단으로서 가장 효과가 있지만, 원발성 알도스테론증의 부신샘종은 크기가 작은 것이 많기 때문에 복부 단순 CT로도 놓치는 경우가 있다.

② 부신 신티그래피 (scintigraphy)

미리 덱사메타존을 투여하여 ACTH을 억제함으로써 cortisol의 생성을 멈추게 한 상태에서 부신 신티그래피를 실시한다. 핵종으로는 **^{131}I-콜레스테롤**을 사용한다. 콜레스테롤은 부신피질호르몬의 원료로서 부신피질에 흡수되기 때문에, 그 흡수가 높은 부분에서는 ^{131}I 동위원소가 붙은 콜레스테롤의 집적도 높으므로 부신 신티스캔(scintiscan)을 실시하면 존재하는 부위를 확실하게 할 수 있다. 그러나 샘종의 경우, 그 크기가 2cm를 넘는 것은 그렇게 많지 않고(**일반적으로 크기가 작다**), 특히 직경이 수mm 정도의 극히 작은 종양은 발견하기 어렵다고 하는 것도 동시에 기억해 두기 바란다.

③ 초음파검사 (echo)

샘종의 크기가 작기 때문에 발견율이 낮다.

④ 부신정맥 혈중 알도스테론 함유량의 측정

이 검사는 중요하다. 좌우의 부신정맥, 좌우 콩팥정맥과 아래대동맥의 콩팥정맥 유입부의 상하, 6곳에서 채혈하여 그 혈장알도스테론 농도를 측정함으로써 샘종의 국소위치(local)를 아는 방법이다. ACTH 부하 전후에 양쪽 부신정맥에서 채혈하여 알도스테론을 측정하는 방법이 가장 좋다.

이상과 같은 방법으로 좌우 어느 한쪽의 부신에 샘종이 있다는 것이 증명되면 부신샘종이라고 진단할 수 있는 것이다. **한편 좌우의 차이가 보이지 않는 경우에는 과형성일 가능성이 높아진다.** 과형성이라면, **덱사메타존(dexamethasone)을 투여하여 알도스테론이 억제되면 글루코코르티코이드(glucocorticoid) 반응성 알도스테론증, 억제되지 않으면 특발성 알도스테론증**이라고 진단한다. 부신암의 경우, 원격 전이되었다면 ^{131}I-알도스테롤에 의한 부신 신티그래피를 했을 때 이소성으로 ^{131}I의 집적을 볼 수 있으므로 진단을 할 수 있지만 그렇지 않은 경우에는 수술로 적출한 다음 병리학적 진단으로 확정한다.

e. 치료

1) 부신종양 (adrenal tumor)

원칙적으로 수술로 절제한다. 수술을 할 수 없는 경우(암이 원격 전이된 경우 등)에는 내과적 치료법으로서 다음과 같은 약물을 사용한다.

① **spironolactone**

원위세뇨관에서 aldosterone과 길항하는 약으로 Na의 재흡수와 K의 분비를 억제한다. 이로 인해 혈압을 낮추는 효과와 저칼륨혈증(hypokalemia)을 막는 효과를 기대할 수 있다.

② **칼슘길항제 등의 강압제**

혈압을 낮추는 목적으로 사용된다.

2) 과형성

① **특발성 알도스테론증(idiopathic aldosteronism)의 경우**

spironolactone

② **glucocorticoid 반응성 알도스테론증의 경우**

dexamethasone

치료 후의 예후(종양 절제 후)를 보면 샘종을 절제한 후에는 저칼륨혈증(hypokalemia)에 의한 증상은 곧 없어지지만, 고혈압은 치료될 때까지 수개월에서 1년 정도 걸린다는 것을 기억해 두기 바란다.

2 속발성 알도스테론증

Secondary aldosteronism

정의는 앞에서도 설명했던 것처럼, renin의 분비항진에 의해 2차적으로 aldosterone 분비가 항진되는 질환이라고 할 수 있다. 어떤 경우에 renin 분비의 항진이 나타나는지 우선 그 원인을 분류해 보자.

a. 분류

1) 부종, 복수를 동반하는 것

① **심장기능상실**

심박출량의 감소에 의해 다음과 같은 증상이 나타난다.

(i) 유효 신장관류량의 감소에 의해 renin 분비가 상승한다.

(ii) 간울혈에 의해 aldosterone의 대사가 늦어지고 aldosterone의 혈중 농도가 상승한다.

② **간경변증**

(i) albumin 합성장애 때문에 일어나는 저알부민혈증(hypoalbuminemia)에 의해 삼투압이 저하되어 간질(interstitium)로 물이 이동하기 때문에 순환혈장량이 감소하여 renin 분비를 자극한다.

(ii) 간에서 aldosterone의 대사가 지연되어 aldosterone의 혈중 농도가 상승한다.

③ **신증후군 (nephrotic syndrome)**

요중으로 단백질이 많이 상실됨으로써 저알부민혈증(hypoalbuminemia)이 나타나 삼투압이 저하되어 간질로 물이 이동하므로 순환혈장량이 감소되어 renin 분비를 자극한다.

2) 고혈압에 동반되는 것

① 신장혈관성 고혈압 (renovascular hypertension)

콩팥동맥 또는 그 동맥과 연결된 분지의 협착에 의해 그쪽 수입세동맥의 혈류와 혈압이 약해져 renin의 분비가 증가한다.

② 악성 고혈압 (malignant hypertension)

현저한 고혈압으로 인해 혈압이뇨(pressure diuresis)가 일어나 순환혈액량이 감소하여 renin 분비가 증가한다.

③ renin 생산종양

신장에 생긴 토리곁세포종과 소아의 신장암인 Wilms tumor는 renin을 분비하는 경우가 있다.

III

b. 치료

기본적으로는 원인 질환을 치료한다. 그러나 곧바로 치료할 수 없는 경우나 수술 전 혈압의 조절 등에 대해서는 아래와 같은 내과적 치료법이 사용된다.

1) 안지오텐신 전환효소 억제제 (angiotensin converting enzyme inhibitor)

- Captopril
- Enalapril 등

Renin은 angiotensinogen을 angiotensin I로 전환시키고, angiotensin I은 angiotensin 전환효소에 의해 angiotensin II로 전환된다. 고혈압 증상은 혈압상승 작용이 있는 angiotensin II의 영향에 의한 것이라 생각된다. 따라서 **angiotensin 전환효소 억제제에 의해 angiotensin II의 생산을 억제해 주면 그것이 혈압의 개선으로 연결된다.**

2) angiotensin II 수용체 길항제

3) β-blocker

renin은 토리곁세포에서 분비되지만, renin의 분비 자극에는 교감신경의 β-작용이 관여한다. 그래서 β-blocker를 사용하여 β-작용을 억제해 주면 토리곁세포로부터의 renin 분비의 감소를 기대할 수 있다.

3 기타 알도스테론 관련 질환

a. Bartter 증후군과 Gitelman 증후군

1962년 미국의 국립위생연구소(NIH)의 Bartter F. C. 등은 성장장애가 있는 5세와 25세의 흑인 남성에게서 고알도스테론혈증(hyperaldosteronism)과 저칼륨혈증(hypokalemia), 대사성 알칼로시스(hyperalkalosis), 신장의 토리곁 장치의 과형성을 발견하여 그것을 새로운 증후군으로 발표하였다.

Bartter 증후군에서는 혈중의 renin이나 aldosterone이 높은 수치임에도 불구하고, 혈압은 거의 정상이다. 그래서 Bartter F. C.는 처음에 혈관의 angiotensin 수용체 이상이 Bartter 증후군의 병태라고 생각했다. 즉 angiotensin에 대해 혈관이 반응하지 않기 때문에 당연히 저혈압이 되어야 하는 것을, 부신의 angiotensin 수용체가 정상으로 반응하기 때문에 aldosterone이 대량으로 분비됨으로써 혈압이 보상(compensation)작용을 받아 정상으로 유지된다고 생각했던 것이다. 이것은 매우 매력적인 가설이었지만 aldosterone의 분비를 담당하는 부신을 절제해도 저칼륨혈증(hypokalemia)이 개선되지 않았기 때문에 K의 이상은 aldosterone의 상승에 의한 것이 아니라는 사실을 알게 되었다.

그 후에도 여러 가지 가설이 제창되었지만, 현재는 신세뇨관 Henle 상행각의 $Na^+/K^+/2Cl^+$공동 수송체의 유전자 이상에 의한 것이라고 생각하게 되었다. Henle 상행각에서의 Na-Cl의 재흡수 장애가 원위 세뇨관으로 가는 Na과 물의 유량을 증가시키기 때문에 renin 분비의 항진과 Na-K의 교환에 의해 K이 분비되는 결과 저칼륨혈증을 초래한다고 생각되고 있다. 한편 최근 화제가 되고 있으며, 빈도도 처음에 생각한 것보다 많은 **Gitelman 증후군**은 Bartter 증후군과 비슷하지만, 그 특징은 요중 Ca 배설 저하와 저마그네슘혈증이 추가된다는 것이다.

이것은 thiazide 감수성 Na^+/Cl^+ 공동 수송체의 유전자 이상에 의한 것이다(thiazide는 강압 이뇨약이며 부작용으로는 고칼슘혈증이나 저마그네슘혈증이 드물게 나타난다는 것을 관련해서 기억해 두자). Bartter 증후군의 진단기준(**표 18**)은 시험에 잘 나오므로 기억해 두기 바란다.

마지막으로 치료에 대한 것이다. 앞에서도 설명한 것처럼 indomethacin이 대부분의 증상을 경감시킨다. Bartter 증후군에서 prostaglandin의 생산 항진이 나타나고 있는 것으로 미루어보아도 indomethacin의 사용은 합리적이다.

그러나 indomethacin과 같은 비스테로이드계 항염증제(NSAID)는 신장장애를 가져올 가능성이 있으므로 장기투여에는 주의가 필요하다. 또한 저칼륨혈증(hypokalemia)에 대해서는 칼륨제제의 투여나, aldosterone에 의한 저칼륨혈증의 촉진을 조금이라도 억제한다는 의미에서 spironolactone을 투여하고 있다.

b. 가성 Bartter 증후군

pseudo Bartter's syndrome

가성 Bartter 증후군이라고 하는 이름의 의미는 "**마치 Bartter 증후군인 것처럼 보이는 질환**"이라는 것이므로, 역시 Bartter 증후군과 마찬가지로 **혈압, 혈청 나트륨은 정상이지만 저칼륨혈증(hypokalemia)을 일으키고, 혈장 renin 활성수치와 aldosterone 수치가 높아지는 질환**이다. 단, Bartter 증후군과 다른 점은 가성 Bartter 증후군은 원인이 확실하다는 점이다.

그러면 어떠한 원인으로 가성 Bartter 증후군이 일어나는 것일까? "**이뇨제를 장기간에 걸쳐 너무 지나치게 사용했을 때**"가 원인의 한 가지이다. 그 이유에 대해서 다시 설명할 필요는 없을 것이다. 정상인이라고 할지라도 이뇨제를 장기간 사용하면 Bartter 증후군과 비슷한 상태가 되는데 이것을 가성 Bartter 증후군이라고 한다. 그 외에도 여러 가지 원인이 있다. 예를 들어 **설사약을 대량으로 장기간 사용한 경우나 구토가 오랜 기간 자주 반복되는 경우** 등이다. 이 모든 경우, 체내에서 전해질이 상실되므로 그것을 조금이라도 유지하려고 renin-aldosterone system이 활성화되기 때문에 Bartter 증후군과 같은 상태가 되는 것이다. 특히 가성 Bartter 증후군의 원인으로서 유명한 것이 "**신경성 식욕부진증**"이다. 신경성 식욕부진증 환자는 자신의 체중을 줄이려고 먹은 것을 토하거나 설사약을 남용하여 전해질 균형이 무너지기 때문에 가성 Bartter 증후군의 상태를 보이는 경우가 많다. 원인을 제거하는 것이 치료법이 되겠지만, 신경성 식욕부진증 같은 경우에는 전해질 균형의 보정이 치료법으로서 중요하다.

표 18의 Bartter 증후군의 진단기준 가운데 7과 같은 항목이 있는 것도 이 가성 Bartter 증후군을 배제하기 위한 것이다.

표 18 Bartter 증후군의 진단기준

1. 혈장 레닌 활성(PRA)의 높은 수치
2. aldosterone의 혈장농도(분비량)의 증가
3. hypokalemia
4. metabolic alkalosis
5. 정상 또는 저혈압
6. angiotensin II에 대한 승압반응 저하
7. 신경성 식욕부진증, 만성 설사, 구토와 설사, 이뇨제의 장기투여가 없다.
8. 신장생검으로 토리곁세포의 과형성을 증명하는 것이 좋다.

(일본)

c. Liddle 증후군

여러분이 몇 번씩 교과서를 읽어도 이해하기 어려운 질환 중 한 가지가 이 Liddle 증후군이 아닐까 한다. 이것은 아밀로이드 감수성 상피성 Na채널(ENaC)의 유전자 이상에 의해 이 채널의 활성이 항진되는 질환이다. 그러나 이 설명만으로는 무슨 이야기인지 이해가 잘 되지 않을 것이다.

병태생리에 대해서 좀 더 생각해 보자(**그림 73**).

Liddle 증후군을 알기 쉽게 한마디로 말하면 "**aldosterone과는 관계없이 신장 원위세뇨관에서 Na^+-K^+의 교환이 활발하게 이루어지는 질환**"이다. 즉 정상 신장의 원위세뇨관에서 ENaC는 aldosterone이 작용하기

III

때문에 Na^+의 재흡수와 K^+, H^+의 분비가 촉진되지만, Liddle 증후군의 경우에는 aldosterone과는 관계없이 ENaC 교환이 제멋대로 이루어진다. 이렇게 되면, Na^+의 재흡수와 K^+, H^+의 분비가 임의로 이루어지기 때문에 **고나트륨혈증을 초래하고, 이어서 저칼륨혈증과 alkalosis를 나타낸다는 것을 곧 알 수 있다.**

증상을 볼 때 고나트륨혈증이 되면 순환혈액량이 증가하여 고혈압이 되고, 저칼륨혈증이 되면 앞의 원발성 알도스테론증 부분에서 설명한 것과 같은 증상이 나타난다. 그러면 renin이나 aldosterone의 혈중 농도는 어떻게 되는가? 원발성 알도스테론증과는 달리 알도스테론이 멋대로 만들어져 고나트륨혈증, 저칼륨혈증이 되는 것은 아니다. renin이나 aldosterone은 정상적인 반응을 보인다. 따라서 체내에 Na^+이 축적되어 고혈압이 되면 **renin의 분비는 감소되고, aldosterone의 혈중 수치도 저하된다.** 혈장 renin의 활성 수치가 낮아진다고 하는 점에서는 원발성 aldosteron 증과 마찬가지이지만 혈중 aldosterone 수치까지도 낮아진다고 하는 점은 원발성 aldosteronism과 Liddle 증후군의 커다란 차이점이다.

그림 73 **Liddle 증후군의 병태**

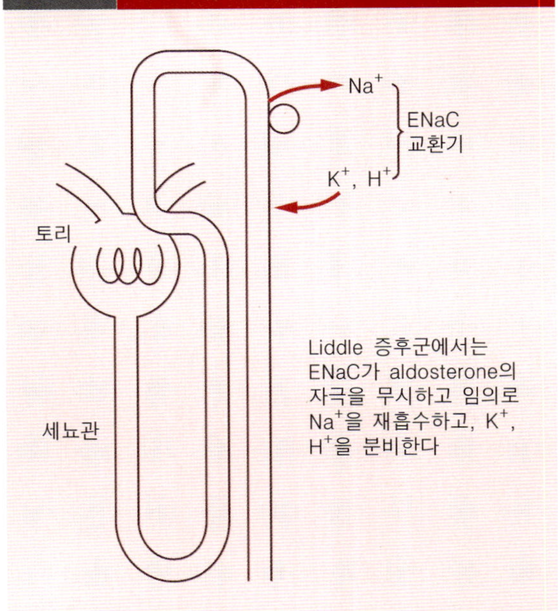

* ENaC : (아밀로라이드 감수성)상피성 Na 채널

그럼, 어떻게 치료하면 되는가?

앞에서 언급한 spironolactone은 효과가 없다. spironolactone은 aldosterone에 길항함으로써 Na^+-K^+ 교환활동을 억제하는 약이다. 그러나 Liddle 증후군의 경우에는 aldosterone과 관계없이 Na^+-K^+ 교환이 활발하기 때문에 아무리 aldosterone에 길항하는 약을 투여해도 증상을 개선할 수 없다. **Na^+-K^+ 교환을 직접 억제하는 약이 아니면 효과가 없기** 때문이다. 이러한 작용을 하는 약으로서 triamterene이 있다. triamterene은 aldosterone에 길항하지 않고 Na^+-K^+ 교환을 억제하여 Na의 재흡수와 K의 분비를 억제하는 약이다.

d. 가성 알도스테론증 pseudoaldosteronism

가성 알도스테론증이란 **"마치 aldosterone이 높아져 있는 듯한 증상을 보이는 병태"**를 의미한다. 예를 들어 한방약으로 인해 고혈압이 되는 경우가 있는데, 그것은 생약으로 사용되고 있는 감초 등에 포함된 glycyrrhizin 때문이다. 이 glycyrrhizin을 복용하면 혈중 aldosterone의 수치가 높아졌을 때와 거의 같은 증상을 나타낸다. 즉, **고혈압, 고나트륨혈증, 저칼륨혈증, 그리고 여기에 동반해서 무력감** 등이 나타난다.

왜 그러한 일이 일어나는가?

aldosterone의 작용은 세포내에 있는 aldosterone 수용체(이하 AR)를 매개로 하여 발생한다.

한편 glucocorticoid인 cortisol의 작용은 당질 corticoid 수용체(이하 GR)를 매개로 하여 발생한다. aldosterone은 신장의 피질집합관(원위세뇨관)에 작용하여, Na의 재흡수를 항진시키고 K의 분비를 촉진시킨다. 피질집합관을 포함한 대부분의 aldosterone 표적세포에는 AR은 물론이고 GR도 함께 존재하는 경우가 많다. 게다가 cortisol의 혈중 농도는 aldosterone에 비해 1,000배 정도 높지만 cortisol은 aldosterone의 10~100배의 농도에서 AR과 결합해서 aldosterone 작용을 나타낸다고 알려져 있다. 이러한 사실로부터 생각할 수 있는 것은 AR과 GR 양쪽 모두 가지고 있는 세포에서는 AR의 작용은 항상 glucocorticoid에 의해 발현되고 있어, 다양한 생리적 또는 병리적인 반응에 의해 혈중의 aldosterone 농도가 변화해도 이 작용은 발현할 수 없게 되는 것이다.

다시 말해 AR은 항상 glucocorticoid에 의해 점거된 상태에 있기 때문에 aldosterone이 결합할 수 없는 것이다. 그러면 왜 aldosterone의 작용이 AR을 매개로 하여 일어나는 것일까? 그것은 이들 세포 중에 **11β-hydroxysteroid dehydrogenase**라는 효소가 있기 때문이다. 이 효소는 glucocorticoid를 대사시키는 효소이므로 이 효소가 세포내에서 작용하고 있으면 glucocorticoid가 AR이나 GR에 결합할 수 없게 된다. 이 때문에 AR의 aldosterone 결합 부위는 비게 되고 혈중 aldosterone의 농도 변화에 따라 aldosterone이 AR에 결합하여 그 작용을 발휘할 수 있게 된다. 이처럼 aldosterone의 표적세포에서는 aldosterone의 수용체와 11β-hydroxysteroid dehydrogenase라는 효소가 동시에 존재하지 않으면 aldosterone 작용이 발휘되지 못하는 것이다(**그림 74**).

한방약에 관한 이야기로 되돌아가면, 그렇다면, 왜 glycyrrhizin의 복용에 의해 aldosterone과 같은 작용이 발생하는 것일까? 그것은 **glycyrrhizin산에는 11β-hydroxysteroid dehydrogenase의 활성을 억제하는 작용**이 있기 때문이다. 이 때문에 내인성이 있는 glucocorticoid는 파괴되지 않고 세포내에 머무르며 AR에 결합된다.

이렇게 되면 결과적으로 AR의 작용이 발휘되어 aldosterone 과잉 상태가 발생하게 된다. 이와 같은 상태를 가성 알도스테론증 즉, aldosterone이 과잉으로 존재하는 것처럼 보이는 상태라고 한다. 가성 알도스테론증에서는 aldosterone이 높은 수치일 때와 마찬가지로 고나트륨혈증이나 저칼륨혈증 등이 나타나지만, **혈중 aldosterone의 농도나 PRA 등은 오히려 낮게 억제**되고 있다.

III

그림 74 **glycyrrhizin의 작용기전**

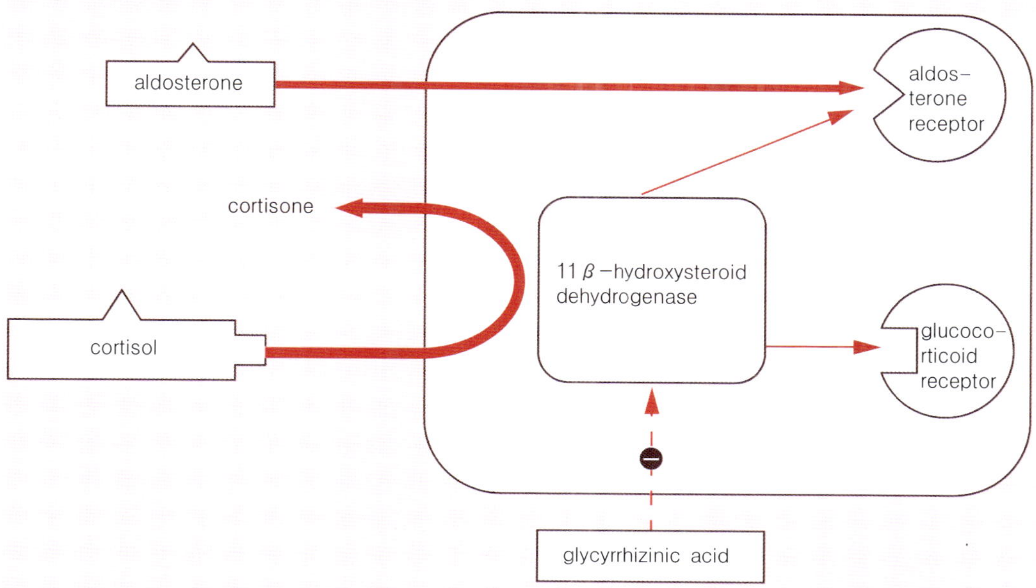

e. Gordon 증후군

Gordon 증후군은 고혈압, 고칼륨혈증, 대사성 산증(acidosis), 저레닌혈증을 초래하는 증후군이다. aldosterone은 거의 정상 수치를 나타낸다. Bartter 증후군과 마찬가지로 원인에 대해서는 일원적으로 설명할 수 없지만, 현재는 Henle's loop 상행각 및 원위곡세뇨관의 Cl 재흡수 항진, 또는 Cl 투과성이 항진되는 Cl shunt가 중요시되고 있다.

Cl^-의 재흡수가 항진되면 체액량이 증가하므로 신장의 관류압이 높아지고 renin의 분비가 억제된다. 본래, renin이 저하되면 aldosterone도 낮은 수치가 되어야 하지만 고칼륨혈증이 있기 때문에 그것이 자극이 되어 aldosterone은 정상을 유지하게 된다. 그러면 왜 고칼륨혈증이 되는 것일까? 이유는 Cl의 재흡수 항진에 있다. Cl의 재흡수 항진이 일어나는 부위는 K^+ 분비를 담당하는 피질부 집합관(CCT) 바로 앞에 존재하므로 CCT를 통과하는 Cl^- 농도가 저하되는 것이

그림 75 각 증후군의 세뇨관에서의 전해질 수송 이상과 증상

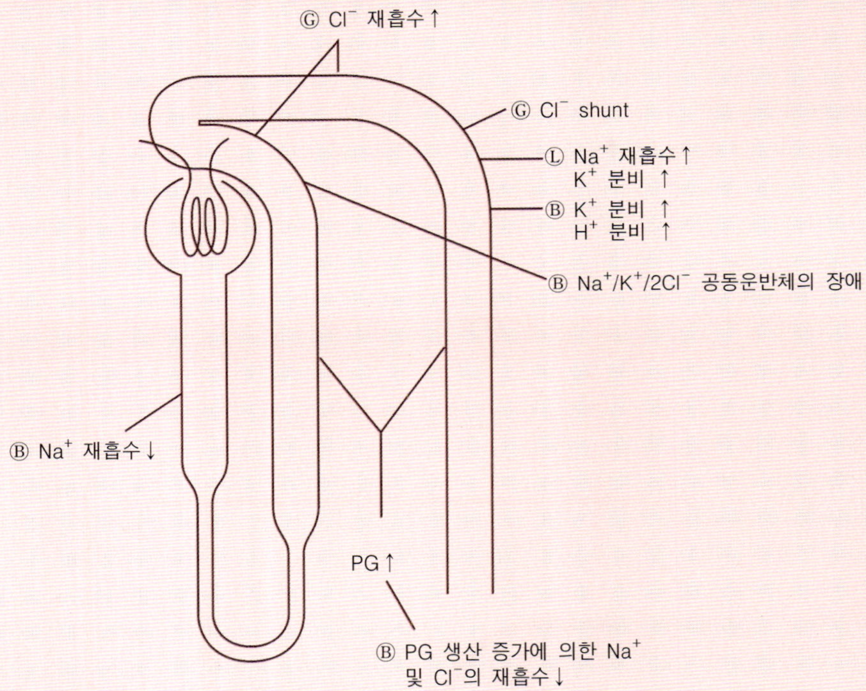

Bartter 증후군 Ⓑ	Liddle 증후군 Ⓛ	Gordon 증후군 Ⓖ
hypokalemia	hypokalemia	hyperkalemia
metabolic alkalosis	metabolic alkalosis	metabolic acidosis
renin 상승	renin 저하	renin 저하
aldosterone 상승	aldosterone 저하	aldosterone 정상
혈압 정상	고혈압	고혈압

다. 이 CCT에서의 K^+의 분비는 세뇨관액 중의 Cl^- 농도가 중요한 역할을 한다.

Gordon 증후군에서는 이 CCT를 통과하는 Cl의 양이 감소한다. 세뇨관액 중의 Cl^- 농도가 저하되면 (-)의 하전량이 줄어들기 때문에 세포내에서 K^+가 분비되기 어려워져 고칼륨혈증이 되는 것이다. 또 동시에 H^+ 분비도 장애를 받기 때문에 산증(acidosis)이 된다. 또한 세뇨관액 중의 Cl의 저하에 의해 Na의 재흡수가 항진되므로 순환혈액량이 증가하여 고혈압이 된다.

이상으로 Gordon 증후군의 병태에 대해서 살펴보았다.

그림 75에 Bartter 증후군, Liddle 증후군 및 Gordon 증후군의 신세뇨관 장애부위와 증후에 대해서 정리해 놓았다.

부신피질질환에 대해서는 이것으로 끝내고 다음은 부신수질질환에 대해서 살펴보겠다. 부신피질질환과 달리 나오는 질환이 한 가지 뿐이므로 부담이 없을 것이다.

III

D 부신수질 adrenal medullary

1 부신수질호르몬 adrenal medullary hormone

a. catecholamine의 작용

norepinephrine은 부신수질만이 아니라 교감신경의 신경절후신경에서도 방출되지만 epinephrine은 부신수질에서만 분비된다. epinephrine, norepinephrine의 작용은 효과기 쪽에 존재하는 수용체의 성질에 따라 달라진다. 수용체(receptor)에는 α-receptor와 β-receptor의 2종류가 있는 것으로 알려져 있다. 그들의 분포 형태는 장기의 종류에 따라서도 다르기 때문에 그 작용도 장기에 따라 차이가 있다.

일반적으로 norepinephrine은 α-작용이 강하고 epinephrine은 β-작용이 강하다고 할 수 있다. 또한, norepinephrine이나 epinephrine의 효과는 생체가 흥분되어 있을 때나 싸우려고 할 때에 현저하게 나타난다. 각 장기에 대한 작용을 일람표로 나타냈으니 참고하기 바란다(**그림 76**).

또 dopamine도 catecholamine의 한 종류이지만 주로 그 작용은 중추에 한정되어 있다. 말초에서의 dopamine의 작용으로는 콩팥동맥이나 창자간막동맥에 대해 확장작용이 있다고 알려져 있다. 부신수질질환으로는 갈색세포종만 기억해 두면 될 것이다.

2 부신수질질환

a. 갈색세포종 pheochromocytoma

정의는 "catecholamine을 대량으로 생산, 저장하고 분비하는 종양"이다. 갈색세포종은 크롬 친화성 세포에서 발생하는 종양으로, 부신수질뿐만 아니라 복부대동맥 주변, 콩팥동맥 주변, 방광부 등에서도 나타난다. catecholamine이라고 하는 것은 dopamine, epinephrine, norepinephrine을 가리키는데 이들이 대량으로 분비되면 여러 가지 내분비학적 증상을 나타낸다.

1) 증상

각 증상의 머리글자를 딴 **5H**라는 것이 유명하다.

- **hypertension(고혈압)**
- **hyperglycemia(고혈당)**
- **hypermetabolism(대사항진)**
- **hyperhidrosis(발한과다)**
- **headache(두통)**

이들 다섯 가지 증상은 catecholamine이 대량으로 분비되었을 때에 나타나는 전형적인 증상들이다. 확실하게 외워두자.

5H 이외의 증상으로는 두근거림, 오심, 여윔, 구갈, 다뇨 등이 있으며, 가끔 시험에도 출제되고 틀리기 쉬운 증상의 하나로 기립성 저혈압이 있다. 갈색세포종이라면 보통 고혈압으로 알고 있기 때문에 기립성 저혈압이라고 하면 완전히 반대인 것으로 생각하기 쉽지만, 자율신경기능의 장애로 인해 기립성 저혈압을 초래하는 경우가 있다.

2) 검사소견

일반적인 검사로서는 다음과 같은 것이 유명하다.

- **당뇨(+)** : 고혈당이 되기 때문이다.
- **대사항진** : 단, 갑상샘호르몬은 정상이다.
- **고지혈증** : catecholamine의 지방 동원 작용에 의해 발생한다고 잘 알려져 있다.
- **혈장 renin 활성(PRA)** : PRA의 상승은 시험에 종종 출제된다.

그림 76 epinephrine 수용체의 분포

① 눈
α_1 동공확대
β_2 모양체 이완

② 침샘
α 분비

③ 기관
β_2 기관지민무늬근의 이완

④ 골격근
β_2 당원 분해 → 혈당 상승

⑦ 간
α_1, α_2
당원 분해 → 혈당 상승

⑧ 쓸개관
β_2 이완(+)

⑪ 신장
β_1 renin 분비

⑫ 지라
α_1 수축(+)
β_2 이완(+)

⑭ 피부

⑮ 지방조직
α 지방분해 → 고지혈증

⑯ 자궁
α_1 임신시만 수축(+)
β_2 이완(+)

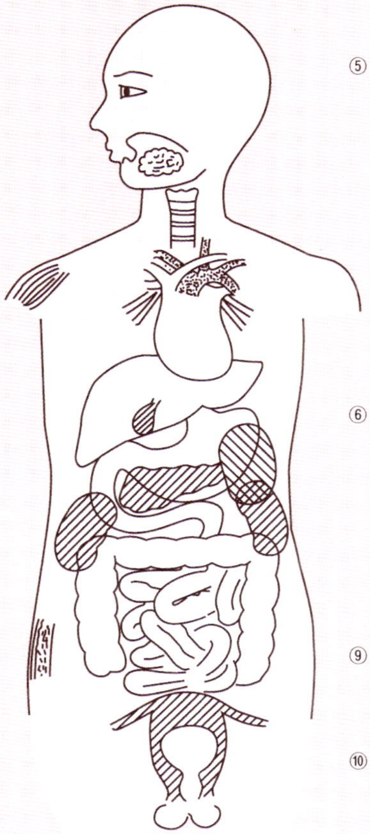

⑤ 혈관
α_1 뇌동맥 수축(+), 심장동맥 수축(++), 뼈대근육 수축(++), 허파동맥 수축(++), 복부내장동맥 수축(+++), 콩팥동맥 수축, 피부·점막수축(++), 침샘 수축(+++)
β_2 심장동맥 확장(+++), 뼈대근육 확장(++), 허파동맥 확장(+), 복부내장동맥 확장(+)

⑥ 심장
β_1 동굴심방결절 – 심박수 증가
심방 – 수축력·전도속도 증가
방실결절 – 전도속도 증가
심실 – 수축력·전도속도, 자율성·특발성, pacemaker의 조율 } 증가

⑨ 위
α_1 조임근 수축(+)
β_2 운동성(+)·긴장저하(+)

⑩ 췌장
α_2 인슐린 분비억제
β_2 인슐린 분비증가

⑬ 창자
α_1 조임근 수축(+)
α_1, α_2, β_1, β_2 운동성·긴장저하(+)

⑰ 고환
α_1 사정(+)

⑱ 방광
α_1 삼각부 조임근 수축(+)
β_2 배뇨근(detrusor) 이완(+)

III

갈색세포종에서는 고혈압을 초래하므로 negative feedback에 의해 혈장 renin 활성이 저하된다고 생각하기 쉽다. 그러나 실제로는 순환혈액량의 저하나 catecholamine에 의한 직접 자극(β_1-작용) 등에 의해 신장으로부터 renin의 분비가 항진되고, 혈장 renin 활성(PRA)이 높은 수치가 된다.

다음은 특수한 검사에 대해 살펴보자.

우선 약물 시험에 대해 알아보자.

① 분비자극 시험(발작유발 시험)

tyramine(흔히 치즈나 초콜릿 속에 포함되어 있다), glucagon, histamine, metoclopramide 등을 사용하여 catecholamine의 분비를 자극, 발작을 유발하는 시험이다. 발작이 유발되면 혈압은 상승한다. 단, 지속성 고혈압 환자에 대해서는 유발하는 의미가 없고 무리하면 혈관이 파열되는 등 **위험하기 때문에 실시하지 않는다**.

② **phentolamine 시험**

phentolamine이란 α-blocker를 말한다. 이 시험은 혈압이 높은 환자에 대해서 실시한다. 고혈압이 catecholamine에 의해 유발된 경우에는 혈압이 저하된다. 이것은 갈색세포종 진단의 참고가 된다. 단, 이 시험에서도 반대로 혈압이 지나치게 내려갈 위험이 있으므로 임산부 등에 대해서는 금기이다.

③ **내분비 검사**

현재 catecholamine과 그 대사물을 측정하는 것이 가능해졌기 때문에 비교적 안전하고 또한 진단에서 의미가 큰 이 검사가 많이 이용되고 있다. 혈중의 epinephrine, norepinephrine을 측정하거나 요중에서 이들 대사물을 측정한다(epinephrine, norepinephrine의 최종 대사산물은 metanephrine, normetanephrine, VMA〈vanillymandelic acid〉이다). 갈색세포종에서는 혈중 및 요중에서 이들 물질이 높은 수치를 나타낸다.

위의 검사에서 갈색세포종이 의심되는 경우에는 종양의 위치를 확인하기 위해 다음의 검사가 필요하다.

3) 부위 진단

① CT
② 초음파검사
③ scintigraphy

^{131}I-MIBG(^{131}I-meta-iodobenzylguanidine)를 사용한다.

앞에서 설명한 바와 같이 갈색세포종은 반드시 부신수질에만 존재한다고는 할 수 없으므로 전신을 자세하게 조사할 수 있는 검사가 바람직하다. 동맥 및 정맥조영도 실시되고 있지만, 조영할 때 종양으로부터 catecholamine의 분비가 촉진되어 발작을 유발할 위험이 있으므로 현재는 별로 실시되지 않는다.

4) 치료

원칙적으로는 수술하여 종양을 절제한다. 수술이 불가능한 경우나 수술전·수술중의 전신관리 등에 약물요법도 이용된다.

① **수술요법**

유일한 완치요법은 수술로 종양을 절제하는 것이다. 단, 수술중이나 마취시에 발작을 일으킬 가능성이 있으므로 일반적으로 다음의 약물을 병용한다.

② **약물요법**

수술전이나 수술중, 발작시, 수술이 불가능한 경우 등에 실시한다.

(i) α-blocker

혈압을 낮추기 위해 사용한다. phentolamine은 작용 시간이 짧기 때문에 발작시에 사용한다. 장기간의 치료를 위해서는 phenoxybenzamine이나 prazosin, doxazosin을 사용한다.

(ii) β-blocker

β-blocker는 심장의 수축력을 약하게 하여 수축기의 혈압을 낮춤과 동시에, 빠른맥이나 부정맥의 예방을 목적으로 사용한다. 그러나 혈관에 대해서는 오히려 수축시키는 쪽으로 작용하므로 **단독으로 사용하는 것은 금기**이다. 따라서 반드시 먼저 α-blocker를 사용하고 난 후 β-blocker를 병용하도록 한다.

(iii) $\alpha_1\beta$-blocker

labetalol이라 불리는 약은 α_1과 β 양쪽 수용체를 모두 차단하는 약이다.

이것으로 부신수질질환에 대해서 살펴보았다. 다음으로 다발성 내분비종양에 대해서 살펴보겠다. 앞에서 잠깐 나왔던 MEN type IIa(Sipple 증후군)에 대해서 살펴보기로 하자.

잠깐! 한 말씀

갈색세포종에 대해서 한 말씀 더!

① 10% disease에 대해서

갈색세포종은 "10% disease"라는 별명으로 불리기도 한다. 무엇이 10%인가?

- 이소성(ectopic) : 갈색세포종의 90%는 부신수질에 존재하지만, 10%의 빈도로 부신수질 이외의 장소에 종양이 존재한다.
- 양측성(bilateral) : 갈색세포종의 90%는 좌우 어느 한 쪽의 부신에 존재하지만, 10%의 빈도로 양쪽의 부신수질에서 종양이 발생한다.
- 악성(malignancy) : 갈색세포종의 90%는 양성 종양이지만, 10% 빈도로 악성 종양이 있다(특히 고령자에게서 발견된다).
- 가족성(familial) : 갈색세포종의 90%는 단독으로 발생하지만, 10% 빈도로 가족 내에서 발생한다.

이와 같이 통계학적으로 10%라는 숫자가 자주 나오는 것이 특징이기 때문에 10% disease라고 불리기도 한다.

② 난폭한 촉진은 피하자!

'혈관조영 검사' 부분에서도 잠깐 다루었지만 갈색세포종은 약간의 자극에 의해서도 catecholamine을 방출하는 종양이므로, 혈압상승 발작 등을 일으키기 쉬워 매우 위험한 질환이다.

특히 조심성 없이 복부를 촉진하면, 그것이 자극이 되어 catecholamine이 방출되는 경우도 있다. 그러므로 5H의 전형적인 증상이 모두 나타나는 환자에 대해서는 갈색세포종일 경우를 생각하여 복부 촉진은 신중하게 해야 한다.

③ 갑상샘도 촉진해 보자!

갈색세포종으로 진단될 가능성이 높아지면 복부만이 아니라 목부분도 만져 보자. 특히 갑상샘에 종양이 없는지 확인하는 것이 중요하다. 나중에 나오겠지만, 이것은 MEN-type IIa(Sipple 증후군)일 가능성이 있기 때문이다(갑상샘수질암의 유무를 확인할 것!).

III

E 다발성 내분비종양증 multiple endocrine neoplasia : MEN

내분비샘에 다발성으로 샘종 또는 과다형성을 일으키는 질환으로, 가족성으로 발병하기 때문에 상염색체 우성유전질환이라고 생각된다. 이 다발성 내분비종양증(MEN)에는 세 가지 type이 있는데 각각 type I, type IIa, type IIb라고 한다.

1 MEN type I

Wermer 증후군

뇌하수체, 췌장 랑게르한스섬, 부갑상샘에 샘종 또는 과다형성을 일으키는 질환이다(영어로는 Pituitary, Pancreas, Parathyroid이므로 PPP로 외우자). 원인은 메닌(menin)을 코드하고 있는 MEN I 유전자 이상에 의한 것이다. 각각의 특징을 간단하게 살펴보자.

a. 뇌하수체샘종 pituitary adenoma

발병빈도는,

- 젖분비호르몬 생산종양(65%)
- 성장호르몬(GH) 생산종양(25%)
- ACTH 생산종양(드물다)

로서 젖분비호르몬 생산종양이 가장 많다.

b. 췌장 랑게르한스섬종양

발병빈도는,

- gastrinoma (80%)
- insulinoma (20%)

로서 gastrinoma가 압도적으로 많다. gastrinoma는 소화관을 공부할 때 나오는데, 일명 Zollinger-Ellison **증후군**이라고도 불리며, gastrin이 대량으로 분비되는 질환이다. gastrin은 위산분비를 항진시키는 작용이 있으므로 **다발성 난치성 위궤양**이 나타나는 것이 특징이다. 그 밖에, 복통, 설사, 지방변 등의 증상도 초래한다.

c. 부갑상샘종 또는 과다형성

PTH(parathyroid hormone, 파라소르몬)의 분비가 항진되어 부갑상샘 기능항진증이 된다. PTH는 혈중 Ca의 수치를 상승시키고 P(인)의 수치를 저하시키는 작용이 있으므로 고칼슘혈증(hypercalcemia)과 저인산혈증(hypophosphatemia)을 일으킨다. 이 질환이 발견되는 중요한 계기가 되는 것은 고칼슘혈증이다.

2 MEN type IIa

Sipple 증후군

갈색세포종, 갑상샘수질암, 부갑상샘종 또는 과잉형성을 초래하는 질환이다(영어로는 Pheochromocytoma, Thyroid, Parathyroid가 되기 때문에, PTP라고 외우자). 원인은 RET유전자 이상으로 상염색체 우성유전이다. 각각의 특징을 간단하게 살펴보자.

a. 갈색세포종

가족성으로 발생하는 것은 특히 Sipple 증후군을 동반할 가능성이 높기 때문에 세밀한 검사가 필요하다. 보통 양쪽 부신에 생긴다.

b. 갑상샘수질암

'갑상샘암' 부분에서 설명하였으니 상세한 것은 그

곳을 참조하기 바란다. 갑상샘수질암은 calcitonin을 생산하기 때문에 내분비학적으로는 저칼슘혈증(hypocalcemia)을 일으킬 수 있지만 그 다음에 나오는 부갑상샘종이 PTH를 분비하기 때문에 Ca의 저하가 보상되어 거의 정상 범위 내에서 유지된다. 또한 수질암으로부터는 종양 표지인 암태아성 항원(CEA)이 생산되기 때문에 **혈청 CEA가 높은 수치**가 된다.

c. 부갑상샘종 또는 과다형성

PTH의 분비항진이 나타나 부갑상샘 기능항진증이 된다. PTH는 혈중 Ca의 수치를 상승시키는 작용을 하므로 위에서 설명한 것처럼 calcitonin의 작용에 길항하여 혈중 Ca 수치는 정상으로 유지된다.

3 MEN type IIb

갈색세포종, 갑상샘수질암, 점막하 신경절세포종(ganglioneuroma)을 초래하는 질환이다(영어로는 pheochromocytoma, thyroid, ganglioneuroma가 되기 때문에, PTG라고 기억하자). MEN type IIa(Sipple 증후군)와 매우 유사하지만, 몇 가지 특징적인 증상이 있으므로 그것에 대해서만 간단하게 살펴보자.

a. 증상

Marfan 증후군과 같이 키가 크고 마른 체형을 갖고 있으며, 관절 가동역이 큰 것이 특징이다. 또한 입술이 크고, 혀와 입술 등의 점막에 **점막신경종**(mucosal neuroma)이 나타나며 **눈꺼풀의 비후**, 각막에서의 신경 비후 등을 초래한다.

소화관의 증상으로서 소화관에 생긴 ganglioneuromatosis의 영향으로 변비와 설사를 반복하는 것도 특징이다. 그 밖의 증상은 MEN type IIa(Sipple 증후군)와 대체로 동일하다.

b. 치료

MEN의 치료는 type I, IIa, IIIb의 차이에 관계없이 한 가지이다. 즉, 종양을 외과적으로 절제하는 것뿐이다.

III

IV 칼슘과 인

A 칼슘 대사이상

1 칼슘조절호르몬

칼슘대사에 관여하는 호르몬에는 3종류가 있다. 부갑상샘에서 분비되는 parathyroid hormone(PTH)과 갑상샘의 방여포세포(parafollicular cell)에서 분비되는 calcitonin(CT), 그리고 Vit. D이다. Vit. D는 엄밀하게 말해 호르몬이 아니라 비타민이므로 생체내에서는 합성되지 않는다. 그러나 칼슘대사에서는 중요한 역할을 하기 때문에 이 장에서 함께 정리해 보기로 하자.

a. PTH, calcitonin, Vit. D의 작용

각 호르몬의 작용에 대해서 자세히 설명하기 전에 각 호르몬의 작용을 대략적으로 요약해 보자. 중요한 점은 각각의 호르몬이 혈중 칼슘농도의 증감에 어떻게 작용하는가, 또 칼슘(Ca)과 밀접한 관계가 있는 인(P)의 혈중 농도 증감에 어떻게 작용하는가 하는 두 가지 점이다. **표** 19에 정리하였으므로 참고하기 바란다. 그러면 각 호르몬에 대해서 살펴보기로 하자.

표 19 혈중 칼슘을 조절하는 인자

	PTH	calcitonin	Vit. D
Ca	증가	감소	증가
P	감소	감소	증가

b. PTH에 대해서

PTH는 84개의 아미노산으로 구성된 **단백질**이다. 부갑상샘 세포내에서 prepro PTH의 형태로 합성되어 조면소포체내에서 pro PTH로 바뀐다. pro PTH는 분해되어 PTH가 되어 분비된다. 분비된 후에는 다시, 혈중에서 N-말단 35개의 N-PTH와 나머지 C-말단 49개의 C-PTH로 분해된다. 혈중에 존재하는 형태로서는 pro PTH, PTH, N-PTH, C-PTH의 4종류이지만, 활성이 있는 것은 PTH와 N-PTH의 2종류뿐이다(**그림** 77).

PTH의 분비조절은 어떻게 이루어지는가? PTH는 혈중 칼슘농도를 증가시키는 작용을 하기 때문에 저칼슘혈증(hypocalcemia)이 되면 분비가 촉진된다.

다음으로 PTH의 작용에 대해 자세하게 살펴보기로 하자. PTH의 작용은 크게 나누어 세 가지가 있다.

1) **뼈에 대한 작용**
2) **신장에 대한 작용**
3) **Vit. D에 대한 작용**

각각에 대해 살펴보자.

그림 77 PTH의 합성에서 분비까지의 과정

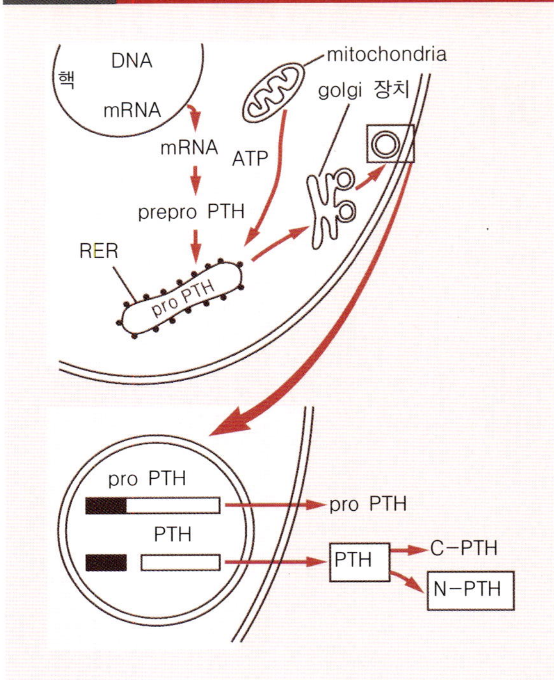

IV

1) 뼈에 대한 작용

먼저 뼈에 대해서는 **뼈파괴세포(osteoclast)를 활성화시켜 그 수를 증식시키는 작용을 한다**. 그 결과 뼈 흡수가 촉진되어 혈중으로 유출되는 Ca^{2+}과 P가 증가한다. 여기에서 의문을 갖는 사람이 있을지도 모르겠다. **표 19**에서는 PTH가 혈중의 칼슘을 증가시키고 인을 감소시키는 작용을 한다고 했다. 그러나 뼈 흡수가 촉진되어 혈중에 유출되는 칼슘과 인이 증가하면 고칼슘혈증(hypercalcemia), 고인산혈증(hyperphosphatemia)이 초래될 것이라고 생각하는 사람도 있을 것이다. 확실히 PTH의 뼈에 대한 작용만 주목한다면 그렇게 될 것이다.

그러나 나중에 설명하겠지만, PTH는 신장에 대해서는 인의 배설을 촉진하도록 작용한다. 따라서 혈중의 칼슘, 인의 농도는 그들 작용의 균형을 종합적으로 맞춘 형태가 되기 때문에 **표 19**에 있는 것처럼 고칼슘혈증, 고인산혈증이라는 결과가 나타난다고 이해하면 된다.

그런데 이와 같이 뼈에 대한 PTH의 작용은 뼈의 대사라고 하는 면에서 볼 때 어떤 의미가 있는 것일까? 좀 더 깊이 생각해 보면, 뼈의 대사라고 하는 것은 우선 뼈가 파괴됨으로써 시작되는 것이다. 뼈모세포(osteoblast)가 갑자기 활성화되어 뼈가 만들어진다고 하는 것은 정상의 경우에서는 일어날 수 없다. 파괴된 부분을 보충하는 형태로 뼈모세포(osteoblast)가 구멍을 메워 가는 것이다(**그림 78**).

따라서 **뼈파괴세포가 활성화되면 뼈모세포는 자동적으로 활성화된다**. 보통은 그 관계가 균형있게 이루어지고 있으므로 뼈 속의 칼슘-인 성분은 일정하게 유지되고 있다. 그러나 PTH가 과잉으로 생산되면 어떻게 될까? **뼈파괴세포(까마귀)**가 평상시보다 많이 뼈속의 **칼슘-인 성분(씨앗)**을 먹는데, 처음에는 **뼈모세포(농부)**도 거기에 맞추어 열심히 씨앗을 뿌린다. 그러나 농부도 점차 피곤해지면 까마귀의 속도를 따라갈 수 없기 때문에 씨앗을 보충해 줄 수 없게 된다. 따라서 뼈의 칼슘-인 성분이 감소되어 가는 것이다.

뼈는 유골조직(osteoid ; 비석회화 matrix)이라는 구조물 기둥 위에 칼슘과 인으로 만든 시멘트를 바른 것과 같은 구조를 하고 있으므로, 칼슘-인 성분만이 먹혀 빠져나가면 유골조직만 남은 구조가 된다. PTH의 과잉 작용으로 발생하는 그와 같은 궁극적인 뼈의 상태를 "섬유성 뼈염"이라고 한다.

2) 신장에 대한 작용

신장에 대해서는,

- **Ca, H^+의 재흡수를 촉진**
- **P, HCO_3^-의 재흡수는 억제**

하기 때문에, 결과적으로는 **혈중 칼슘 농도를 상승**시키고 **혈중의 인 농도를 저하**시킴으로써 acidosis가 되도록 작용한다. **고칼슘혈증(hypercalcemia)은 신장의 요농축작용을 억제**하므로 묽은 오줌을 많이 생산하도록 작용하여 간접적으로 다뇨, 다음을 초래하기도 한다(이 요붕증은 신성 요붕증이므로 ADH가 효과를 나타내지 못한다. p.37).

그림 78 **까마귀가 씨를 파먹으면 농부는 씨를 뿌린다**

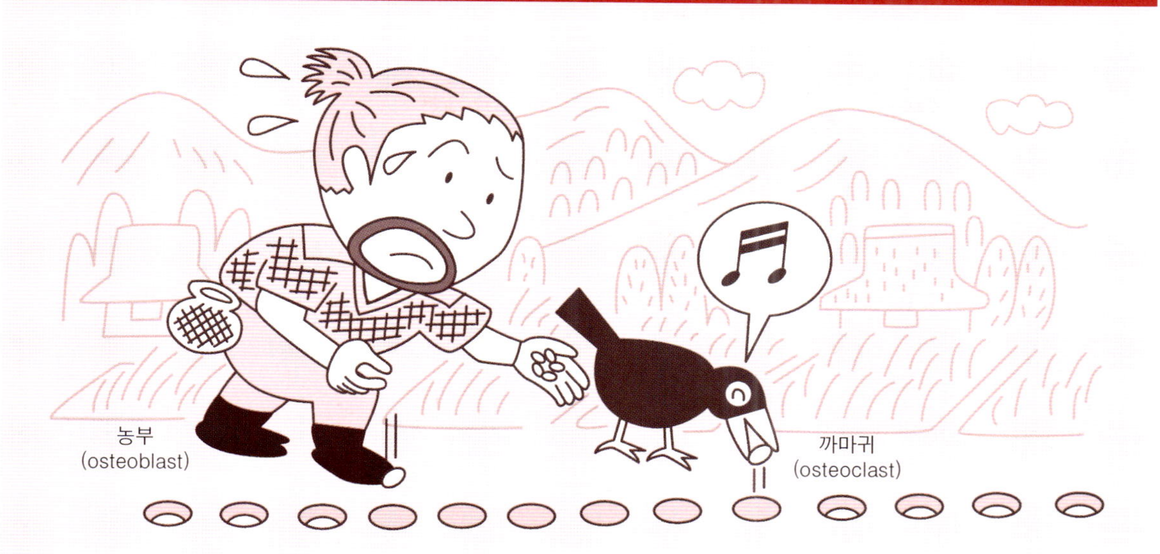

이제 산증(acidosis)에 대해서도 좀 더 상세히 살펴보자. 신장에서 중탄산이온의 재흡수가 억제되어 일어나는 것이 산증이므로, 이른바 대사성 산증인데, 이 경우 음이온차이(anion gap)가 증가할까? 증가하지 않을까? anion gap이 증가하는 경우는 혈액 중에 불필요한 산이 축적되는 경우를 생각하면 된다. 예를 들어 100m를 전력 질주했을 때에 발생하는 대사성(metabolic) 산증은 혈액 중에 젖산(lactic acid)이라는 산이 축적되는 결과 발생하는데 이 경우에는 anion gap이 증가한다.

한편, 부갑상샘 기능항진증에서 발생하는 대사성 산증의 경우에는 혈액 중에 산이 축적되는 것이 아니라 중탄산 이온의 저하로 인해 발생하는 것이므로, 산이 축적되지 않기 때문에 **anion gap은 증가되지 않는다**. 그 대신에 **혈중 염소이온의 증가**가 나타난다. 중탄산 이온이라는 음이온이 감소된 만큼 다른 어떤 음이온이 보충되지 않으면 안 된다. 이 때에 동원되는 이온이 염소이온(Cl^-)이다. 그 때문에 고염소혈증을 일으키는 것이다.

다시 한 번 정리하면, 부갑상샘 기능항진증에서 나타나는 전해질 이상은 고칼슘혈증(hypercalcemia), 저인산혈증(hypophosphatemia), 대사성 산증(metabolic acidosis), 고염소혈증(hyperchloremia), anion gap이다(이 전해질 소견은 어떤 질환과 유사하다고 생각하지 않는가? 그렇다. 신세뇨관성 산증〈renal tubular acidosis : RTA〉의 전해질 소견과 똑같다. 특히 근위세뇨관에서의 중탄산 이온 재흡수가 저하되는 RTA type II에서는 중탄산 이온의 재흡수가 장애를 받는다는 점에서 부갑상샘 기능항진증에서 일어나는 전해질 소견의 전형과 같은 형태가 되는 것이다).

3) Vit. D에 대한 작용

PTH는 Vit. D의 **활성화를 촉진**하는 작용을 한다. Vit. D의 작용에 대해서는 나중에 설명하겠다.

c. calcitonin에 대해서

calcitonin은 32개의 아미노산으로 구성된 단백질이며, 이것은 갑상샘 속에 있는 방여포세포로부터 분비된다. calcitonin은 **고칼슘혈증(hypercalcemia)에 의해 분비가 촉진**되지만 이 외에도 **고마그네슘혈증(hypermagnesemia)**, gastrin, glucagon, secretin, CCK-PZ (cholecystokinin-pancreozymin) 등에 의해서도 분비가 촉진된다. calcitonin의 작용에는 다음 2가지가 있다.

1) **뼈에 대한 작용**
2) **신장에 대한 작용**

1) 뼈에 대한 작용

PTH의 경우와 정반대로 뼈파괴세포의 활성화를 억제하여 그 수를 감소시키는 방향으로 작용한다. 그 결과 뼈흡수가 억제되어 혈중으로 유출되는 칼슘, 인 이온이 감소한다. 따라서 **혈중의 칼슘, 인의 농도는 감소하는 방향으로 작용한다.**

2) 신장에 대한 작용

신장에 대해서는 칼슘과 인의 배설이 촉진되도록 작용한다. 또한 그밖에도 나트륨, 칼륨, 물의 재흡수도 억제되도록 작용한다. 이것은 **혈중의 칼슘, 인의 농도를 감소시키는** 결과를 초래하지만, 실제로는 혈중의 calcitonin 수치가 높아져도 저칼슘혈증이 나타나는 일은 거의 없다(PTH의 보상이 강력하기 때문이다).

d. Vit. D에 대해서

Vit. D는 비타민이지 호르몬이 아니기 때문에 생체 내에서는 합성되지 않는다. 따라서 식사로 섭취해야 한다. 그러나 식사로 섭취된 Vit. D는 그 상태 그대로는 작용을 발휘하지 못한다. 몸속에 흡수된 후, 활성화를 위한 몇 단계를 거쳐야 작용을 발휘할 수 있는 형태가 된다. 활성화 반응은 **그림 79**와 같다.

그림 79 Vit. D의 합성

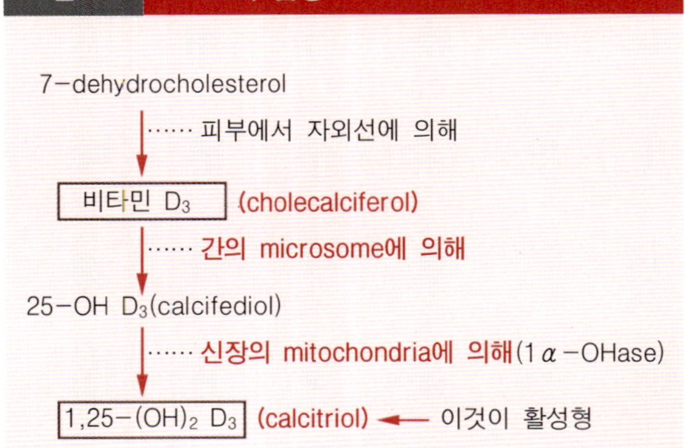

요약해 보면, Vit. D의 활성화를 위해서는 피부에 대한 자외선 조사, 간 미세소체(microsome)에서의 25위 수산화(hydroxylation), 신장 미토콘드리아에서의 1위 수산화라고 하는 세 가지 단계가 필요하다는 것을 알 수 있다. **최종적으로는 1,25-dihydroxy Vit. D_3가 활성형**이라는 것이다.

Vit. D에는 분비조절이라는 작용이 없지만 그 활성화 가운데 신장 **미토콘드리아에서의 1위 수산화 단계가 Vit. D의 작용을 조절하는 역할**을 하게 된다.

- 1위 수산화 효소의 활성을 높이는 인자
  PTH, 저칼슘혈증(hypocalcemia)
- 1위 수산화 효소의 활성을 낮추는 인자
  1,25-dehydroxy Vit. D_3
  (negative feedback이다)
- Vit. D의 작용은 크게 세 가지이다.
  ① 뼈에 대한 작용
  ② 신장에 대한 작용
  ③ 장관에 대한 작용

1) 뼈에 대한 작용

뼈에서의 칼슘의 세척분리(elution)를 촉진한다. 이로 인해 혈중 칼슘의 농도는 상승한다. 신생 뼈의 석회화, 뼈의 재형성(remodeling)을 일으킨다.

2) 신장에 대한 작용

칼슘의 재흡수를 항진시킨다.

3) 장관에 대한 작용

장관에 대한 작용은 Vit. D 특유의 작용이다. 장관 내의 칼슘과 인의 흡수를 높인다. Vit. D가 이 작용을 발휘하기 위해서는, PTH의 존재가 필요하다. PTH가 공존함으로써 Vit. D의 장관에 대한 작용이 증가된다.

e. 요약

이상으로 칼슘대사에 관여하는 세 가지의 호르몬에 대해 살펴보았는데, 알기 쉽게 표로 정리하였으니 참고하기 바란다(**표 20**).

마지막으로 정상치에 대해서 살펴보자.

혈중 칼슘 농도와 혈중 인 농도에 대해서는 정상 수치를 기억해 둘 필요가 있다. 그러나 각종 호르몬의 정상 수치를 기억할 필요는 없다. 또한 혈중 칼슘은 약 절반이 단백질과 결합하고 있기 때문에 알부민 농도로 보정할 필요가 있다.

혈중 Ca 농도 : 8.5~ 10mg/dl
보정 Ca 수치 = 실측 수치 + (4-혈중 알부민 농도)
혈중 P 농도 : 2~4mg/dl

2 부갑상샘 기능항진증

hyperparathyroidism

부갑상샘 기능항진증에는 원발성(primary)과 속발성(secondary)의 2가지가 있다. 각각의 정의를 간단하게 정리하면 다음과 같다.

a. **원발성 부갑상샘 기능항진증** : PTH의 과잉분비가 원발성으로 일어나는 것
b. **속발성 부갑상샘 기능항진증** : 혈중 칼슘의 저하에 대한 반응으로 PTH의 증가가 나타나는 것

그러면 각 질환에 대해서 살펴보자.

표 20 칼슘대사와 3가지 호르몬

	PTH	calcitonin	Vit. D
뼈	칼슘, 인의 흡수↑	칼슘의 흡수↓	칼슘의 세척분리↑
신장	칼슘의 재흡수↑ 인의 재흡수↓ Vit. D의 활성화	칼슘의 재흡수↓	칼슘의 재흡수↑
창자			칼슘의 흡수↑

a. 원발성 부갑상샘 기능항진증

primary hyperparathyroidism

어떠한 원인에 의해 부갑상샘으로부터 PTH가 과잉으로 분비되고 그 결과 전해질 이상을 일으키는 질환을 말한다. 원인으로서는 **샘종이 압도적으로 많고**, 그밖에 과형성이나 드물게는 암 등이 있다(MEN의 type I과 type II에서는 부갑상샘의 샘종 또는 과잉형성을 볼 수 있다).

1) 증상

크게 3가지의 증상이 나타난다.

① **고칼슘혈증에 의한 증상**
② **요로결석에 의한 증상**
③ **뼈 병변에 의한 증상**

① 고칼슘혈증(hypercalcemia)에 의한 증상

총론에서도 설명한 것처럼 PTH가 원발성으로 과잉 분비되면 hypercalcemia가 된다. hypercalcemia가 되면 여러 가지 형태의 전신증상이 나타난다.

(i) 다음, 다뇨

앞에서도 설명한 것처럼 고칼슘혈증은 신장의 요농축력 장애를 일으킨다. 오줌을 진하게 만들 수 없으므로 묽은 오줌이 많이 배설된다. 그러면 혈액의 삼투압이 높아지기 때문에 목이 마르고 물을 많이 마시게 된다.

(ii) 우울, 권태감

여러 가지 요인을 생각할 수 있지만, 한 가지 기억해야 할 것은, 고칼슘혈증이 되면 신경계의 흥분이 억제된다고 하는 것이다. 신경계의 흥분은 세포외액 중의 Ca^{2+}이나 Mg^{+}의 농도에 의해 큰 영향을 받는 것으로 알려져 있다. 고칼슘혈증일 때에는 신경계의 흥분성이 저하되어 우울증이나 때로는 의식장애 등이 나타나는 경우가 있다.

(iii) 근력저하, 권태감

고칼슘혈증이 되면 근육이 흥분하기 힘들어지고 근력이 저하된다. 실제로 근력이 저하되지 않더라도 환자는 전신권태감을 호소하는 경우가 있다.

(iv) 식욕부진, 변비, 오심, 구토

소화관 운동도 역시 근육에 의해 이루어지기 때문에 근력이 저하되면 소화관의 연동운동이 힘들어져, 식욕저하, 변비, 심할 때는 오심이나 구토 등이 일어나는 경우가 있다.

② 요로결석에 의한 증상

부갑상샘 기능항진증의 경우 신장으로부터 **요중으로 칼슘 배설이 많아짐**으로써(이것이 이상하다고 생각하는 사람은 정말 훌륭하다! PTH는 신장에서 칼슘의 재흡수를 촉진하기 때문에 요중으로의 배설은 줄어든다고 생각할 수 있다. 나중에 다시 설명하겠다), 요로결석이 발생하게 된다. 요로결석의 주요 증상은 산통발작(colicky pain)이다. 때로는 혈뇨 등도 나타난다.

③ 뼈 병변에 의한 증상

총론에서도 서술한 바와 같이 PTH가 과잉으로 분비되면 뼈로부터 칼슘-인 성분이 빠져나가 섬유성 뼈염 상태가 되기 때문에 병적 골절이 일어나기 쉬워진다. 또한 **골막하골 흡수**(손발가락뼈 등에 많이 나타난다)나 **낭종성 뼈염**(낭종은 brown tumor라 불리기도 한다), 또는 치조경막(Lamina dura)의 소실 등이 나타나기도 한다. 머리뼈에는 불투명유리 모양의 탈회(ground glass appearance decalcification)가 나타나는 경우도 있다.

IV

2) 검사소견

① 혈중 칼슘 농도의 높은 수치, 혈중 인 농도의 낮은 수치

이것은 특별히 설명할 필요가 없을 것이다.

② 혈청 알칼리인산분해효소(alkaline phosphatase : ALP)의 높은 수치

PTH에 의해 뼈파괴세포가 활성화되면 뼈모세포(osteoblast)도 자동적으로 활성화된다. 뼈모세포가 활성화되면 혈청 ALP치는 상승한다. 따라서 뼈에 병변을 동반하는 경우 특히 높은 수치를 나타낸다. ALP에는 몇 개의 동종효소(isozyme)가 있지만, 그 중 뼈에서 유래하는 것은 ALP_3이다. 뼈형 ALP로서 측정할 수도 있다.

③ 요중 Ca의 높은 수치

PTH가 신장에서 칼슘 재흡수를 증가시키도록 작용한다는 것에 대해서는 이미 설명한 바 있다. 따라서 일반적으로 생각하면 PTH가 과잉으로 분비된 경우에는 칼슘의 재흡수가 증가되기 때문에, 요중으로 배설되는 칼슘은 감소할 것이라고 생각하기 쉽다. 그러나 실제로는 **요중 칼슘은 상승한다**. 그 이유는 PTH의 작용으로 발생하는 대사성 산증(acidosis)과 깊은 관계가 있다. acidosis에서는 혈중의 수소이온(H^+) 농도가 증가한다. 수소이온은 양이온이기 때문에 그 일부는 혈장단백질 등의 마이너스로 대전하는 물질과 결합한다.

그런데 칼슘 이온(Ca^{2+})도 2가의 양이온으로, 보통 혈중에서는 그 절반이 단백질 등의 마이너스 전기를 띤 물질과 결합한다. 즉, 혈중 칼슘이온(Ca^{2+})의 약 절반은 어느 것과도 결합하지 않은 자유로운 상태로 존재하고, 나머지 절반은 단백질 등과 결합한다. 단백질은 토리에서는 여과되지 않으므로 단백질과 결합한 칼슘도 여과되지 않는다. 한편, 유리형 칼슘이온은 토리에서 여과된다. 여과된 상태라면 혈중의 약 절반의 칼슘이 그대로 요중으로 버려지게 되는 것이다. 그렇게 되면 곤란하기 때문에 세뇨관이 칼슘을 재흡수하는 것이다.

그러면, 이것이 acidosis에 의해 어떠한 영향을 받는가에 대해 생각해 보기로 하자.

acidosis에서는 단백질에 수소 이온(H^+)이 결합하기 때문에, 단백질에 결합되어 있던 칼슘이 거처를 빼앗겨 단백질로부터 떨어져 나간다. 따라서 유리형 칼슘이온(Ca^{2+})이 증가하며, 또 그렇게 되면 토리에서 여과되는 칼슘이온이 증가하게 된다. PTH의 작용에 의해 세뇨관에서의 칼슘 재흡수는 증가하지만, 여과되는 칼슘이 재흡수되는 칼슘보다 많아지면 요중으로 배설되는 칼슘이온이 증가한다(**그림 80**).

한편, 이와는 반대로 알칼리증(alkalosis)의 경우에는 유리형 칼슘이온(Ca^{2+})이 감소한다. 유리형 칼슘이온은 세포에 대해 생리활성 작용을 하므로, 이것이 감소하면 세포의 흥분성이 증가하는 등 저칼슘혈증(hypocalcemia)에서 볼 수 있는 현상이 나타난다.

그림 80 **부갑상샘 기능항진증에서의 acidosis로 요중 칼슘이 증가하는 이유**

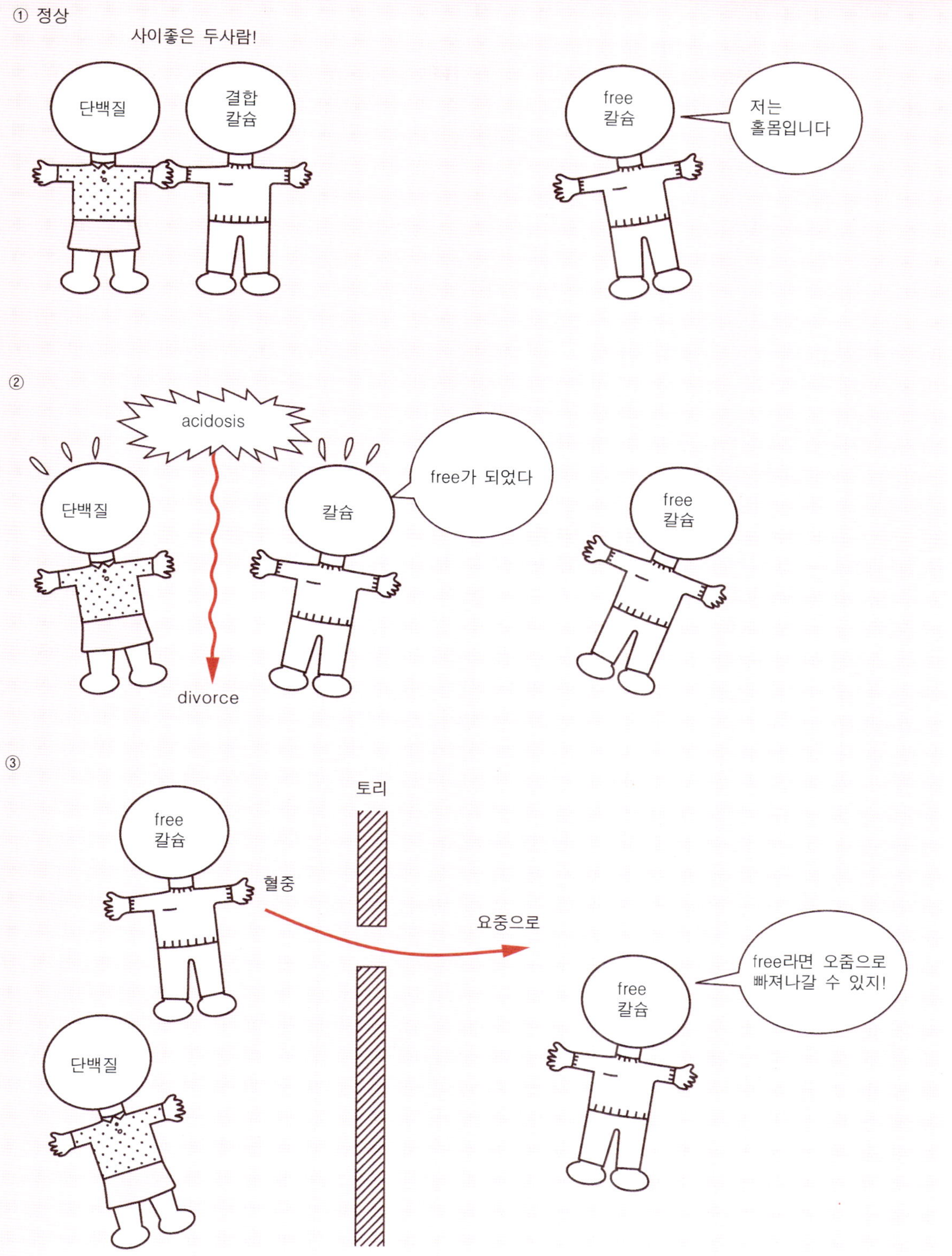

그림 81 alkalosis에서 유리 칼슘이온이 감소되는 이유

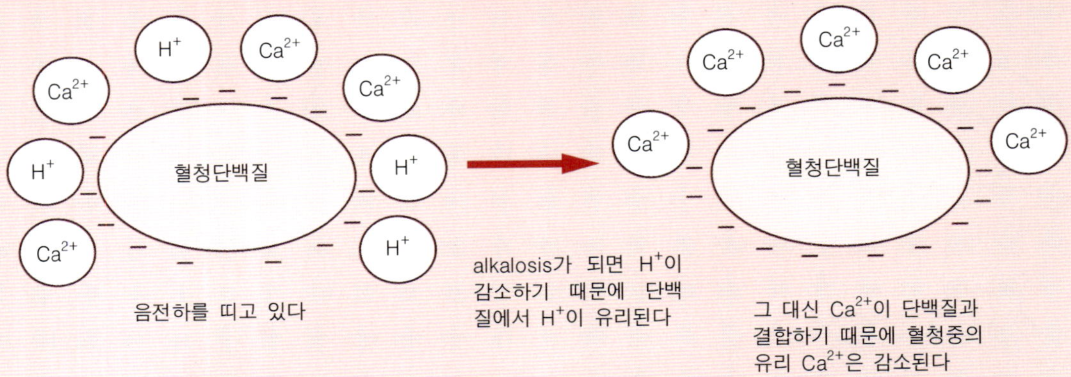

증상으로서 중요한 것은 tetany이다. alkalosis에서 tetany가 일어나는 것은 유명하므로 기억해 두자(**그림 81**).

IV

④ 요중 인의 높은 수치, % TRP(tubular reabsorption of phosphorus)의 저하

PTH는 신장에 대해 인의 재흡수를 감소하도록 작용하기 때문에 요중으로 배설되는 인이 증가한다. 이것은 쉽게 납득할 수 있을 것이다. p.152에서 자세히 설명하겠지만, 요중에 인의 배설이 증가하는 것은 % TRP의 저하를 의미한다.

⑤ 고염소혈증(hyperchloremia), 대사성 산증, positive anion gap

총론에서 설명한 것처럼 PTH가 신세뇨관에서 중탄산이온의 재흡수를 억제하므로, 마치 신세뇨관성 산증의 type II와 같이 positive anion gap의 대사성 산증, 고염소혈증이 나타나게 된다.

⑥ 요중 cyclic AMP의 증가

PTH가 신세뇨관에 작용을 미치는 경우, cyclic AMP를 개재시키는 것으로 알려져 있다. 또한 그 때, cyclic AMP가 요중으로 배설되는 것을 이용하여 PTH가 신장에 작용을 미치고 있는지 아닌지의 여부를 조사할 수 있다.

요컨대, 요중 cyclic AMP는 PTH가 신장에 정말로 작용을 미치고 있는지 아닌지를 확인할 수 있는 좋은 지표가 되는 것이다. 부갑상샘 기능항진증(hyperparathyroidism)의 경우는 PTH가 대량으로 생산되고, 그것들이 신세뇨관에 대해 작용을 하므로 **요중 cyclic AMP는 증가된다**.

⑦ cortisol 시험에 무반응

쿠싱병(Cushing's disease) 부분에서도 나온 것처럼, cortisol에는 Vit. D에 길항하는 작용이 있다. 즉 혈중 칼슘농도를 낮추는 작용이 있는데, 이 작용을 이용하여 cortisol을 고칼슘혈증(hypercalcemia)의 치료에 사용하기도 한다. hypercalcemia를 일으키는 다른 질환과의 감별에도 cortisol이 이용된다.

예를 들어, 사르코이드증(sarcoidosis), 다발성 골수종, 악성 종양의 골 전이, Vit. D 중독 등의 질환에서는 cortisol을 투여하면 혈중의 칼슘농도는 저하된다. 그러나 부갑상샘 기능항진증의 경우에는 PTH의 증가에 의해 hypercalcemia를 일으키므로 **cortisol을 투여해도 혈중의 칼슘농도는 저하되지 않는다**. 따라서 cortisol 시험에서는 무반응으로 나타나는 것이다.

3) 진단과 감별진단

혈청 칼슘이 높은 수치이고 인이 낮은 수치이며, 더구나 혈청 PTH가 높은 수치를 나타내면 일단 이 질환을 의심해야 한다.

다음으로 부위 진단을 실시한다. 원인으로서는 샘종이 많으므로 CT, MRI, scintigraphy나 혈관조영을 해서 종양의 존재 부위를 확인한다(**그림 82**).

앞에서도 설명했듯이 사르코이드증, **다발성 골수종, 악성 종양의 뼈전이**, Vit. D **중독** 등의 질환에서도 hypercalcemia를 초래하는 것으로 알려져 있다. 따라서 가끔 부갑상샘 기능항진증과의 감별이 필요해지는 경우가 종종 있다. 이들의 질환에서는 **혈청 PTH가 저하되어 있고, 요중 cyclic AMP도 낮은 수치**를 나타내고 있으므로 비교적 용이하게 감별할 수 있다. 또 cortisol 시험 역시 감별에 유용한 검사가 된다.

4) 치료

원발성 부갑상샘 기능항진증(primary hyperparathyroidism)은 외과적으로 그 원인을 치료하지 않으면 치유를 기대할 수 없는 질환이다. 그러나 요로결석 등이 나타나지 않는 무증후군 질환은 장기간 증상이 진행되지 않으므로 경과관찰을 할 필요가 있다. 수술이 적용되는 경우는 **표 21**에 나타내 놓았다. 가장 많은 샘종의 경우에는 부위 진단이 확실하게 내려지면 쉽게 절제해 낼 수 있고, 또한 재발하지도 않는다. 과형성인 경우에는 존재하는 4개의 부갑상샘을 전부 절제하여, 일부를 아래팔 피하에 이식하는 방법을 사용하고 있다. 암인 경우에는 주변의 림프절을 충분히 제거하는 것이 중요하다.

그림 82 부갑상샘종의 국소진단

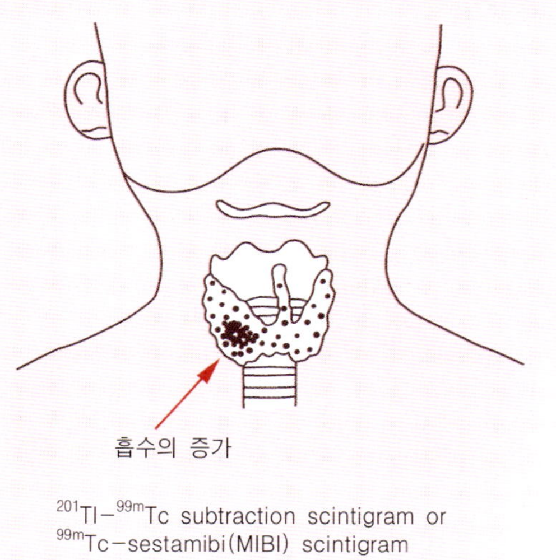

표 21 원발성 부갑상샘 기능항진증의 수술적용

1) 고칼슘혈증 : 11.4mg/dl 이상
(정상 상한치의 1.0mg/dl 이상)
2) creatinine clearance의 30% 이상 저하
3) 요중 Ca 배설의 현저한 증가 : 400mg/일 이상
4) 골염(bone salt)량의 고도 저하 : 젊은 성인 평균에서 −2.5SD 이상 저하
(T score < −2.5 : 골량의 측정 부위는 어디라도 상관없다)
5) 환자가 50세 이하인 경우
6) 정기적인 경과관찰이 곤란한 경우

b. 속발성 부갑상샘 기능항진증

secondary hyperparathyroidism

정의는 "**혈중 칼슘의 저하에 대한 반응으로 PTH의 생산 증가가 나타나는 대사이상**"이다. 정의로도 알 수 있는 것처럼, 먼저 hypocalcemia이 일어나고 그것에 대한 반응으로 부갑상샘에서 PTH의 생산 항진이 일어난다고 하는 것이므로, 어떠한 원인으로든 hypocalcemia가 최초로 나타나야 한다.

그와 같은 질환을 몇 가지 들어보면 다음과 같은 것들이 있다.

- **만성 신부전**(CRF)
- **뼈연화증**(osteomalacia)
- **구루병**(rickets)
- **가성 부갑상샘 기능저하증**(pseudo hypoparathyroidism)

이 중에서 특히 중요한 것이 만성 신부전(CRF)이다. 만성 신부전에서는 Vit. D의 활성화가 장애를 받아 저칼슘혈증이 일어난다. 또 신장기능이 저하되어 있기 때문에 토리 여과치(GFR)의 저하가 나타난다. 그렇게 되면 요중으로 인의 배설이 저하되어 저칼슘혈증

(hypocalcemia)과 고인산혈증(hyperphosphatemia)을 초래하게 된다. **hypocalcemia는 부갑상샘으로부터의 PTH의 생산 분비를 증가시키는 자극이 되기** 때문에 혈중의 PTH는 상승한다. PTH는 뼈에 작용해서 칼슘과 인의 유리를 촉진하지만 신장기능이 완전히 손상을 입게 되므로, hypocalcemia는 보상되지 않고 hypocalcemia의 상태 그대로 지속된다.

한편, 인은 뼈로부터의 유리가 증가됨에 따라 점점 고인산혈증 상태가 되어 버린다. 이러한 상태가 오래 계속되면 PTH의 과잉 생산이 지속되어 뼈에서 칼슘과 인이 점차 사라져 **섬유성 뼈염** 상태가 된다.

이처럼 어떠한 원인에 의해 저칼슘혈증이 오래 지속되면 PTH가 과잉 분비되어 특히 뼈에 중대한 영향을 미치게 된다. 이와 같은 이상을 속발성 부갑상샘 기능항진증(secondary hyperparathyroidism)이라고 한다. 증상은 PTH의 생산분비 과잉에 의한 것으로, 원발성 부갑상샘 기능항진증(primary hyperparathyroidism)의 경우와 매우 흡사하다.

그러나 원발성의 경우와 같이 부갑상샘이 임의로 PTH를 과잉생산하고 있는 것이 아니라, 다른 원인에 의해 발생된 저칼슘혈증이 자극이 되어 PTH가 과잉 생산되는, 즉 속발성인 경우로 혈중 전해질 소견 등은 원발성인 경우와는 완전히 정반대가 되는 것이다.

다시 한 번 요약해서 정리하면 속발성 부갑상샘 기능항진증(secondary hyperparathyroidism)에서는 다음과 같이 된다.

- **증상**

  원발성 부갑상샘 기능항진증(primary hyperparathyroidism)과 같다(뼈통증, 골절, 섬유성 뼈염 등).

- **검사소견**

  저칼슘혈증, PTH의 증가(저칼슘혈증과 혈중 P는 원인에 따라 다른데, 이것이 원발성 부갑상샘 기능항진증과 다른 점이다).

그러면, 속발성 부갑상샘 기능항진증의 치료는 어떻게 하면 좋을까? 최초의 원인이 저칼슘혈증이므로 그것을 교정해 주는 것이 우선 제1의 치료법이다. 따라서 **칼슘제제의 투여나 Vit. D의 투여가 효과적**이다. 만성 신부전일 때에는 신장기능이 저하되어 있으므로, 신장 미토콘드리아에서의 1위 수산화가 일어나지 않아 Vit. D가 활성화되지 않는 경우가 있다. 그 때에는 **Vit. D의 1위 부분을 미리 수산화한 형태(1-OH Vit. D)**로 투여할 필요가 있다.

또한 고인산혈증(hyperphosphatemia)에 대해서도 인의 섭취를 제한하거나, 또는 소화관으로부터의 인의 흡수를 막기 위해, 수산화 알루미늄겔(인산알루미늄의 형태가 되면 불용성이 되므로 흡수가 저지되어 변 속으로 그대로 배설된다)을 경구 투여하기도 한다.

3 악성 종양에 동반되는 고칼슘혈증

악성 종양에 종종 고칼슘혈증을 동반하는 질환으로, 대부분은 암이 뼈로 전이하거나 침윤된 결과 생기는 것이라고 생각된다. 그러나 악성 종양 중에는 PTH와 상당히 유사한 물질(PTH 관련 단백 : PTHRP)을 생산 분비하여 고칼슘혈증을 일으키는 것이 있다. 그러한 유형의 악성 종양으로서는 폐의 편평상피암이 가장 많으며, 다음으로 간암, 신장암이 있는 것으로 알려져 있다.

고칼슘혈증이 나타나고 저인산혈증이 생긴다는 점에서 원발성 부갑상샘 기능항진증과 매우 유사하다. 큰 차이라고 한다면, 원발성 쪽은 근원이 샘종이므로 만성적으로 진행하여 수년~수십 년의 세월을 거쳐 증상이 서서히 진행되지만, 속발성인 경우에는 원래 악성 종양이므로 1~2년 경과하여 증상이 나타나며 진행도 빠르다는 차이가 있다.

또 원발성인 경우에는 고염소혈증(hyperchloremia)성 산증(acidosis)이 많이 나타나는 데 비해 **속발성인 경우에는 저염소혈증(hypochloremia)성 산증이 많이 나타난다**고 알려져 있다. 이러한 차이는 세뇨관에 대한 PTH와 PTHRP의 작용이 다르기 때문이라고 생각된다.

4 부갑상샘 기능저하증

hypoparathyroidism

부갑상샘 기능저하증(hypoparathyroidism)에는 특발성(idiopathic), 속발성(secondary), 가성(pseudo)의 세 가지 외에, 가성가성(pseudo pseudo)이라는 것이 있다. 여러 가지 분류가 있어 구별하는 것이 어렵겠지만 잘 기억해 두기 바란다.

각각의 정의를 살펴보자.

a. **특발성 부갑상샘 기능저하증**(idiopathic hypoparathyroidism)
PTH 분비의 결여, 또는 저하가 특발성으로 일어나는 질환이다.

b. **속발성 부갑상샘 기능저하증**(secondary hypoparathyroidism)
갑상샘 수술 등에서 실수로 부갑상샘까지 제거해 버린 경우에 일어난다.

c. **가성 부갑상샘 기능저하증**(pseudo hypoparathyroidism)
PTH의 표적장기에서의 PTH에 대한 불응증으로 인해 발생한 기능저하증이다.

d. **가성가성 부갑상샘 기능저하증**(pseudo pseudo hypoparathyroidism)
신체적인 특징은 가성 부갑상샘 기능저하증과 매우 흡사한데, 저칼슘혈증이 나타나지 않고 부갑상샘기능이 정상인 질환을 말한다.

그러면 각각의 질환에 대해서 정리해 보자.

a. 특발성 부갑상샘 기능저하증

idiopathic hypoparathyroidism

부갑상샘에서 PTH의 분비가 특발성으로 결여되어 있거나 또는 저하되는 질환이다. 특발성이므로 원인이 분명하지 않은데, 선천적인 부갑상샘 결손(예를 들면, Di George **증후군**), **자가면역성 부갑상샘염**, 바이러스 등의 감염에 의한 부갑상샘염 등, 여러 가지 원인을 생각할 수 있다. 특발성 부갑상샘 기능저하증은 소위 말하는, **내분비 자가면역 증후군**의 한가지로, 자가면역성이 원인이 되어 일어나는 경우가 있다. 그러한 경우, **혈중에 항부갑상샘 항체**가 존재한다는 사실이 알려져 있다. 또한 자가면역질환에 연관된 관계이므로 **Hashimoto병**(자가면역성 만성 갑상샘염이라고도 불리며, 혈중에 항갑상샘 항체가 존재한다), **자가면역성 당뇨병**(항랑게르한스섬항체), **특발성 Addison병**(항부신피질항체), 악성 빈혈(항벽세포 항체) 등의 질환에 동반되는 경우가 있다(**표 22**).

1) 증상

대부분의 증상은 **저칼슘혈증**(hypocalcemia)이 원인으로 나타난다. 이 질환뿐만 아니라 hypocalcemia인 경우에 공통으로 나타나는 증상에 대해서는 다음과 같은 기전을 이해하고 있으면 도움이 될 것이다. 앞에서도 설명한 바와 같이 세포외액 중의 칼슘이온(Ca^{2+})의 농도는 신경 및 근육의 흥분성을 일정하게 유지하는 데 중요하며, 칼슘이온(Ca^{2+})의 저하는 신경 및 근육의 흥분성을 항진시키는 작용이 있다(고칼슘혈증의 경우에는 반대로 흥분성을 저하시킨다). 이와 같이 생각하면 다음과 같이 요약할 수 있다.

- 지각신경의 흥분으로서 : **지각 이상**(저림)
- 운동신경의 흥분으로서 : tetany(통증성 근육경련)
- 자율신경의 흥분으로서 : 천식성 증상, 협심증성 증상, **경련성 변비**

IV

표 22 내분비 자가면역 증후군

질환	장기	항체
특발성 부갑상샘 기능저하증	부갑상샘	항부갑상샘 항체
만성 갑상샘염 <하시모토병>	갑상샘	항갑상샘 항체
악성 빈혈	위벽	항위벽 항체
자가면역성 당뇨병	췌장 랑게르한스섬	항랑게르한스섬 항체
특발성 Addison병	부신피질	항부신피질 항체

- 중추신경의 흥분으로서 : **초조**, 주의산만, **성을 잘 냄**, 신경질, 피해망상증

(흔히 칼슘이 부족하면 쉽게 짜증을 낸다든지 정서불안이 되기 쉽다)

그런데 이들 증상 중에서 특히 중요한 것은 tetany이다. tetany가 일어날 때에 볼 수 있는 징후로는 Trousseau 징후와 Chvostek 징후가 있는데 이 두 가지는 꼭 기억하자.

그 외의 다른 증상으로는 백내장, 치아 발육부전, 모발이상, 피부변화 등이 있다. 또한 **대뇌기저핵에 석회침착**이 나타나는 것이 특징적이며, 뇌파이상, 뇌압항진, 울혈유두, 그리고 신경학적으로는 추체외로 증상이 나타나는 경우가 있다.

그런데 **석회침착**이라고 하면 "저칼슘혈증(hypocalcemia)인데 왜 석회침착(calcification)이 일어나는가?" 하고 의문이 생길 것이다. 석회침착(calcification)이 나타난다고 해서 모두가 고칼슘혈증(hypercalcemia)인 것은 아니다. **calcification이 나타날 가능성은 일반적으로 혈중의 칼슘 농도와 인 농도의 곱으로 결정되는데, 그 곱이 70 이상이 되면 체내조직에 석회침착이 일어나기 쉬워진다**고 추정되고 있다. 따라서 저칼슘혈증(hypocalcemia)의 경우에도 혈중의 인의 농도가 현저하게 높을 경우에는 석회침착(calcification)이 일어난다고 해도 이상할 것이 없다. 실제로 통계에서는 부갑상샘 기능항진증(hyperparathyroidism)보다 부갑상샘 기능저하증(hypoparathyroidism)에서 석회침착(calcification)이 발생할 빈도가 높다는 보고도 있다.

2) 검사소견

① 혈중 칼슘 농도의 낮은 수치, 혈중 인 농도의 높은 수치

② 혈중 PTH의 낮은 수치

③ ALP 수치의 정상

특발성 부갑상샘 기능저하증의 경우는 뼈에 병변이 없기 때문에 혈청 ALP 수치가 정상이다.

④ 요중 칼슘 수치의 저하

이미 앞에서 몇 번이나 언급한 것처럼 PTH는 신장에서 칼슘의 재흡수를 증가시키는 작용을 하므로, PTH의 분비가 감소하면 재흡수도 감소하기 때문에 요중 칼슘 수치는 증가할 것이라고 생각하기 쉽다.

그러나 부갑상샘 기능항진증(hyperparathyroidism)이 발생하는 이유와는 정반대로 혈중 칼슘이 저하되기 때문에 요중 칼슘수치가 증가하려고 해도, 배설을 증가시킬 만큼의 칼슘이 혈중에 없으므로 요중의 칼슘은 오히려 저하된다는 것이다.

⑤ 요중 인의 낮은 수치, % TRP의 상승

이것도 쉽게 이해할 수 있으리라고 생각한다. PTH는 신장에서의 인의 재흡수를 감소시키는 작용을 하기 때문에, PTH의 분비가 감소하면 인의 재흡수는 증가하게 되어 요중으로 배설되는 인은 감소한다. 인의 재흡수가 증가하므로 이것은 다시 말해, "% TRP가 상승하고 있다"는 것과 같다.

⑥ 뼈 X-선 사진은 정상

앞에서 서술한 바와 같이 뼈에 병변은 없기 때문에 뼈 X-선 사진은 정상이다.

3) 진단

요컨대, PTH가 낮고 저칼슘혈증(hypocalcemia) 및 고인산혈증(hyperphosphatemia)이 나타나면 진단을 내릴 수 있다.

잠깐! 한 말씀 — **Trousseau sign**

혈압을 측정하는 혈압기를 최대 혈압위치로 해 두면, 2분 정도 지나 조산부의 손이라고 불리는 형태로 손 모양이 바뀐다(**그림 83**). 조산부는 태아가 산도를 통과해 나올 때, 모체의 회음에 손상을 주지 않도록 하기 위해서 회음을 누르면서 아이의 머리를 천천히 내려오게 한다. 그 때의 손의 형태가 **그림 83**에 있는 손의 형태와 흡사하기 때문에 조산부의 손이라고도 불리게 되었다.

Chvostek sign

귀밑샘 앞부분의 얼굴신경이 나타나는 부위를 해머로 두드리면 얼굴근육이 경련을 일으킨다. 얼굴신경은 눈둘레근이나 입둘레근의 수축을 주관하고 있으므로 그들이 경련을 일으키면 눈은 크게 떠지고 입은 뾰족하게 나온 얼굴 모양이 된다.

4) 치료

치료의 중심은 오직 **저칼슘혈증의 개선**이다. 이 목적을 위해서 **활성형** Vit. D를 투여한다. 일반적으로 칼슘제제는 투여하지 않는다. 혈중 Ca이 높은 수치가 되면 신장결석이 되기 쉽기 때문에 신장 Ca을 정상 수치로 조절한다.

b. 속발성 부갑상샘 기능저하증

secondary hypoparathyroidism

갑상샘 수술을 할 때 실수로 부갑상샘까지 제거해 버린 경우에 일어나는 것이 속발성 부갑상샘 기능저하증이다. 부갑상샘이 없으므로, PTH가 분비되지 않아 기능저하증이 초래된 것이다. 따라서 증상은 특발성의 경우와 마찬가지로 hypocalcemia에 기인하게 된다. 치료도 특발성의 경우와 같다.

그림 83 **Trousseau 징후(ATLAS① 참조)**

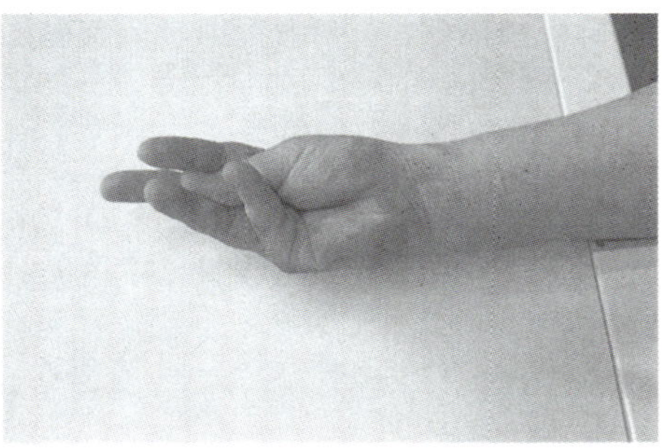

c. 가성 부갑상샘 기능저하증

pseudo hypoparathyroidism

가성 부갑상샘 기능저하증의 정의는, "**PTH의 표적 장기에서 PTH에 대한 부적응증으로 야기되는 기능저하증**"이다. 좀 더 상세히 살펴보자.

PTH가 작용을 하려면 표적장기에 존재하는 호르몬 수용체에 결합해야 한다. 따라서 PTH가 아무리 많이 존재한다고 해도 수용체가 정상적인 기능을 갖고 있지 않으면 어떠한 작용도 발휘할 수가 없다. 가성 부갑상샘 기능저하증은 수용체에 어떤 선천적인 이상이 있어 PTH에 반응하지 않게 된 상태라고 생각할 수 있다.

유전적인 관계가 분명한 것은 **상염색체우성유전**이라고 생각되며, 여 : 남=2 : 1의 빈도로 나타난다. 그러나 산발성으로 일어나는 경우도 있다.

「총론」 부분에서도 서술했듯이, PTH의 표적 장기는 뼈와 신장이다. **가성 부갑상샘 기능저하증에서는 신장의 PTH 수용체에 이상이 있다는 것은 확실하지만, 뼈의 PTH 수용체 이상은 있는 경우도 있고 없는 경우도 있다**고 생각된다. 신장의 PTH 수용체의 이상 때문에 PTH가 작용하지 않아, 칼슘의 재흡수와 인의 배설이 장애를 받은 결과 **저칼슘혈증(hypocalcemia)과 고인산혈증(hyperphosphatemia)**이 발생한다. hypocalcemia는 부갑상샘으로부터 PTH 분비를 항진시키는 작용이 있으므로 PTH의 혈중 농도는 높은 수치를 나타내게 된다.

다음으로 뼈에 대한 작용은 2가지로 나누어 생각할 수 있다. 만약 뼈에 PTH 수용체가 존재하고 있어서 정상으로 작용하고 있다면 PTH가 높은 수치이기 때문에 뼈로부터 칼슘의 유리가 촉진되어, **hypocalcemia는 어느 정도 보상**된다. 그 대신에 그것이 장기간 지속되면 **섬유성 뼈염**을 일으키게 된다. 한편 뼈의 PTH 수용체에도 이상이 있는 경우에는 뼈로부터의 칼슘 유리가 일어나지 않기 때문에 hypocalcemia가 보상되지 않고 그대로 존재하게 된다. 따라서 hypocalcemia가 현저하게 나타난다.

일반적인 유형은 전자, 즉 뼈의 PTH 수용체가 거의 정상인 경우가 많으므로 hypocalcemia의 정도는 대부분 가볍다.

1) 증상

앞에서 설명한 바와 같이 hypocalcemia의 정도는 가볍기 때문에 tetany나 지각이상 등의 hypocalcemia에 기인하는 증상도 **특발성 등의 경우와 비교하면 가볍다**. 그러나 이 질환은 선천적 질환으로, 유아기부터 발생하기 때문에 **지능저하** 외에 **원형 안모**, **저신장** 등의 증상이 나타난다는 점에서 특발성과 큰 차이가 있다. 또한 손목허리뼈, 발목뼈의 단축이 나타나는 것도 특징적인데, 특히 **제4, 5 손목허리뼈가 단축**되어 나타나는 소견을 Albright sign이라고 한다.

Albright sign을 진단하기 위해서는 환자에게 주먹을 쥐어보게 하면 곧 알 수 있다. 여러분도 자신의 주먹을 쥐어보면 잘 알 수 있을지 모르지만, 주먹을 쥐었을 때 중지와 약지의 뿌리 돌기 부분에 연필이나 볼펜과 같은 것을 수평으로 대어 각각의 돌기 부분에 동시에 접촉시키려고 하면 틀림없이 넷째 손가락이 방해되어 동시에 접촉시킬 수 없게 된다.

그러나 제4, 5 손목허리뼈가 단축되어 있으면 중지와 약지의 돌기 부분에 동시에 접촉시킬 수 있으며 더구나 넷째 손가락의 돌기 부분과의 사이에 약간의 틈이 생긴다(**그림 84, 85**). 이와 같은 방법을 이용하면 Albright sign의 유무를 간단히 확인할 수 있다.

또한 가성 부갑상샘 기능저하증(pseudo hypoparathyroidism)에서는 피하조직에 석회화 또는 골화가 나타나는 경우가 있다. 특히 골화는 이 질환에 상당히 특징적인 소견으로서 진단학적으로 중요하다.

그림 84 **Albright sign의 진단방법**

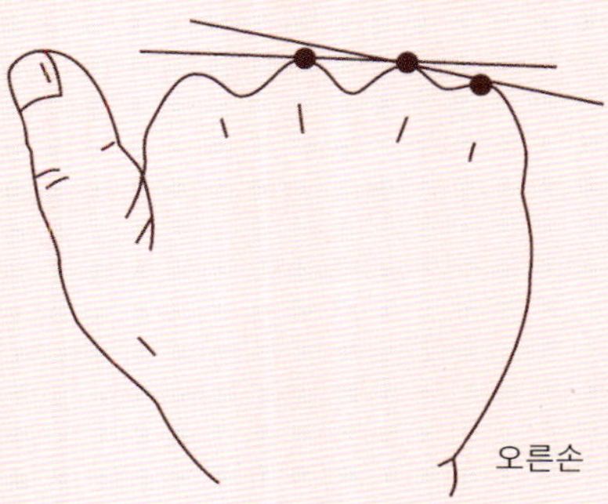

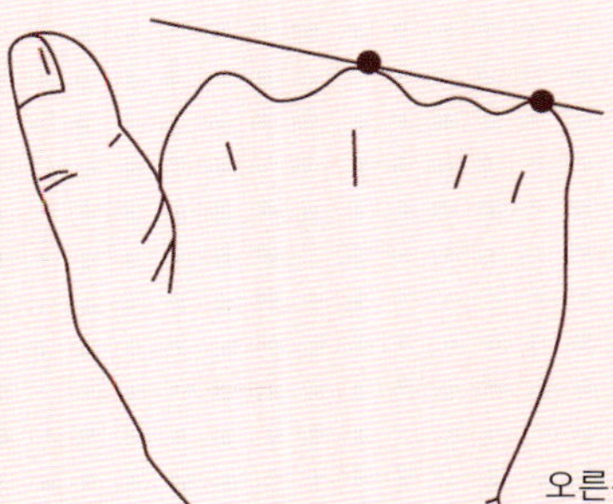

2) 검사소견

① 혈중 칼슘 농도의 낮은 수치, 혈중 인(P) 농도의 높은 수치, PTH의 높은 수치

저칼슘혈증, 고인산혈증(다시 말해, % TRP의 증가), PTH의 높은 수치라는 세 가지 현상이 일어난다. 그 이유에 대해서는 다시 설명할 필요가 없을 것이다.

그림 85 **가성 부갑상샘 기능저하증의 임상증상의 특징**

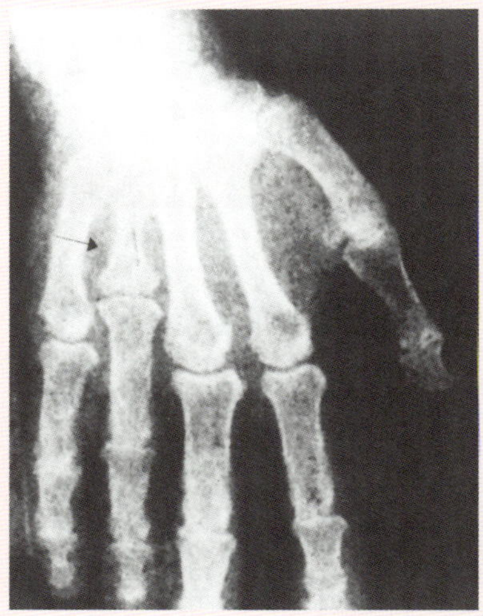

화살표는 손허리뼈의 단축부분을 가리킨다

② **혈청 alkaline phosphatase(ALP)는 높은 수치**

앞에서 언급한 바와 같이 뼈에 있는 PTH 수용체는 정상인 경우가 많으므로, 오히려 혈중 PTH의 높은 수치로 인해 뼈파괴세포가 활성화되어 뼈로부터 칼슘 유리가 촉진된다. 이 때, 자동적으로 뼈모세포(osteoblast)도 활성화되기 때문에 **혈청 ALP가 높은 수치**가 된다. 특발성 부갑상샘 기능저하증(idiopathic hypoparathyroidism)에서는 혈청 ALP 수치가 정상이었기 때문에, 이 점이 감별에 중요한 검사소견이라고 할 수 있다. 단, 가성 부갑상샘 기능저하증(pseudo hypoparathyroidism)에서도 뼈의 PTH 수용체까지 이상이 있는 경우에는 뼈로부터의 칼슘 유리가 일어나지 않으므로 ALP 수치는 정상이 된다. **일반적으로 가성 부갑상샘 기능저하증에서는 혈청 ALP가 높은 수치**라고 기억해 두자.

③ **뼈 X-선 사진은 섬유성 뼈염**

위와 같이 뼈에 병변을 동반하는 경우가 많으므로 뼈 X-선 사진에서는 위축, 탈회, 섬유성 뼈염상을 나타내게 된다. 특발성 부갑상샘 기능저하증의 경우는 뼈에 병변이 없으므로 뼈 X-선 사진이 정상이어서, 이 점도 감별의 한 가지 포인트가 된다.

④ **Ellsworth-Howard 시험에서 cyclic AMP와 인의 요중 배설이 증가하지 않는다.**

앞에서 설명한 것처럼 PTH를 정맥주사하고 그 전후에 요중 cyclic AMP 및 인의 농도를 측정하는 시험을 Ellsworth-Howard 시험이라고 한다. 가성 부갑상샘 기능저하증(pseudo hypoparathyroidism)인 경우에는 신장에서 PTH 수용체가 이상을 초래하므로, 정맥주사한 PTH에 대해서도 신장이 반응하지 않는다. 따라서 **요중으로 배설되는 cyclic AMP, 인의 수치도 증가하지 않는다.**

특발성 부갑상샘 기능저하증(idiopathic hypoparathyroidism)인 경우에는 요중 cyclic AMP, 인의 수치가 증가하기 때문에 가성 부갑상샘 기능저하증과의 감별에 중요한 포인트가 된다.

3) 진단

앞에서 설명한 감별 포인트를 체크해 가면 진단은 자연히 확정된다. 가성 부갑상샘 기능저하증의 진단에는 신체학적인 소견(**Albright 징후 양성, 지능저하, 원형의 얼굴모습, 저신장**)이 가장 중요하므로 그것만 기억하면 극단적인 경우, 전해질 소견을 모른다고 해도 감별이 가능하다.

특발성과 가성의 감별에 대해서 **표 23**에 정리하였으니 참고하기 바란다.

4) 치료

치료는 특발성(idiopathic)의 경우와 같다. 단, 활성형 Vit. D의 필요량은 특발성에 비해 소량이다.

표 23 특발성 부갑상샘 기능저하증과 가성 부갑상샘 기능저하증의 비교

<table>
<tr><th rowspan="2">공통 증상</th><th colspan="3">다른 증상</th></tr>
<tr><th></th><th>특발성</th><th>가성</th></tr>
<tr><td rowspan="6">tetany
간질
저칼슘혈증
고인산혈증
기저핵 석회화
뇌파이상
% TRP 상승
요중칼슘 배설감소
백내장</td><td>키</td><td>정상</td><td>단신</td></tr>
<tr><td>얼굴모습</td><td>정상</td><td>원형</td></tr>
<tr><td>피하조직</td><td>석회화 없음</td><td>석회화, 뼈화 있음</td></tr>
<tr><td>외인성 PTH에 대한 반응</td><td>현저</td><td>없음</td></tr>
<tr><td>뼈 X-선 사진</td><td>정상</td><td>골격탈회, 섬유성 뼈염</td></tr>
<tr><td>혈청 ALP</td><td>정상</td><td>상승하는 경우가 많음</td></tr>
</table>

d. 가성가성 부갑상샘 기능저하증

pseudo pseudo hypoparathyroidism

특이하게도 가성(pseudo)에 또 하나의 가성이 붙어 있어서 의아한데, 간단히 말하자면, "얼핏 보아, 가성 부갑상샘 기능저하증(pseudo hypoparathyroidism) 같지만 실제로는 다른" 질환이다. 그러면 무엇이 "가성 부갑상샘 기능저하증처럼 보이는" 것일까? 그것은 **신체적 소견이다**. 즉 어떤 환자를 진찰했을 때 키가 작고 얼굴이 둥글며, 이야기를 시켜 보면 약간 지능이 낮은 것 같은 인상을 받고, 또 주먹을 쥐어 보게 해서 Albright sign이 발견되면 여러분은 곧 "혹시 가성 부갑상샘 기능저하증이 아닐까?"라고 의심하게 될 것이다. 그래서 혈중과 요중의 칼슘, 인, PTH를 측정하고 싶어질 것이다. 그러나 그 결과는 여러분의 예상과는 반대로 "**그 수치가 모두 정상**"으로 나타나는 경우가 있다. 그러한 때에 내려지는 진단이 "**가성가성 부갑상샘 기능저하증(pseudopseudo hypoparathyroidism)**"인 것이다. 어려운 것은 아무 것도 없다. 체격이 단지 가성 부갑상샘 기능저하증(pseudo hypoparathyroidism) 환자와 유사하다는 것뿐이다. **부갑상샘 기능은 물론 정상**이다. 또 PTH 수용체도 정상이며, 또한 Ellsworth-Howard 시험에서도 정상적으로 반응하고, **요중의 인 및 cyclic AMP가 증가**한다. 이 질환에는 특별한 치료법이 없다.

잠깐! 한 말씀

가성 부갑상샘 기능저하증(pseudo hypoparathyroidism)은 다시 몇 개의 유형으로 분류되는 경우가 있는데 여기에 대해서 잠시 언급하겠다.

Ellsworth-Howard 시험에서는 1시간 소변을 3회 모은 후 PTH를 정맥주사하고, 그 후 다시 1시간 소변을 3회 모아서 각 검체의 P 및 cyclic AMP를 측정한다. 앞에서 설명한 바와 같이, 가성 부갑상샘 기능저하증에서는 요중의 P이나 cyclic AMP가 모두 증가하지 않는데, 이와 같은 반응 유형을 I형이라고 한다. 가성 부갑상샘 기능저하증 중에는 요중 인(P)은 증가하지 않지만 cyclic AMP가 증가하는 유형이 있다. 이런 유형을 II형이라고 한다.

또 I형은 다시 Albright 징후가 양성인 Ia형과 음성인 Ib형으로 나뉜다. 지금까지 설명해 온 가성 부갑상샘 기능저하증은 Ia형을 상정한 것이다.

5 뼈의 대사질환

칼슘이나 인이 관여하는 질환에서는 PTH의 이상만이 아니기 때문에 여기에서는 Vit. D의 작용도 포함하여 뼈의 대사성 질환에 대해서 간단히 정리해 보겠다. 뼈의 대사성 질환에는 **뼈연화증**(osteomalacia), **뼈엉성증**(osteoporosis) 및 **섬유성 뼈염**이 있다. 먼저 이들 세 가지를 구별하면 이해하기가 쉬워진다.

- **섬유성 뼈염**
  PTH의 과잉생산 때문에 뼈의 흡수가 현저하게 항진되어, 뼈 속의 칼슘-인 성분이 빠져버린 상태이다.
- **뼈연화증**
  활성형 Vit. D가 부족하기 때문에 혈중 칼슘과 인이 감소되어 발생하는 증상이다. 간단하게 말하면, 뼈를 만들기 위한 재료가 부족해지기 때문에 칼슘-인 성분을 보충해도 효과가 없어져 버린, 소위 골화(ossification) 부전 상태가 되는 것이다.
- **뼈엉성증/골다공증**
  여러 가지 원인으로 일어나기 때문에 간단하게 설명할 수 없지만, 뼈의 칼슘-인 성분만이 아니라, 소위 matrix라 불리는 주로 단백질 등으로 형성된 유골조직까지 포함하여 전체가 감소되는 상태로서, 그 **성분 비율은 정상적인 뼈의 성분과 다르지 않기** 때문에, 뼈의 절대적인 양이 감소한 상태이다.

섬유성 뼈염에 대해서는 이미 충분히 설명했기 때문에, 뼈연화증과 뼈엉성증에 대해서 간단히 설명하기로 한다.

a. 뼈연화증 osteomalacia

1) 원인

뼈연화증의 원인은 요컨대 재료부족 때문에 일어나는 것이므로 구체적으로는 다음과 같은 경우를 생각할 수 있다.

① Vit. D가 활성화되지 않는 경우

- Vit. D가 부족한 식사를 하고 있다.
- 자외선을 쬐이지 않는다.
- 만성 신부전으로 인해 신장에서 Vit. D가 활성화되지 않는다.
- 흡수부전 증후군 때문에 Vit. D가 흡수되지 않는다.

② 혈청 속의 인이 저하되는 경우

- 선천적으로 근위세뇨관이 장애를 받고 있어 인의 재흡수가 불가능하다(가족성 저인산혈증〈familial hypophosphatemia〉).
- 종양성 저인산혈증
  FGF-23(fibroblast growth factor-23)이 종양으로부터 생산 분비되어 이것이 신장에서 인(P)을 배설시킨다.
- Fanconi 증후군
- 세뇨관성 산증(RTA)

병태로서는 **뼈의 골화(ossification)가 충분히 일어나지 않기** 때문에 유골조직 부분이 이를 보상하기 위해 증가하게 된다.

유골조직 부분은 주로 단백질로 구성되어 있는데, 단백질은 부드럽기 때문에 "연화증"이라는 이름이 붙은 것이라고 생각하면 기억하기 쉬울 것이다. 전해질 균형의 병태는 매우 복잡하지만 간단히 말해 다음과 같다.

Vit. D가 저하되면 저칼슘혈증(hypocalcemia)이 되므로, 부갑상샘으로부터 PTH의 분비가 촉진된다. 이렇게 됨으로써 혈중의 칼슘농도는 보상되어 거의 정상이 된다. 이 PTH의 분비촉진은 칼슘농도가 보상되면 자동적으로 멈추기 때문에 속발성 부갑상샘 기능항진증(secondary hyperparathyroidism)이 되지는 않는다. 따라서 **섬유성 뼈염이 되지 않는다**. 또한 인은 PTH의 분비촉진에 의해 점차 신장으로부터 배설이 진행되어 다시 저인산혈증(hypophosphatemia)이 조장된다. 그리고 이것은 뼈연화증의 병태 형성에 박차를 가하는 결과가 된다. 이처럼 복잡하게 원인이 얽혀 혈청 중의 칼슘과 인의 곱(Ca × P)이 저하되면 뼈연화증이 일어나는 것이다.

2) 치료

그렇다면 **뼈연화증은 어떻게 치료하면** 되는가? 기본적으로는 **Vit. D를 투여하면 된다**. 인이 부족할 때에는 다시 **무기 인을 투여**해 주면 된다. 종양성인 경우에는 종양을 절제한다.

b. 뼈엉성증/골다공증 osteoporosis

뼈엉성증이란 뼈의 강도가 낮아짐에 따라 골절 위험이 증가하는 질환으로서, 최근 들어 고령화로 인해 발생 빈도가 증가하고 있다. 특히 넙다리뼈목 부분이 골절되면 누워서 지내야 하므로 중요하다.

1) 분류

뼈엉성증은 원발성과 속발성으로 나뉜다.

① 원발성

- 폐경후 뼈엉성증
- 노인성 뼈엉성증

이 두 가지가 뼈엉성증의 90%를 차지한다.

② 속발성

- 내분비성(생식샘 기능저하증, Cushing 증후군, 갑상샘 기능항진증, 원발성 부갑상샘 기능항진증).
- 대사성(당뇨병, homocystinuria)
- 영양성(단백질 결핍, Vit. A 과잉, 칼슘 섭취부족)
- 약물성(부신피질스테로이드제, methotrexate)
- 부동성(오랫동안 누워지냄, 우주비행, 양측마비)
- 만성 염증질환(류마티스관절염)

IV

2) 진단

진단은 이중에너지 X-선 흡수법(DXA)으로 허리뼈의 골밀도 측정을 하여 다음과 같은 경우에 **뼈엉성증**이라고 진단한다.

- 골밀도가 젊은 성인 평균(YAM)의 70% 미만
- 척추 X-선 상에서 골다공화가 나타난 경우.
- 골밀도가 70% 이상 80% 미만이라도 외부의 경미한 힘에 의해 취약성 골절 경력이 있는 경우

또 골밀도가 70% 이상 80% 미만이라도 취약성 골절 경력이 없으면 **골량 감소증**으로 분류한다. 스테로이드 뼈엉성증의 경우에는 골밀도가 80% 미만인 경우 뼈엉성증이라고 진단하여 치료할 필요가 있다.

3) 치료

뼈엉성증의 치료는 원인에 따라 달라진다. estrogen, 활성형 Vit. D, Vit. K 유도체, 비스포스포네이트(bisphosphonate), 선택적 에스트로겐 수용체 조정자(modulator) 등이 있다.

과연 그렇구나!

6 % TRP란 무엇인가?

세뇨관의 인 재흡수율을 가리키는 말이다. 좀 더 알기 쉽게 설명하자면 토리에서 여과된 인의 몇 %가 세뇨관에서 재흡수되었는가 하는 지표이다. 실제로는 아래와 같은 식으로 계산된다.

$$\% \text{ TRP} = 1-\left(\frac{[\text{요중 인 농도}] \times [\text{혈장 creatinine}]}{[\text{혈장 인 농도}] \times [\text{요중 creatinine}]}\right) \times 100$$

괄호 안은 (1－인 clearance/creatinine clearance)라는 것과 같다. creatinine clearance는 신사구체 여과치(GFR)와 같은 의미로서, GFR이 정상인 경우에는 100 ml/분으로 바꿀 수 있다.

따라서 위의 식은 다음과 같이 바꿀 수 있다.

= (1－인 clearance / 100) × 100

= 100－인 clearance

정상인의 인 clearance는 10ml/분이므로 % TRP의 정상치는 90%가 된다. 정상치는 기억할 필요가 전혀 없지만, 인 clearance가 증가(=요중으로 인의 배설이 증가한다)하면, % TRP는 감소한다고 이해하기 바란다. 거꾸로 말해 인의 재흡수가 감소하면(=% TRP가 감소한다) 요중으로 배설되는 인의 양이 증가한다. 「요중의 인이 증가했다」면 「% TRP는 감소했다」는 것을 의미한다.

V 당뇨병 diabetes mellitus : DM

A 당 대사에 관여하는 호르몬

1 혈당의 조절

생체내에서 혈당은, 혈중으로 당이 출입함으로써 조절되고 있다. 당의 출입이 있다고 하는 것은 **"혈중에서 나가는 당이 있는가 하면, 혈중으로 들어오는 당도 있다"**는 말이다. 그렇다면, **혈중으로 당이 흘러 들어가게 하는 장기는 무엇이며, 거꾸로 혈중에서 당을 빼내는 장기는 무엇일까?**

먼저 혈중으로 당이 흘러 들어가게 하는 장기에는 다음의 두 가지가 있다.

- **소화관**(음식으로부터)
- **간**(glycogen의 분해와 glucose의 신생에 의해)

V

그림 86 혈당을 출입시키는 장기

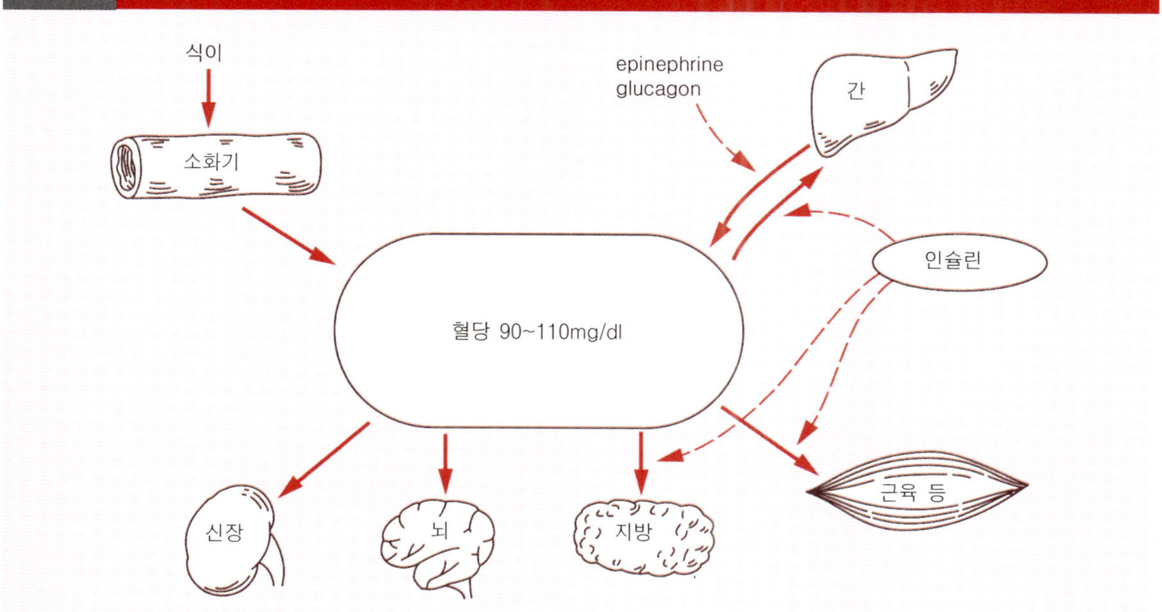

반대로 혈중에서 당을 빼내는 장기는 다음의 5가지이다.

- 신장
- 뇌
- 지방조직
- 근육
- 간

이것을 보면 알 수 있듯이, 혈중으로 당을 들여보내고 빼내는 것이 모두 가능한 장기는 간뿐이다(**그림 86**).

이들 조직으로 가는 당의 출입을 조절함으로써 혈당이 조절된다. 그리고 "조직으로 가는 당의 출입을 조절하는 호르몬"이 "당 대사에 관여하는 호르몬"이 되는 것이다. 그러면 구체적으로 어떠한 호르몬이 당 대사에 관여하고 있는지 살펴보기로 하자.

표 24에 나타낸 것처럼, **혈당을 낮추는 작용을 하는 것은 인슐린밖에 없다**. 부신피질호르몬, 부신피질자극호르몬(ACTH), 성장호르몬(GH) 등의 호르몬은 혈당을 높이는 쪽으로 작용한다. 혈당을 낮추는 것은 하나 뿐인 데에 비해 높이는 것은 많은 이유가 무엇일까? 이것은 생체가 고혈당보다는 저혈당에 대해서 강하게 제어되고 있다는 것을 의미한다. 혈당은 생체에 있어서 매우 중요한 에너지원이기 때문에 혈당이 너무 내려가지 않도록 여러 단계로 대비하고 있는 것이다. 반면에, 밥을 먹지 않으면 혈당 치료를 하지 않아도 내려가므로 혈당을 낮추려고 특별히 몇 단계의 장치를 할 필요는 없기 때문이다.

표 24에서 부족한 부분은 인슐린과 glucagon이므로 이들에 대해서 정리하기 바란다(부신피질 호르몬에 대한 것 **p.93**, ACTH에 대한 것 **p.23**, 성장호르몬에 대한 것 **p.18**, catecholamine에 대한 것 **p.128** 참조).

표 24 혈당조절에 관여하는 호르몬

혈당강하 작용이 있는 호르몬	혈당상승 작용이 있는 호르몬
인슐린	glucagon 부신피질호르몬 ACTH growth hormone catecholamine

2 인슐린에 대하여

인슐린은 췌장에서 합성, 분비된다. 인슐린을 분비하는 세포는 랑게르한스섬(Langerhans' island)의 β-cell이며, 이것은 췌장 중에서도 꼬리부분에 주로 분포되어 있다.

a. 인슐린의 합성·분비

인슐린은 A chain(아미노산 21개)과 B chain(아미노산 30개)이 2군데의 S-S 결합으로 연결된 분자량 5,734의 단백질이다. 인슐린은 먼저 ribosome 상에서 **풋인슐린전구물질(preproinsulin)**의 형태로 합성되어, 골지 장치에서 proinsulin의 형태로 바뀌며, 다시 인슐린과 C-peptide(CPR, 인슐린이 떨어져 나간 나머지 부분)의 두 부분으로 분리된다. 분비과립 중에는 인슐린뿐만 아니라 C-peptide도 포함되어 있어 인슐린과 함께 분비된다(**그림 87**).

b. 인슐린 분비를 촉진하는 인자

인슐린의 분비를 촉진하는 인자로는 다음과 같은 것들이 있다.

1) **포도당(glucose)**
2) **arginine**
3) **glucagon**
4) **미주신경 자극**
5) **교감신경 β작용**
6) **K^+**
7) **케톤체(ketone body)**
8) **지방산(fatty acid)**

1) 포도당 (glucose)

혈당이 올라가면 그것을 낮추기 위해 인슐린이 분

비된다.

2) arginine

일반적으로 식사를 하면 혈당이 높아진다. 식사를 하면 위에서 단백질이 분해되므로 아미노산이 많이 생기는데, 이것이 인슐린 분비를 자극하는 신호로 작용한다.

3) glucagon

glucagon에는 혈당을 높이는 작용이 있는데, 혈당이 높아지면 인슐린이 분비된다.

4) 미주신경자극

식사를 했을 때는 위가 움직인다. 위가 움직일 때에는 미주신경(vagus nerve)이 작용하는데, 이 작용이 동시에 인슐린의 분비도 촉진시킨다.

5) 교감신경 β 작용

β-수용체에 대한 자극은 호르몬의 분비를 촉진하는 방향으로 작용하는 경우가 많다(renin의 분비자극을 생각해 보자).

6) K^+(칼륨이온)

인슐린이 작용하여 혈당이 낮아지는 이유는 인슐린이 혈당을 세포 속으로 흡수시키도록 작용하기 때문이다. 그 때 K^+도 함께 세포 속으로 흡수된다. 따라서 인슐린은 저칼륨혈증(hypokalemia)을 일으키는 방향

그림 87 인슐린의 합성과 분비

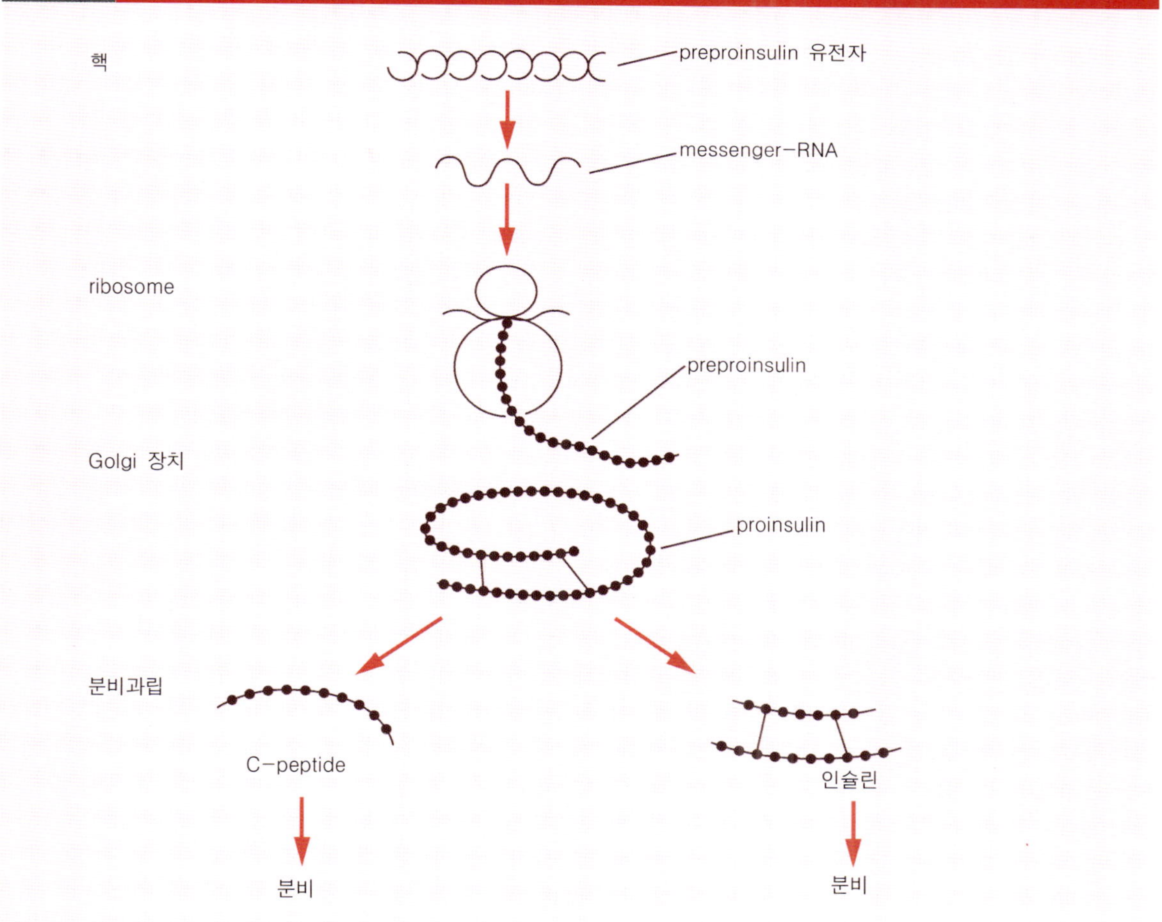

으로 작용하게 된다. 반대로 고칼륨혈증(hyperkalemia)은 인슐린의 분비를 일으키도록 작용한다.

7) 케톤체(ketone body), 지방산(fatty acid)

당뇨병 환자를 생각하면 이해할 수 있을 것이다. 인슐린의 분비가 부족해지면 세포가 당을 이용할 수 없기 때문에 케톤체, 지방산이 쌓이게 된다(이유는 나중에 설명하겠다). 따라서 혈중 케톤체, 지방산의 상승은 인슐린 분비의 발화점이 되는 것이다.

c. 인슐린 분비를 억제하는 인자

한편 인슐린의 분비를 억제하는 인자로는 다음의 두 가지가 있다.

1) 교감신경 α 작용

β-receptor에 대한 자극과는 반대로 α-receptor에 대한 작용은 호르몬의 분비를 억제하는 방향으로 작용하는 경우가 많다.

2) serotonin과 diazoxide

이들은 교감신경 α-수용체를 자극함으로써 인슐린의 분비를 억제하는 작용을 한다.

이상을 요약하면 **표 25**와 같다.

d. 인슐린의 작용

인슐린은 혈당을 낮추는 작용이 있는 호르몬으로, 당을 세포내로 흡수하도록 작용한다. 따라서 인슐린의 작용을 생각할 때에는 그저 단순히 "혈당이 내려간다"는 것뿐만이 아니라, "당을 흡수한 세포는 그 다음에 어떻게 되는가?" 하는 것을 생각해야 한다. **인슐린이 작용하는 주요 장기는 간, 근육, 지방조직**이다. 각각의 장기에서 인슐린이 어떠한 작용을 하는지 자세히 살펴보기로 하자.

표 25 인슐린 분비에 작용하는 인자

인슐린 분비를 촉진하는 인자	인슐린 분비를 억제하는 인자
glucose arginine glucagon 미주신경자극 교감신경 β 작용 K^+ ketone body fatty acid	교감신경 α 작용 serotonin diazoxide

1) 간에 대한 작용

인슐린에 의해 간의 세포 속으로 당이 흡수되면, 세포는 그것을 glycogen의 형태로 저장한다. 또한 당을 이용해서 에너지를 생산하는 것도 가능하기 때문에 해당계의 key enzyme이 유도된다.

요약하면 다음과 같다.

- **glycogen의 합성촉진**
- **glycogen의 분해억제**
- **해당계의 key enzyme의 유도**
- **당 신생계의 key enzyme의 유도억제**

인슐린이 부족한 경우에는 이와 반대의 현상이 일어난다. 즉, glycogen의 분해가 촉진되어 혈당을 상승시키는 방향으로 바뀌고, 해당계의 key enzyme 유도가 억제되어 당의 이용도 억제된다. 그 결과 TCA회로가 작동하기 어려워져, TCA회로의 원료이기도 한 acetyl-CoA가 쌓이게 된다. 쌓인 acetyl-CoA는 케톤체로 바뀌거나 콜레스테롤로 합성된다.

2) 근육에 대한 작용

간에서와 마찬가지로 근육에서도 인슐린이 작용하면 glycogen의 합성이 촉진된다. 더욱이 아미노산의 흡수도 촉진되어 단백질의 합성이 왕성해진다. 앞에서 서술한 것처럼 당을 세포내로 흡수할 때에는 K^+도 함께 흡수되기 때문에, 세포내의 K^+량이 증가하여 막전위(membrane potential)가 상승한다. 이처럼 인슐린이 존재하면, 단백질의 합성이 촉진되어 근육이 두꺼워지게 된다. 즉 성장기에 꼭 필요한 호르몬이므로 유년기에 인슐린이 부족해 발생하는 소아 당뇨병의 경우 키나 체중 등에 발육부전이 일어난다. 성인이 되고 나서도 인슐린이 부족하면 근육량이 감소하고, 세포막전위가 낮아지기 때문에 무력감과 권태감을 느끼게 된다.

다시 한 번, 근육에 대한 인슐린의 작용을 요약하면 다음과 같다.

- glycogen의 합성촉진
- 아미노산의 흡수촉진
  - ➡ 단백질의 합성촉진
- K^+의 흡수촉진
  - ➡ 막전위의 상승

3) 지방조직에 대한 작용

지금까지 간·근육을 살펴보면서 어느 정도 예상할 수 있겠지만, 인슐린은 당이나 단백질 등, 물질의 합성과 저장에 관여한다는 것을 알 수 있다. 인슐린은 지방조직에 대해서도 예외 없이 지방합성을 촉진하는 쪽으로 작용하여 지방조직으로 당이 흡수되도록 촉진하는 작용도 한다. 지방도 어떤 의미에서는 glycogen과 마찬가지로 당의 저장 형태의 하나이므로 역시 인슐린은 물질의 합성·저장에 관여한다고 할 수 있다. 또 인슐린은 지방조직 내에서 단백질의 합성도 촉진한다. 지방조직에 대한 인슐린의 작용을 정리해 보면 다음과 같다.

- 지방 합성의 촉진
- 지방 분해의 억제
- 당 흡수·소비의 촉진
- 단백질 합성의 촉진

이상을 요약하면 인슐린은 **간, 근육, 지방조직**에 작용하여 **당의 흡수를 촉진하는 작용**이 있으며, 그 결과로 혈당을 낮추는 것이다. 앞에서 서술한 것처럼 혈중에서 당을 빼낼 수 있는 장기로는 신장, 뇌, 간, 근육, 지방조직의 다섯 가지이지만, **인슐린이 신장과 뇌에 대해서는 당의 흡수를 촉진하지 않는다**는 것이 중요하다. 신장과 뇌는 에너지 소비가 매우 높은 장기이지만, 매우 중요한 기능을 담당하는 장기인 만큼 인슐린 수치의 높고 낮음에 의해 그 기능이 직접적으로 영향을 받지 않도록 되어 있는 것이다.

3 | 글루카곤 glucagon

glucagon도 인슐린과 마찬가지로 췌장에서 합성, 분비되는 호르몬이다. 인슐린을 분비하는 세포가 랑게르한스섬(Langerhans' island)의 β세포인 것에 비해, glucagon은 α세포로부터 분비된다는 점이 다르다.

a. glucagon의 합성·분비

glucagon은 29개의 아미노산으로 이루어진 분자량 3,485의 단백질이다. 인슐린과 달리 직쇄상 구조로 되어 있다.

b. glucagon의 분비조절

glucagon의 분비를 조절하는 인자를 요약하면 **표 26**과 같다.

c. glucagon의 작용

glucagon의 작용을 요약하면 **표 27**과 같다. 간에 대한 작용이 중요한데, "인슐린의 작용과 정반대"라고 기억하면 된다.

표 26 glucagon의 분비 조절

glucagon의 분비를 촉진하는 인자	glucagon의 분비를 억제하는 인자
• 아미노산 arginine alanine 등 • hypoglycemia • epinephrine • 교감신경 β-receptor 자극제 • cyclic AMP, theophylline, peptide hormone GIP VIP bombesin 등	• 당류 glucose xylitol mannose fructose 등 • 교감신경 α-receptor 자극제 • acetylcholine • L-dopa • free fatty acid • somatostatin

표 27 glucagon의 작용

간	glycogen의 분해촉진 glycogen의 합성억제 cyclic AMP의 농도상승 해당계 key enzyme 등의 유도 당 신생계 key enzyme 등의 억제
간 외	지방분해 insulin의 분비촉진 growth hormone의 분비 gastrin의 분비억제 epinephrine의 상승 심근에 대한 수축 위산분비의 억제 쓸개즙의 배설촉진 cyclic AMP의 농도상승

4 검사 및 정상치에 대하여

a. 혈당치

정상치는 아침 공복시에 70~109mg/dl이다.

b. 혈장 인슐린 수치

정상치는 아침 공복시에 3~17μU/ml이다.

c. 혈장 C-peptide(CPR) 수치

C-peptide는 인슐린이 분비될 때에 분비된 인슐린과 똑같은 개수만 분비된다. 따라서 혈장 C-peptide 수치는 인슐린의 분비량을 반영한다.

정상치는 1~3ng/ml이다.

혈장 C-peptide 수치를 측정하는 것은 인슐린이 실제로 어느 정도 분비되고 있는가를 알려고 할 때이다. 이해하기 쉽게 구체적인 예를 들어 보자.

당뇨병 환자의 경우, 췌장의 β세포가 인슐린을 아직 어느 정도 더 분비할 능력이 있는지를 판정하는 것은 치료를 진행시켜 가는 데 있어서 매우 중요하지만, 그럴 경우 혈장 인슐린 수치를 측정하는 것만으로는 판정이 불충분할 때가 있다. 왜냐하면 당뇨병 치료에 인슐린을 사용하면, 인슐린에 대한 항체가 체내에서 만들어지게 되므로 측정 방법상 혈장 인슐린 수치가 정확하게 나타나지 않기 때문이다. 또한 인슐린은 신장에서 대사되지만, 당뇨병이 진행되어 신장기능이 저하되면 신장에서의 인슐린 대사도 저하되기 때문에 혈장 인슐린 수치는 완만하게 저하되는 것처럼 보이거나, 오히려 상승하고 있는 것처럼 보일 때가 있다. 그러나 실제로는 증상이 오히려 악화되어 β세포에서의 인슐린 분비는 이전보다 더욱 저하되어 있다.

이와 같은 이유로 혈장 인슐린 수치는 인슐린의 분비량을 반영하는 인자로서 불확실한 경우가 있으므로, 혈장 C-peptide 수치를 측정하는 것이다. C-peptide는 당뇨병의 치료 상태나 신장기능의 상태에 좌우되지 않기 때문에 당뇨병의 진행 여부에 상관없이 인슐린의 분비량을 반영한다.

d. 혈장 글루카곤 수치

정상치 : 40~180pg/ml

e. 당화 헤모글로빈(glycosylated Hb) ; 헤모글로빈 A_{1c}(HbA_{1c})

HbA_{1c}는 Hb의 α chain이나 β chain에 포도당이 결합한 것으로, 혈당치가 높으면 증가한다. **과거 1~2개월의 혈당치의 평균과 관련**이 있다.

정상치 : 4.3~5.8%이다.

f. 당화 알부민 glycosylated albumin

당과 결합한 알부민의 비율을 말하며, 과거 2~3주일간의 혈당치를 반영한다. 좀 더 세밀한 혈당 조절을 필요로 하는 임신 당뇨병의 경과를 보는 데 유용하다.

정상치 : 13~17%이다.

g. 1,5 anhydroglucitol (1,5AG)

1,5AG는 구조가 glucose와 비슷한 polyol로서 체내에 많이 존재하고 있다. 고혈당에 동반되는 glucose

배설(요당)에 의해 재흡수가 경합 억제를 받아 요중으로 소실되어 혈중 농도가 낮아진다. 1,5AG는 요당의 영향을 받아 증감하기 때문에 현재 또는 앞으로의 혈당 조절 상태와 상관관계를 나타낸다.

h. 경구 포도당 부하시험

oral glucose tolerance test ; OGTT

아침 공복시에 포도당을 복용시켜 30, 60, 90, 120, 180분 후에 채혈하여, 혈당치, 혈장 인슐린 수치 등을 조사하는 시험이다(p.164).

V

B 당뇨병 diabetes mellitus : DM

당뇨병의 병태는 매우 복잡하여 상당히 어려운 부분도 있기 때문에 분발하기 바란다.

1 당뇨병이란 어떤 병인가?

당뇨병을 명확히 정의하기는 매우 어렵지만 WHO의 정의에 따르면 "당뇨병이란 만성 고혈당 상태(혈중

표 28 당뇨병의 분류

당뇨병은 원인과 병태의 양면에서 분류된다.

1 **당뇨병의 원인 분류**

I. **1형 당뇨병**

β세포의 파괴, 보통 절대적 인슐린 결핍상태에 이른다.

A. 자가면역성

B. 특발성

II. **2형 당뇨병**

인슐린 분비저하를 주체로 하는 것과 인슐린 저항성이 주체로서 거기에 인슐린의 상대적 부족을 동반하는 것이 있다.

III. **그 밖의 특정한 기전, 질환에 의한 경우**

A. 유전인자로서 유전자 이상이 확인된 경우

① 췌장 β세포 기능에 관련된 유전자 이상

② 인슐린 작용의 전달기전에 관련된 유전자 이상

B. 기타 질환, 조건에 의해 동반되는 경우

① 췌외분비질환

② 내분비질환

③ 간질환

④ 약제나 화학물질

⑤ 감염증

⑥ 면역기전에 의한 드문 병태

⑦ 그 밖의 유전적 증후군으로 당뇨병을 동반하는 경우

IV. **임신 당뇨병**

2 **당뇨병의 병태에 의한 분류와 특징**

당뇨병의 병태	인슐린 의존상태	인슐린 비의존상태
특징	인슐린의 절대적 결핍으로 생명유지를 위한 인슐린 치료가 필수적이다.	인슐린의 절대적 결핍은 없지만 상대적으로 부족한 상태로 생명유지를 위해 인슐린 치료가 필요하지는 않지만 혈당을 조절하기 위한 목적으로 인슐린 치료가 선택되는 경우가 있다.
임상지표	혈당치 : 높음, 불안정 케톤체 : 현저하게 증가하는 경우가 많다.	혈당치 : 다양하지만 비교적 안정적이다. 케톤체 : 증가하지만 경미하다.
치료	1. 인슐린 주사(3~4회/일) 2. 식사요법 3. 운동요법	1. 식사요법 2. 운동요법 3. 경구약 또는 인슐린 요법
인슐린 분비능력	공복시 혈청 CRP 0.5ng/mg 이하	공복시 혈청 CRP 1.0ng/mg 이상

포도당 농도의 과잉상태)로서 그 원인에는 다수의 환경인자, 유전인자 및 그들의 복합인자가 있는데, 고혈당은 인슐린의 결핍 내지 인슐린과 길항작용이 있는 호르몬의 과잉에서 기인한다고 추정되며, 이 불균형에 의해 당질, 단백질, 지질대사 이상이 야기된다. 그 중대한 결과로서, 당뇨병에 특징적인 여러 증상, ketoacidosis(당뇨병성 혼수), 신장, 망막의 혈관병변, 말초신경장애, 고도의 동맥경화증이 초래되는 병"이라고 되어 있다. 당뇨병의 분류는 **표** 28과 같다.

이 **표** 28에 대해서 간단히 설명하겠다.

a. 당뇨병 diabetes mellitus : DM

1) 1형 당뇨병 (type 1)

15세 이하의 연소자들에게 많으며 당뇨병 전체에서 5% 이하를 차지한다.

2) 2형 당뇨병 (type 2)

40세 이상의 성인에게서 나타나며 당뇨병 전체에서 70% 이상의 비율을 차지하고 있다. 이들에 대해서는 나중에 자세하게 설명하겠다.

3) 기타 형태

그 밖의 형태에는 유전자 이상에 의한 당뇨병과 특정 상태나 증후군에 관련되어 증상이 나타나는 당뇨병이 있다.

① 췌장질환에 의한 것

급성, 만성 췌장염이나 hemochromatosis 등에서 췌외분비샘뿐만 아니라, 랑게르한스섬(Langerhans' island)의 β세포까지 장애를 받으면 인슐린의 분비가 저하되어 당뇨병이 된다.

② 내분비질환에 의한 것

인슐린 작용에 길항하여 혈당상승 작용이 있는 호르몬이 높은 수치를 나타내는 질환에서는 당뇨병을 일으킨다. 구체적으로는 이미 설명한 질환들이므로 이름만 열거하겠다.

- 말단비대증(acromegaly, 성장호르몬의 분비항진)
- 갑상샘 기능항진증(hyperthyroidism, 갑상샘호르몬의 분비항진)
- Cushing 증후군(cortisol의 분비항진)
- 원발성 알도스테론증(aldosterone의 분비항진)
- 갈색세포종(pheochromocytoma, catecholamine의 분비항진)

③ 간질환에 의한 것

④ 약제 화학물질에 의한 것

아래의 것들이 유명하다.

- 인슐린 작용을 감소시키는 것 : 부신피질스테로이드제, 피임약
- 인슐린 분비를 억제하는 것 : diazoxide, phenytoin
- 저칼륨혈증(hypokalemia)에 의한 것 : thiazide계 이뇨제, furosemide

⑤ 인슐린 수용체(insulin receptor) 이상증

인슐린 작용기전의 장애에 의해 일어나는 당뇨병을 말한다. 즉, 인슐린의 분비에는 문제가 없지만, 인슐린의 수용체가 장애를 받고 있는 경우를 가리킨다. 인슐린 수용체가 장애를 받는 형태에 따라 다음과 같이 분류되기도 한다.

- A형 : 인슐린 수용체의 선천적인 결손에 의한 것
- B형 : 항인슐린 수용체(anti-insulin receptor)가 존재하고 있어 인슐린이 수용체에 결합하는 것을 방해하는 것
- C형 : 인슐린 수용체의 이상도 없고, 항인슐린 수용체도 존재하지 않지만, 인슐린에 대한 응답이 장애를 받는 것. 수용체 이후의 세포내 전달계의 장애라고 추정된다.

각 유형의 임상소견이나 검사소견 등의 비교를 **표** 29에 요약하였으므로 참고하기 바란다.

⑥ 기타 유전적 증후군

질환명이 종종 시험에 나오므로 알아두기 바란다.

(i) Prader-Willi 증후군

비만, 성기발육장애, 근육긴장저하, 정신적·육체적 발육지연에 당대사 이상을 동반하는 증후군

표 29 인슐린 수용체 이상증(A, B, C형)의 분류

	A형	B형	C형
성	여성에게 많다	여성에게 많다	여성에게 많다
연령	연소자	중년	연소자
임상증상	흑색표피증 다낭포 난소 남성화, 다모 조기발육	흑색표피증 자가면역질환합병 Sjögren 증후군 PSS*, SLE 등	흑색표피증 다낭포 난소 남성화, 다모
공복시 혈당 (mg/dl)	정상~200	낮은 수치~600	낮은 수치~정상
내당능 이상	(+)	(−)~(+)	(+)
인슐린 수용체의 변화 수 친화성	 감소 변화없음	 변화없음 저하	 변화없음 변화없음
항인슐린 수용체 항체	(−)	(+)	(−)
원인	인슐린 수용체 결손	항인슐린 수용체 항체	인슐린 수용체 이후의 이상

* 진행성 전신경화증(=전신피부경화증)
(progressive systemic sclerosis : PSS)

V

(ii) Werner 증후군

저신장, 노인형 얼굴, 사지말단의 강피증과 유사한 피부변화, 백내장, 뼈엉성증, 성기발육장애 등에 당대사 이상을 동반하는 증후군

(iii) Laurence-Moon-Biedl 증후군

비만, 망막색소 변성증, 지능저하, 생식샘기능저하 등에 당대사 이상을 동반하는 증후군

b. 임신 당뇨병

gestational diabetes mellitus : GDM

임신 당뇨병이란 임신 중에 생기는 당뇨병 또는 내당능 장애를 가리킨다. 흔히 틀리기 쉬운 것은 당뇨병 환자가 임신한 경우인데, 이 경우에는 임신 당뇨병이라 부르지 않으므로 주의하기 바란다. 당뇨병이 아닌 여성이 임신 중에 내당능이 저하되거나, 당뇨병이 되는 것을 임신 당뇨병이라고 한다. 그러면 왜 임신 당뇨병을 특별하게 취급하는가? 그것은 다음과 같은 이유 때문이다.

- **주산기 이상의 위험성이 크다**
- **출산 후 5~10년 이내에 당뇨병으로 이행될 위험이 크다**

임신 당뇨병은 전체 임산부의 1~2%에서 볼 수 있으며, 임신 당뇨병의 임산부 중에서 특히 거대아(4,000g 이상의 아이)를 출산한 산모의 30%가 당뇨병에 걸린다고 알려져 있다.

c. 내당능장애

impaired glucose tolerance : IGT

내당능장애란 WHO의 진단기준으로 당뇨병과 정상의 중간에 들어가는 장애의 총칭이다. 내당능장애에서 당뇨병으로 이행되는 경우가 혹시 많지 않을까 하는 생각이 들지만, 실제의 통계에서는 내당능장애에서 2형 당뇨병(NIDDM)으로 이행되는 경우는 매년 1~5% 정도로 그다지 많지 않다.

잠깐! 한 말씀

Somogyi effect

Somogyi effect란 무엇인가? 가끔 책에 나오므로 기억해 두는 것이 좋을 것이다.

인슐린 의존형(1형) 당뇨병에서는 새벽녘에 고혈당을 초래하는 경우가 있는데 이것을 Somogyi effect라고 한다. 왜 이런 현상이 일어나는가 하면, 식욕저하로 음식 섭취가 줄어들면 야간에 저혈당을 일으키기 쉬워지는데, 이때 혈당을 높이는 호르몬(부신피질호르몬, 갑상샘호르몬, catecholamine, glucagon 등)이 분비되어 혈당은 유지된다. 그러나 그 후 인슐린이 분비되지 않기 때문에 균형이 파괴되어, 오히려 혈당을 높이는 호르몬의 작용이 지속되기 때문에 새벽에 고혈당을 일으키게 되는 것이다. 이것이 Somogyi effect가 발생하는 이유이다.

2 1형 당뇨병(1형 DM)

insulin dependent diabetes mellitus : IDDM

1형 당뇨병은 랑게르한스섬(Langerhans' island)의 β세포로부터 인슐린 분비가 급격하게 감소되기 때문에 발생하는 병이다.

a. 원인

환자의 혈중에,

- **항랑게르한스섬항체**(islet-cell antibody : ICA)
- **보체결합성 랑게르한스섬 항체**(complement-fixing islet-cell antibody : CF-ICA)
- **항랑게르한스섬 세포표면 항체**(islet-cell surface Ab : ICSA)

등이 발견되기 때문에 자가면역질환으로 생각되고 있다.

또한 바이러스 감염증도 원인으로 생각되고 있는데, **coxsackie B군 4형, 유행성 이하선염(mumps), 홍역(measles), 풍진(rubella), cytomegalovirus 등의 바이러스**가 원인으로 생각된다.

또한 HLA 항원과의 관계도 원인으로 추측되고 있다. 즉, 백인에게는 HLA DR4, DR3, 동양인에게는 HLA DR4, DRw9가 환자에게 많이 나타나고 있어, 발병원인과의 관계가 주목을 받고 있다. 참고로 말하면 HLA DR4는 위에서 언급한 바이러스에 대하여 감수성이 높고, HLA DR3, DRw9는 자가면역질환을 갖고 있는 사람에게서 많이 발견되는 유형이다.

b. 증상

비교적 **젊은 연령층**에서 발병하여 급격하게 진행되는 경우가 많다는 것이 특징이다. 치료하지 않고 방치해 두면 사망하는 경우도 있다. 처음에는 전신권태감, 식욕저하 등의 비특이적인 증상에서 시작되어 환자 본인은 감기라고 생각해 방치해 두는 경우가 많은데 점차 **구갈, 다음, 다뇨, 체중감소** 등이 나타나 병원을 찾게 된다. 때로는 **복통**을 호소하는 경우도 있다. 계속 진행되면 기면상태로부터 혼수상태가 되어 그대로 사망한다. 나중에 좀 더 자세히 설명하겠지만, 인슐린이 결핍되는 결과 케톤체(ketone body)가 혈중에서 증가하기 때문에 케토산증(ketoacidosis)을 일으키기 쉬워, 그것이 혼수의 원인으로 생각된다.

3 2형 당뇨병(2형 DM)

non-insulin dependent diabetes mellitus : NIDDM

당뇨병의 대부분이 2형 당뇨병으로서, 역시 랑게르한스섬에서 glucose에 대한 인슐린 분비반응의 저하, 또는 인슐린 저항성이 중심이 되며 여기에 인슐린의 상대적 부족이 동반되어 발생하는 질환이다. 그러나 1형 당뇨병(IDDM)의 경우와는 달리 발병이 상당히 느리고 완만하다는 차이가 있다.

a. 원인

가족끼리 발생하는 경우가 많기 때문에, 유전적 소인이 강한 질환이라고 생각된다. 앞의 1형 당뇨병(IDDM)에서는 HLA가 관계하고 있어서 유전적 관계를 시사했는데, 2형 당뇨병(NIDDM)의 경우에는 그 이상으로 강한 유전적 관계가 존재한다고 알려져 있다. 2형 당뇨병(NIDDM)은 HLA와의 관련성이 없으므로, 2형 당뇨병의 발병에 관여하는 유전자는 HLA와는 전혀 무관한 장소에 있는 것으로 생각된다.

따라서 이러한 점에서 보면 1형 당뇨병(IDDM)과 2형 당뇨병(NIDDM)은 완전히 별개의 질환이라고 할 수 있다. 그러면 2형 당뇨병(NIDDM)의 발병과 관련된 유전자는 어디에 있는가 하는 것이 문제가 되는데, 이것은 현재로서 명확하게 밝혀지지 않고 있다.

b. 증상

1형 당뇨병(IDDM)과는 달리 2형 당뇨병(NIDDM)의 발병은 상당히 느리고 완만하며 중년 이후에 많이 나타나는 것이 특징이다. 또한 IDDM은 비교적 마른 사람에게서 많이 나타나는데 비해, NIDDM은 비만인 사람에게서 많이 나타난다는 특징도 있다. NIDDM 환자의 90% 이상은 발병 전에 몸이 비만하며, 유전적으로 당뇨병이 되기 쉽다는 근본적 원인 외에, 환경인자가 복합적으로 작용하여 증상이 나타나는 것으로 알려져 있다.

증상은 IDDM에도 나타나는 **피로감, 구갈, 다음, 다뇨, 체중감소**(앞에서 말한 바와 같이 NIDDM 환자의 대부분은 발병 전에는 비만이지만, 발병시에 일시적으로 약간 마른다)가 나타나지만, NIDDM의 경우에는 발병이 느리고 완만하기 때문에 매우 다양한 증상이 나타난다. 그 외에 NIDDM에서 나타나는 증상을 요약하면 아래와 같다.

- **피부증상** : 만성 화농성 피부염증
- **시력장애** : 백내장
- **신경증상** : 당뇨병신경병증(diabetic neuropathy, 말초신경장애가 나타나는데, 이것은 지각신경 우위의 장애이다)
- **기타** : 감염성 증가

마지막으로 1형 당뇨병(IDDM)과 2형 당뇨병(NIDDM)의 차이에 대해서 정리하면 **표 30**과 같다.

표 30 IDDM과 NIDDM의 차이

	IDDM	NIDDM
빈도	5% 이하	70% 이상
발병연령	15세 이하	40세 이상
임상증상	급격하게 나타나며 마른체형에 많다	느리고 완만하게 나타나며 비만체형에 많다
가족력	−	+++
HLA와의 상관관계	+	−
ICA	++	−
바이러스 감염	+	−
자가면역질환과의 합병	+	−
혈중 인슐린	↓↓	↑~↓
인슐린 감수성	높다	낮다

4 당뇨병의 진단

당뇨병이라고 진단하기 위해서는 다음과 같은 과정이 필요하다.

1) 다음 사항 중 어느 것이라도 해당되는 경우에는 당뇨병형이라고 판정한다.

① 수시로 측정한 혈당치가 200mg/dl 이상이다.
② 아침 공복시 혈당이 126mg/dl 이상이다.
③ 75g 포도당 부하시험에서 2시간 수치가 200mg/dl 이상이다.

2) 상기 1)에 추가해서 다음 4항목 가운데 어느 한 가지라도 있는 경우에 당뇨병이라고 진단한다.

① 당뇨병 특유의 증상(구갈, 다음, 다뇨, 체중감소 등)이 나타난다.
② HbA_{1c}가 6.5% 이상이다.
③ 현재 「당뇨병형」이라고 판정되었으며, 과거의 검사에서 높은 혈당치가 나온 적이 있다.
④ 당뇨병 망막증이 있다.

3) 다른 날 검사해서 상기의 1)이 다시 확인된 경우, 2)가 없어도 당뇨병이라고 진단한다.

* 「당뇨병형」이란 어디까지나 검사상의 소견을 말하며, 당뇨병이라고 진단하려면 2회의 검사가 필요하다.

5 당뇨병의 검사

a. 경구 포도당 부하시험 (OGTT)

OGTT에 대해서 간단히 설명하겠다.

OGTT는 피검자에게 포도당을 복용시키고, 시간의 경과에 따라 혈당치를 측정하는 검사이다. 투여하는 포도당의 양은 100, 75, 50g이며, 방법에 따라 차이가 있지만 **현재는 보통 75g이 사용되고 있다.**

표 31　75g 경구 포도당 부하시험에 의한 판정구분과 판정기준

	혈당측정시간			판정 구분
	공복시		부하 후 2시간	
glucose 농도 (정맥혈장)	126mg/dl 이상	◀ 또는 ▶	200mg/dl 이상	당뇨병형
	당뇨병형에도 정상형에도 속하지 않는 것			경계형
	110mg/dl 미만	◀ 그리고 ▶	140mg/dl 미만	정상형

성인에게는 75g, 소아에게는 1.75g/체중(kg)(최대 75g)의 포도당을 200~350ml의 물에 녹여, 하룻밤 금식한 피검자에게 마시게 한다.

마시기 전 공복시의 혈당을 측정하고, 마신 후에는 30~60분 간격으로 120분, 경우에 따라서는 180분에도 채혈하여 혈당을 측정한다. 필요에 따라 혈중의 인슐린 농도도 측정한다. 결과는 다음과 같이 판정한다(**표 31**).

b. IRI(혈장 인슐린수치)

혈중 인슐린 농도는 면역항체법에 의해 측정되므로, immunoreactive insulin(IRI)으로 불린다. 혈장 인슐린의 정상치는 3~17μU/ml로, OGTT를 시행하면 30분 후에 50μU/ml까지 상승하였다가 2시간이 지나면 원래대로 돌아간다. 당뇨병의 경우, 인슐린 수치의 상승이 지연된다. **그림 88**에 OGTT를 시행했을 때의 혈당과 혈장 인슐린 농도의 시간적 변화모습을 나타내었다(**그림 88**).

또한 앞에서 설명한 것처럼 IRI는 반드시 랑게르한스섬(Langerhans' island)에서 분비되는 인슐린의 양을 반영하는 것은 아니기 때문에 혈장 C-peptide(CPR) 수치를 참고로 하는 경우가 있다(p.158).

V

그림 88　OGTT를 시행했을 때의 혈당과 혈장 인슐린 농도의 시간적 변화 형태

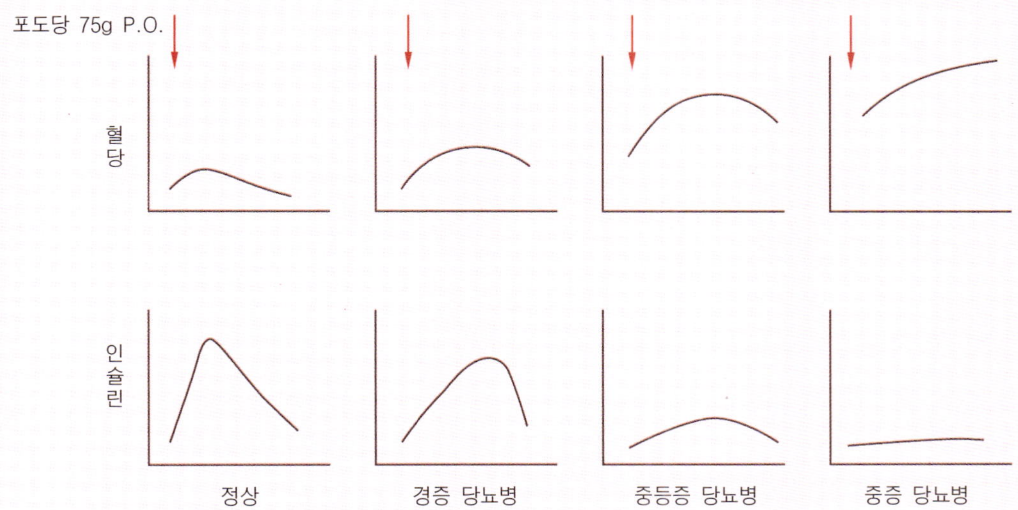

c. 당뇨병의 조절 지표

당화 헤모글로빈(glycosylated hemoglobin)과 **당화 알부민**(glycosylated albumin ; GA)이 있다. 앞에서도 설명한 것처럼 당화 헤모글로빈은 Hb의 α chain이나 β chain에 포도당이 결합한 HbA1c를 말한다. 당뇨병 환자에서는 혈당이 조절되지 않으면 HbA_{1c}의 양이 증가한다. 치료에 의해 혈당이나 요당이 정상화되어도, HbA_{1c}의 정상화는 1~2개월 늦어지기 때문에 **측정시를 기준으로 1~2개월 전의 혈당 상태를 반영**한다. 한편 당화 알부민도 과거의 혈당상태를 반영하는 검사로, 이것은 **1~2주일 전의 혈당상태**를 추측하는 데에 사용된다.

이와 같은 검사가 필요한 이유는, 당뇨병 환자 중에는 식사요법, 운동요법, 약물요법 등을 실천한다고 해도 평상시에는 식사에 주의하지 않다가, 병원에 오기 2~3일 전에만 식사에 조심하거나 약을 먹거나 해서 당뇨수치만 정상으로 보이려고 하는 사람이 있기 때문이다. 그러나 그러한 것은 아무 의미도 없고, 의사의 입장에서는 그 환자가 평상시에 혈당을 정상으로 유지하기 위해 어떠한 방법으로 치료를 계속하고 있는가를 알아야 한다. 그러한 경우, 과거의 혈당 상태를 반영해 주는 검사가 매우 편리하다.

또한 최근에는 **혈청 1,5-Anhydro-D-glucitol**이 혈당의 지표로서 이용되고 있다. 이것은 혈당의 상승에 반비례해서 그 측정치가 감소한다. 정상치는 14μg/ml 이상이지만 **당뇨병에서는 낮은 수치**가 된다.

6 당뇨병성 혼수

당뇨병의 급성 합병증

당뇨병에서 볼 수 있는 특수한 병태의 한 가지로 당뇨병성 혼수가 있다. 이것은 아래와 같이 분류되고 있다.

① **당뇨병성 케톤산증 혼수**(diabetic ketoacidotic coma)
② **비케톤성 고삼투압성 당뇨병성 혼수**(nonketotic hyperosmolar diabetic coma)
③ **젖산산증에 의한 혼수**(lactic acidosis에 의한 coma)
④ **저혈당성 혼수**(hypoglycemic coma)
⑤ 혼합형

이들 중에서 치료상 문제가 되는 것은 저혈당성 혼수와 그 이외의 혼수와의 감별이다. 치료법이 완전히 정반대가 되기 때문에 가장 먼저 이것부터 감별하지 않으면 안 된다.

저혈당성 혼수는 당뇨병의 치료 중에 insulin의 과잉효과가 원인이 되어 발생한다는 점이 가장 중요하다. 따라서 당뇨병 환자가 혼수상태로 병원에 실려 온 경우는 곧바로 혈당을 측정하여 저혈당성 혼수인지 아니면 그 외의 원인으로 혼수가 되었는지를 감별해야만 한다. 또한 곧바로 혈당을 측정할 수 없는 경우라고 해도, 아무런 처치 없이 시간만 허비하지 말고 **일단 포도당 정맥주사를 시도해 보아야 한다**. 저혈당성 혼수라면 이 처치는 치료적 진단으로 연결되기 때문이다.

저혈당성 혼수 외에는 diabetic ketoacidotic coma, nonketotic hyperosmolar diabetic coma, lactic acidosis에 의한 혼수의 3가지 감별이 중요하다. 그러나 이들 3가지는 원래 인슐린의 결핍을 기반으로 하여 일어나는 질환군이기 때문에 각기 중복되는 부분이 있다(**그림 89**).

그러면, 각 병태에 대해서 자세히 살펴보기로 하자.

a. 당뇨병성 케톤산증 혼수

diabetic ketoacidotic coma

1) 병태생리

당뇨병성 케토산증 혼수는 처음 발생해서 아직 치료되지 않은 1형 당뇨병(IDDM)이나 IDDM 환자가 치료에 사용하던 인슐린을 갑자기 중단했을 때나, 2형 당뇨병(NIDDM) 환자가 감염증을 일으켰거나 폭음, 폭식을 했을 때(페트병 증후군)에 발생한다. 이와 같이 유인이 되는 것은 여러 가지가 있지만, 원인을 한 마디로 말하면, **"인슐린 작용의 극도의 부족"**이다.

그림 89 **당뇨병(인슐린 결핍증)성 혼수와 고삼투압, ketosis, acidosis, lactic acidosis와의 관계**

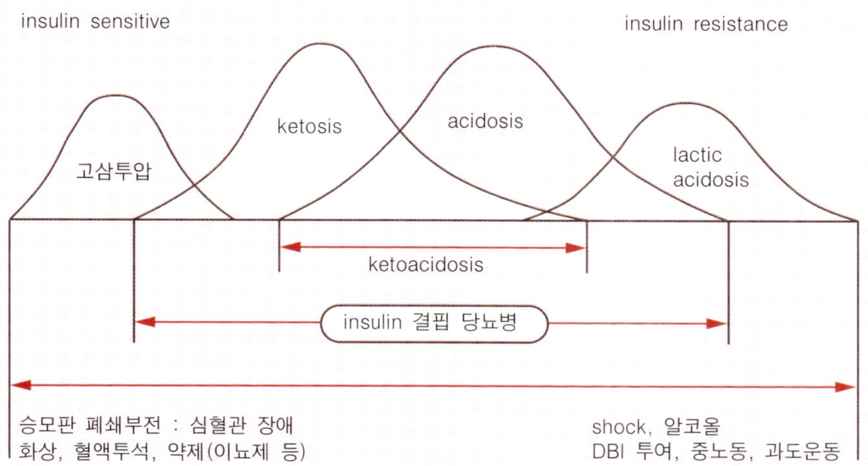

따라서 병태생리를 생각할 때에는 "인슐린 작용이 부족한 경우 어떠한 일이 발생하는가?"하는 점에 초점을 맞추면 된다. 여기에는 총론 부분에서 공부한 "인슐린의 작용"에 관한 지식이 필요하다(p.156).

인슐린은 간, 근육, 지방조직에 작용해서 glycogen의 합성을 촉진하기도 하고, 당 신생계의 key enzyme의 유도를 억제하거나 지방의 합성을 촉진하기도 한다. 인슐린이 부족한 경우에는 이것과 정반대의 일이 일어난다. 즉, glycogen의 분해가 촉진되어 당 신생이 항진되고, 이어서 지방분해가 촉진된다. 순서대로 설명하자면, 우선 간에서 glycogen의 분해가 촉진되어 당 신생이 항진되기 때문에 **혈당치가 상승**한다. 또한 지방조직에서는 지방분해가 일어나 지방산과 글리세롤로서 혈중으로 방출되지만, 그것은 간에 모이기 때문에 **간에서의 지방산의 농도가 높아진다**. 그러나 간에서도 지방의 분해가 항진되어 과잉으로 모여 있던 지방산은 acetyl-CoA로 변하게 되고, 이어서 acetoacetyl-CoA로 바뀌어 acetic acid가 됨으로써 ketosis를 일으키게 된다.

"ketoacidosis"라는 것은 ketone body가 혈중에 증가하기 때문에 발생하는 acidosis를 가리키는 것인데, 이 ketone body라고 하는 것은 실제로 생체내에서 발생하는 3종류의 ketone을 총칭하는 말이다.

그 세 종류는 아래와 같다.

- acetic acid
- β-hydroxybutyric acid
- acetone

이들 가운데 acetic acid와 β-hydroxybutyric acid가 **혈액을 산성으로 만드는 작용을 하고 있다**. 그리고 이와 같은 케톤체(ketone body) 생산의 근본 원인은 acetyl-CoA이 acetoacetyl-CoA로 전환되는 데 있다는 점이 중요하다. 그러나 이것만으로 혼수상태가 되지는 않는다. acidosis 상태에, 다시 고혈당에 의한 삼투압 이뇨가 일어나는 결과 신장으로부터 물, Na, K, P 등이 상실(**일종의 탈수상태**)되며, 그것이 다시 순환혈액량의 저하, 혈압의 저하를 야기함으로써 당뇨병성 혼수에 빠지는 것이다.

2) 증상

병태생리를 이해하였으면 대략 짐작할 수 있으리라 생각되므로 간단하게 열거하겠다.

① 급격한 구갈, 다음

탈수에 의해 일어난다.

② **식욕저하,** 메스꺼움, 구토, 체중감소

acidosis에 의한 영향이나 anti-insulin hormone 작용의 상대적 상승에 의한 이화의 항진 때문에 발생한다.

③ **전해질 균형의 붕괴**

고혈당에 의한 삼투압 이뇨의 결과 발생한다.

④ **피부점막의 건조, 혈압의 저하,** 쇼크

탈수에 의해 일어난다.

⑤ **Kussmaul 호흡**

대사성 산증을 보상하기 위한 과다호흡(hyperventilation)을 말한다. 깊고 잦은 호흡이다. 이 과다호흡의 유무가 ketoacidosis와 non-ketotic hyperosmolar coma(acidosis는 되지 않는다)의 감별에 중요한 증상이 된다.

⑥ **호기의 아세톤 냄새**

혈중의 아세톤(acetone)이 날숨 중에 배설되기 때문이다.

V

3) 검사

당뇨병성 케토산증 혼수의 경우에는 진단에 시간을 소비할 여유가 없기 때문에, 필요 최소한의 검사만을 신속하게 끝낸 다음 곧 치료를 시작해야 한다. 그 최소한의 검사는 다음과 같다.

① **요당** : 강한 양성을 나타낸다.
② **혈당** : 매우 높은 수치를 나타낸다.
③ **요중 케톤체(ketone body)** : 양성을 나타낸다.
④ **혈청 케톤체** : 양성을 나타낸다.
⑤ hematocrit : 탈수 때문에 높은 수치를 나타낸다.
⑥ **백혈구수** : 증가한다.
⑦ **심전도** : 전해질 균형의 붕괴에 의해 변화가 나타난다.

이 모든 것을 검사할 수 없는 경우라도 최소한 요당, 혈당, 요중 케톤체, 혈청 케톤체만은 측정해야 한다. 또한 이러한 생화학적 검사 외에도 체온, 맥박수, 호흡수, 혈압, 요량 등을 항시 모니터해야 한다.

또한 동맥혈 pH, PO_2, PCO_2 등도 시간의 경과에 따라 추적할 필요가 있다.

4) 치료

여기에는 분명한 순서가 있으므로 그 흐름을 우선 정확히 이해해야 한다. 먼저,

① 생리식염수를 1,000ml/시간(14~20ml/kg/시간)의 속도로 정맥주사한다(단 고령자나 소아인 경우에는 7~10ml/kg/시간으로 한다). 원칙적으로 7% 중조수에 의한 acidosis의 교정은 실시하지 않는다.
② 속효형 인슐린 0.2U/kg형을 정맥주사한 후, 소량의 생리식염수에 섞은 속효형 인슐린 소량을 0.1U/kg/시간 속도로 정맥내로 지속적으로 주입한다. 그 다음, 혈당치에 맞춰 투여량을 증감한다. 혈당치가 250mg/dl 전후가 되면 0.45% 식염수로 변경하고 총 주사량의 절반은 5% 포도당액으로 보충한다.
③ acidosis에서는 혈청 K이 높은 수치를 나타내는 경우가 많으므로, 인슐린의 보충으로 K이 급속하게 세포 밖에서 세포 안으로 이동하여 저칼륨혈증(hypokalemia)을 나타내기 쉽다. 그러므로 경과에 따라 K의 보충도 필요하게 된다. K의 투여량은 보통 20mEq/시간 이하의 속도로 한다.
④ **의식이 돌아오면 당질을 보충해 준다.**

이상이 치료의 대략적인 흐름이다.

이와 같이 치료방법이 명확해졌기 때문인지 최근에는 사망률이 1% 이하로 감소되었다.

b. 비케톤성 고삼투압성 당뇨병성 혼수

non-ketotic hyperosmolar diabetic coma

1) 병리생태

비케톤성 고삼투압성 당뇨병성 혼수는 steroid **치료,** thiazide**계 이뇨제**, 뇌졸중, **심근경색, 췌장염, 신장장애**, 감염증, **폭음 폭식**, 수술 등이 원인이 되어 발생한다. **전형적인 예는 고령의 2형 당뇨병(NIDDM) 환자에**

게서 볼 수 있지만, 원인질환인 당뇨병이 없어도 발생하는 것이 비케톤성 고삼투압성 당뇨병성 혼수의 특징이다. 원인도 인슐린 작용의 부족만으로는 설명이 되지 않는다. 따라서 병태생리도 당뇨병성 케톤산증 혼수(diabetic ketoacidotic coma)와 유사하지만, 어느 정도 혈중의 인슐린이 유지되고 있기 때문에 지방이 분해되지 않고, 케톤체도 생산되지 않는다. 그러나 혈당치만은 상승하므로 혈장삼투압의 상승이나 탈수 등의 증상은 일어난다. 이와 같은 병태로 "비케톤성 고삼투압성(non-ketotic hyperosmolar)"이라는 상태가 발생하는 것이다.

2) 증상

다음과 같은 증상이 나타난다.

① **참기 어려운 갈증, 다음, 다뇨** : 탈수 정도가 매우 심하다

② **오심, 구토, 복통**

③ **심한 권태감**

④ **토혈, 혼수**

⑤ **과다호흡은 일어나지 않는다**

3) 검사

검사소견에는 아래와 같은 특징이 있다.

① **현저한 고혈당**

② **고나트륨혈증(hypernatremia)**

③ **혈장삼투압 증가(350mOsm/kg 이상)**

④ **ketone체는 혈중이나 요중에서 모두 적다**

참고로 말하면, 혈장삼투압은 아래와 같은 식으로 계산할 수 있다.

혈장삼투압 = 2(Na + K) + 혈당/18 + BUN/2.8

4) 치료

치료는 당뇨병성 케토산증 혼수(diabetic ketoacidotic coma)의 경우와 거의 같지만, 한 가지 다른 점은 보통의 생리식염수 대신에 **0.45%의 저장(hypotonic) 식염수를 사용**한다는 것이다. 이것은 비케톤성 고삼투압성 당뇨병성 혼수 환자의 혈장삼투압이 비정상적으로 높기 때문이다.

비케톤성 고삼투압성 당뇨병성 혼수의 사망률은 고령 환자가 많다는 원인도 있어서, 상당히 높아 50% 정도가 된다.

C. 젖산산증(lactic acidosis)에 의한 혼수

1) 병태생리

lactic acidosis에 의한 혼수도 당뇨병에만 국한되는 것이 아니고 심한 저산소혈증을 일으키는 상황으로, lactic acid의 생산이 증가하는 상황에서는 어떠한 경우에도 일어날 수 있다. 그러나 이것이 당뇨병 중에서 주목을 받게 된 이유 중 한 가지는 당뇨병의 치료약으로 사용되는 **biguanide계 약제의 부작용** 때문이라고 생각된다.

biguanide계 약제는 혐기성 해당계를 촉진하여 당신생을 억제하는 작용이 있다. 따라서 혐기성 해당계의 최종 산물인 **lactic acid**가 축적되기 쉬운 상황이 발생되는 것이다. biguanide계 약제를 사용할 때에는 그 작용기전을 이해해서 **lactic acidosis가 발생되기 쉽다는 것을 충분히 고려해야 한다.**

그 밖의 lactic acidosis성 혼수의 원인으로서는 감염증, 신장장애, 간질환 등이 있다. 이 모두에서 lactic acid의 생산이 증가하고, 더구나 lactic acid의 이용이 장애를 받는 경우에는 lactic acidosis성 혼수가 발생한다.

2) 증상

lactic acidosis성 혼수는 증상이 급격하게 나타나는데, 특히 다음과 같은 주요 증상이 나타난다.

① **심한 권태감**

② **무력감**

③ **오심, 구토, 복통**

④ **Kussmaul 호흡**

3) 검사소견

"**고혈당은 그다지 뚜렷하지 않다**"는 점이 중요하다.

또 lactic acid가 높은 수치를 나타내기 때문에 주된 검사소견은 다음과 같다.

① **동맥혈 pH가 저하된다.**
② **중탄산이온(HCO_3^-)의 농도가 저하된다.**
③ **PCO_2가 저하된다**(대사성 산증을 보상하기 위해 과다호흡이 되기 때문).
④ **anion gap이 증가한다.**

4) 치료

치료는 당뇨병성 케토산증 혼수의 경우와 같지만, 예후가 불량하며 사망률도 높다.

7 당뇨병의 만성 합병증

만일 당뇨병이 혈당치만 높아질 뿐, 그 밖에 다른 증상을 일으키지 않는다면 전혀 두려워할 필요가 없을 것이다. 당뇨병을 치료하기 힘든 병으로 생각하는 한 가지 이유는 높은 수치의 혈당치가 장기간 지속될 경우에 발생하는 다양한 신체적 합병증에 있다. 당뇨병은 "합병증의 질환"이라고 할 정도로 당뇨병의 신체적 합병증은 중요한 문제점이다.

당뇨병의 만성적 합병증에 의한 증상은 간단하게 설명할 수 없을 정도로 매우 다양하다. 신체적 소견만을 정리해 보아도 **그림 90**과 같이 매우 많다.

왜 고혈당 상태가 장기간 지속되면 다양한 신체적 합병증이 나타나는가 하는 것은 매우 흥미있는 문제이지만, 상세한 기전에 대해서는 아직 명확하게 밝혀지지 않은 상태이다. 그러나 최근 점차 해명되고 있는 것은 "**장기적인 고혈당 상태에서는 혈관장애가 촉진된다**"는 점이다. 그리고 혈관장애야말로 뒤이어 발생하는 모든 병의 근원이라는 사실도 밝혀졌다. 그러면 왜 고혈당 상태가 혈관장애를 촉진하는가 하는 점인데 이것에 대해서는 아직 일반적으로 인정되는 견해가 없다.

그러면, 좀 더 구체적으로 당뇨병에서 나타나는 신체적 합병증을 분류해 보자.

a. 만성 합병증에 대한 견해

당뇨병에서 나타나는 신체적 합병증은 일반적으로 3가지로 분류한다.

- **당뇨망막병증**(diabetic retinopathy)
- **당뇨병콩팥병증**(diabetic nephropathy)
- **당뇨병신경병증**(diabetic neuropathy)

이들 3가지 신체 합병증은 전혀 관계가 없는 것처럼 보이지만, 실은 공통되는 점이 매우 많다. 그리고 그 공통된 병태가 앞에서 말한 혈관장애인 것이다.

혈관이라고 하면 대동맥과 같이 매우 굵은 혈관도 있고 모세혈관과 같이 가는 혈관도 있어 그 장애의 범위가 매우 넓다. 당뇨병의 경우에는 이와 같이 넓은 범위의 혈관들이 침범당한다고 생각하면 된다. 상세한 것은 나중에 설명하기로 하고, 지금은 위에서 말한 신체합병증이 혈관장애라는 병태와 어떻게 관련되어 있는지 살펴보기로 하자.

당뇨병콩팥병증, 신경장애, 망막증 등이 나타나는 어떤 장기(또는 기관)에도 아주 가느다란 혈관이 분포되어 있다. 신장에는 모세혈관이 실타래처럼 모여 있는

잠깐! 한 말씀 **당뇨병의 만성 합병증에 관한 최근의 연구**

합병증의 발생기전에 관해서는 아직 불분명한 점이 많지만 주로 고혈당에 의한 polyol 대사의 항진이나 세포내외 단백질의 비효소적인 당화 항진에 초점을 맞춘 연구가 진행되고 있다. 특히 고혈당 상태에서 polyol 대사가 항진되어 세포내에 sorbitol이 축적됨으로써, 세포기능이 장애를 받아 합병증이 진행된다는 가설(polyol 대사 이상설)은 많은 실험적 연구에 의해 지지를 받고 있어 몇 가지 가설 중에서 가장 유력하다.

따라서 이들 대사과정을 억제하는 약으로서 각종 알도스 환원효소 억제제(aldose reductase inhibitor ; ARI)나 aminoguanidine 등의 약제가 개발되어, 합병증의 진행을 막기 위한 기초적, 임상적 연구가 진행되고 있다.

토리라고 하는 구조가 있어 혈액의 여과라고 하는 중요한 역할을 하고 있다. 또한 신경의 경우에도, 말초신경 주위에는 매우 가는 혈관들이 둘러싸고 있어, 이 혈관들이 신경에 영양을 공급해 말초신경이 기능을 발휘하는 데 중요한 역할을 하고 있다.

망막의 경우에도 역시 매우 가는 혈관이 시각세포 등에 영양을 보내고 있다.

신장이나 말초신경(특히 자율신경) 등은 몸 전체의 기능을 조절하는 데 있어서도 매우 중요한 역할을 하기 때문에, 이들의 기능 장애는 중대한 영향을 미칠 가능성이 있다.

이들 신체적 합병증의 형성 원인이 공통되어 있다는 것은, 또 한 가지 중요한 점을 시사해 준다. 그것은 당뇨병 환자를 진찰할 때, 명확하게 신장장애가 원인

그림 90 **당뇨병의 신체소견**

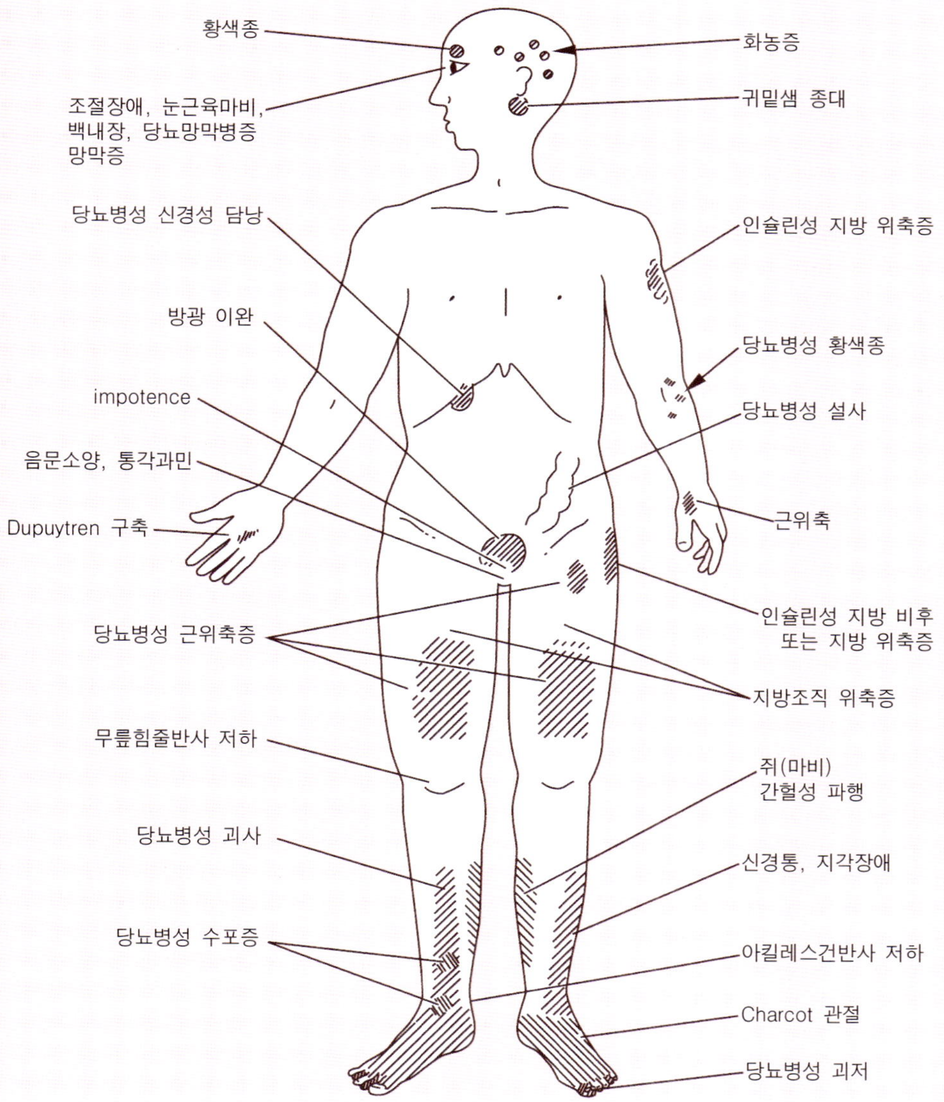

으로 생각되는 합병증이 나타났을 때에는, 동시에 신경이나 망막 등에도 어떠한 장애가 미치고 있을 가능성을 생각해야 한다는 점이다.

당뇨병에 의한 신체적 합병증은 약간의 정도의 차이는 있지만, 거의 전신에 균등하게 미친다고 생각되기 때문에 만일 어떤 장기의 장애가 관찰되었을 경우에는 반드시 다른 장기에 대해서도 생각하지 않으면 안 된다. 이 점이 당뇨병 환자를 치료하는 데 있어서 중요하다.

그러면 다음으로 당뇨병에서 나타나는 신체 합병증의 가장 기본적인 병태생리인 "혈관장애"에 대해서 자세히 살펴보기로 하자.

8 당뇨병에서의 혈관장애

앞에서도 설명했듯이 당뇨병에서는 전신의 혈관이 전반적으로 장애를 받는 것이 특징 중의 하나이다. 여기서는 대혈관 장애와 미세혈관 장애의 두 가지로 나누어 설명하겠다.

V

a. 대혈관 장애

대혈관이라고 해도 대동맥과 같이 아주 굵은 혈관만이 아니라, 빗장뼈아래동맥, 넙다리동맥, 심장동맥과 같이 중간 정도의 굵기를 가진 혈관까지 포함해서 생각해 보자. 당뇨병에 걸리면 이들 혈관에 대체 어떤 일이 일어나는가?

한 마디로 말하면, "**동맥경화의 촉진**"이다. 여러분도 잘 알고 있겠지만 동맥경화가 촉진되면 혈관의 내강이 좁아지고 협착이 일어난다. 그렇게 되면 혈관은 조직으로 충분한 혈액을 보낼 수 없게 되므로 조직의 허혈, 나아가서는 경색, 괴사가 일어나는 것이다.

1) 허혈성 심장질환, 심근경색

동맥경화의 결과로서 일어나는 무서운 질환의 하나가 **심근경색**이다. 당뇨병으로 일어나는 심근경색에는 중요한 특징이 있다. 그것은 "**통증이 없다**"는 점이다. 당뇨병의 경우 신경장애가 동반되는 경우가 많기 때문에 **통각이 마비되어 통증을 느끼지 못하는** 경우가 있다(통증이 있다고 해도, 치아, 등, 목 등의 방산통〈radiating pain〉이다). 이와 같은 **무통성 심근경색**(silent myocardial infarction이라고도 한다)은 심근경색 전체의 약 10% 정도를 차지한다. 그 모두가 당뇨병에 의한 것이라고는 말할 수 없지만, **무통성 심근경색을 발견했을 경우에는 반드시 당뇨병의 이환 여부를 고려해서 검사해야 한다.** 당뇨병에 동반된 심근경색은 예후가 매우 나빠, 심근경색 후 단기 사망률은 10~20%로서 당뇨병 환자가 아닌 경우의 1.2~2.0배이다.

2) 뇌경색

이것도 무서운 질환의 하나이다. 비교적 굵은 혈관이 단번에 폐색되어 큰 뇌경색을 일으키는 경우도 있지만, 당뇨병의 경우에는 혈관 전체가 서서히 장애를 받아가기 때문에 가는 혈관이 폐색됨으로써 작은 경색이 다발하며, 최종적으로는 큰 혈관이 폐색되는 경과를 보인다. 뇌바닥동맥에 동맥경화가 진행되어, 뇌경색이 되는 경우가 비교적 많다. **당뇨병에 의한 뇌경색의 경우에도 역시 예후가 나쁘며**, 특히 장애를 받은 신경기능의 회복이 느린 것이 특징이다.

3) 다리의 괴저

당뇨병성 괴저(diabetic gangrene)라고도 불리는데, 당뇨병에서는 가장 주목받는 증상의 한 가지라고 할 수 있다. 이것의 원인도 폐색성 동맥경화증에 있지만, 심근경색일 때와 마찬가지로 통각신경이 먼저 장애를 받기 때문에 환자는 **그림 91**과 같은 정도까지 증상이 진행되어도 통증을 호소하지 않고 방치해 두는 경우가 있다.

이와 같은 상태로 방치한 경우에는 틀림없이 감염증을 동반한다고 보아야 한다. 특히 부패균이라고도 할 만한 혐기균(anaerobe)에 감염되면 매우 고생하게 되는데, 예를 들어 **가스괴저균(gas gangrene) 등의 감염에서는 다리의 광범위한 조직에 가스가 정체되어 다리가 크게 부어오르는 경우가 있다.**

그림 91 **당뇨병성 괴저(ATLAS② 참조)**

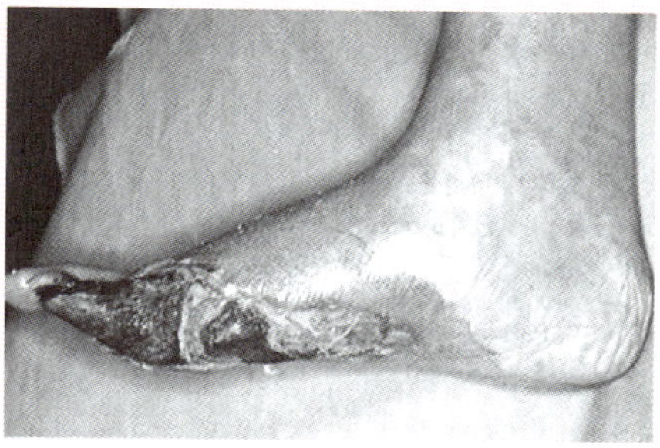

(『국시 매뉴얼 100% 피부과〈제4판〉』 의학교육출판사, 2005.에서 전재)

b. 미세혈관 장애

미세혈관이란 모세혈관과 같은 매우 가는 혈관을 의미한다. 당뇨망막병증(diabetic retinopathy)과 당뇨병콩팥병증(diabetic nephropathy) 등도 이러한 혈관장애의 범주에 들어간다.

1) 당뇨병성 심장근육병증

앞에서 대혈관의 장애로 인해 허혈성 심장질환, 심근경색이 일어난다고 설명하였다. 굵은 관상동맥에 병변이 없어도, 말초의 모세혈관이 장애를 받으면 심장근육병증과 유사한 증상을 보이는 경우가 있다. 심장근육병증의 증상은 심장기능상실 증상(피로감, 운동시의 호흡곤란, 앉아숨쉬기〈orthopnea〉 등)을 말한다. 허혈성 심장질환의 경우에도 심장기능상실 증상이 나타나는 것을 고려하여 진단시에는 심전도와 관상동맥조영 등을 실시한다. 이들 검사에서 관상동맥 장애가 없음에도 불구하고 심장기능상실 증상만 지속되는 경우에는 당뇨병성 심장근육병증을 의심해야 한다.

2) 당뇨망막병증

당뇨망막병증은 당뇨병에 걸려 10년 정도 경과하고 나서 나타나는, 당뇨병에 특이적인 증상이다. 당뇨병 환자의 약 반수가 당뇨망막병증을 가지고 있다. 당뇨망막병증은 진행 단계에 따라 크게 세 가지로 나누어진다(**표 32**).

표 32 당뇨망막병증의 분류

망막증 (−) ⇨ 망막증이 발견되지 않는다.
망막증 (+)

I. 단순성 망막증
(non−proliferative diabetic retinopathy)
망막내의 병변(A)
A : 모세혈관류, 점·얼룩모양의 출혈, 경성백반, 부종

II. 전증식성 망막증
(preproliferative diabetic retinopathy) (A+B)
B : 표층 병변(연성백반, 선상출혈)
고도의 정맥변화(염주모양, loop 형성, 중복화 등)
망막내 미세혈관 이상
그 외에 세동맥의 백선화

III. 증식성 망막증(proliferative diabetic retinopathy)
C : 신생혈관, 섬유증식, 망막전·유리체 출혈, 견인성 박리

황반증 ⇨ 황반부위의 병변으로 시력장애를 일으킨다.
황반부위의 백반축적, 부종, 허혈, 변성
증식정지(진정화) ⇨ 안과적 치료 또는
자연경과로 진정화

① 단순성 망막증(비증식형 망막증)
② 전(前)증식성 망막증
③ 증식성 망막증

'단순성 → 전(前)증식성 → 증식성'의 순서로 진행되며, 안저소견도 그와 함께 추가된다.

분류에 따라 A, B, C 모두가 갖추어진 증식성 망막증의 안저사진과 그 형광 안저(눈바닥)조영사진을 참고하기 바란다(**그림 92**). 왜 이와 같은 소견이 가능한지 그 기전을 살펴보자.

① 단순성 망막증

먼저, 단순성 망막증일 때에는 어떤 일이 일어나는가? 단순성 망막증에서 처음으로 일어나는 일은 모세혈관의 폐색과 모세혈관류이다. 당뇨병이 되면 어떤 기전에 의해 안저의 모세혈관이 장애를 받아 내강의 폐색이 일어난다. 혈관이 막히면 혈류도 막혀버리기

때문에 혈관내 압력이 높아져 모세혈관류가 형성된다. 이것이 단순성 망막증에서 가장 먼저 일어나는 현상이다.

이와 같이 형성된 모세혈관류는 결국 혈관내압의 상승에 견디지 못하고 파열되어 버린다. 이때 작은 점상 출혈이 일어난다. 또 파열이 일어나지 않아도 모세혈관에서 누출이 발생해 망막이 붓는다. 이러한 누출물은 망막 심층에 달라붙어 경성백반을 형성한다. 이러한 현상이 일어나는 시기가 단순성 망막증의 시기이다. 이 시기는 진행이 비교적 완만하여 황반부가 침범당하지 않는 한 시력의 저하가 일어나지는 않는다. 또한 예후도 양호하다. 그러나 종종 병변이 황반부(시야의 중심을 보는 중요 부분)에 집중되는 경우가 있는데, 이것을 당뇨병성 황반증이라고 부른다. 이 상태가 되면 시력도 저하하고 시력의 예후도 나쁘지만 증식성 망막증으로 진행하여 실명을 하는 경우는 적다. 또 단순성 망막증의 시기는 병변의 진행이 가역적이다. 즉 이 시기에 혈당치를 정상화시키면 병변부위가 더 이상 진행되는 것을 막을 수 있다.

② 전(前)증식성 망막증

표 32에 A+B라고 되어 있듯이, 전(前)증식성 망

그림 92 **분류 A+B+C에 해당하는 증식성 망막증**

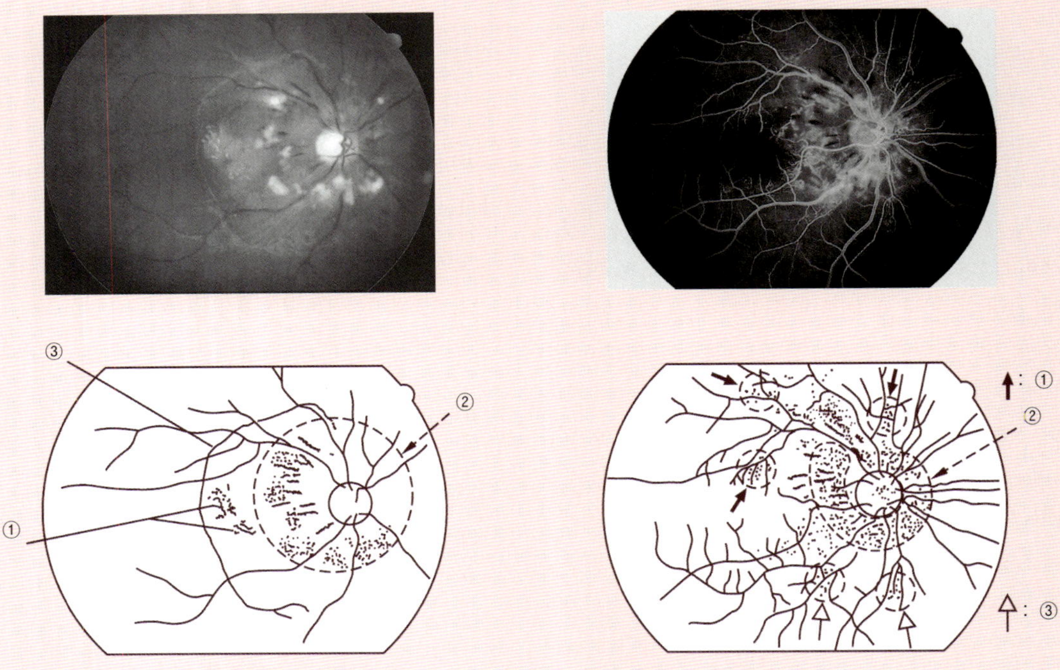

안저사진(ATLAS③ 참조)

① 황반부위 근처에서 경성백반이 발견된다 → 분류 A
② 시신경 유두를 향해 연성백반, 선상출혈이 발견된다 → 분류 B
③ 섬유성 증식이 발견된다 → 분류 C

형광 안저사진

① 망막동맥에 점모양의 모세혈관류가 존재한다 → 분류 A
② 연성백반(cotton-wool patch), 선상출혈에 해당하는 부분에 형광색소의 누출이 발견된다 → 분류 B
③ 일부에서는 신생혈관이 발견된다 → 분류 C

막증에서는 단순성 망막증의 소견 외에 연성백반과 정맥확장 등의 소견이 나타난다. 연성백반은 경계가 선명하지 않은 망막 표층에서 하얗게 혼탁된 부분을 말한다. 이것은 모세혈관의 폐색부위에 해당하며, 그 혈관으로부터의 누출이라 생각된다. 경성백반은 망막의 심층에서 발생하지만, 연성백반은 유리체에 가까운 망막의 표층에 발생한다는 차이가 있다.

③ 증식성 망막증

출혈과 삼출물이 점차 증가하여 경성백반과 연성백반이 더 많이 발생하면 그 부분을 중심으로 파열된 모세혈관을 복구하기 위해서 새로운 혈관이 재생하게 된다.

이 신생혈관의 출현이 증식성 망막증을 진단하는 결정적 단서가 된다. 새로운 혈관이 만들어져 잘 된 것 같이 보이지만, 실은 큰 함정인 것이다. 그러한 신생혈관은 매우 약해서 재출혈을 일으키기 쉽다. 따라서 재출혈을 일으킨 곳에 또 신생혈관이 생기고, 다시 그곳이 터져 재출혈을 일으키는 것이 반복되기 때문에 망막 전체가 눈 깜짝할 사이에 피투성이가 되어 버린다.

이어서 유리체에서도 출혈이 발생하면**(유리체 출혈) 시력이 갑자기 악화된다**. 또 출혈은 점차 흡수되지만, 그것을 대신이라도 하듯 출혈 부분에 섬유화가 일어난다. 섬유화도 일종의 복구 과정이지만, 이것이

그림 93 유리체 견인에 의한 망막박리의 개념도

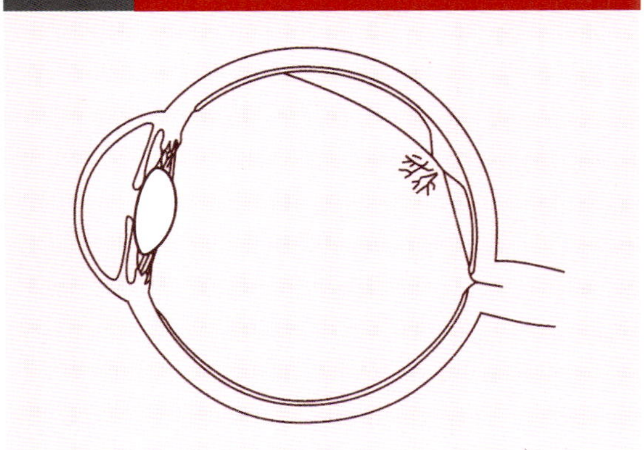

오히려 해를 끼치게 된다. 유리체 출혈 부분에 막과 유사한 끈모양 물체가 부착되어 그것이 섬유화의 과정과 함께 경련을 일으키기 때문에 망막이 유리체 쪽으로 끌려가 버린다. 즉 망막이 안저로부터 떨어져 버리게 되는 것이다. 이것이 바로 망막박리가 일어나는 과정으로, 당뇨망막병증의 처참한 말로인 것이다(**그림 93**). 증식성 망막증의 진행은 빠르고 시력의 저하가 두드러지며, 망막박리를 일으키면 **실명**을 피할 수 없게 된다. 또한 **이 단계에 이르면 혈당치를 조절해도 이미 늦어**, 증상의 진행을 막을 수 없게 된다.

당뇨망막병증의 치료법으로 가장 좋은 것은 당뇨병을 조기에 발견해서 혈당을 잘 조절함으로써 망막증의 발생과 악화를 막는 것이라고 할 수 있다. 단순성 망막증인 경우에는 혈당 조절만으로도 충분하다. 그러나 전(前)증식성 또는 증식성 망막증의 경우에는 혈당 조절과 관계없이 망막증은 진행된다. 특히 증식성 망막증의 경우에는 급격한 혈당치의 저하가 오히려 유리체 출혈을 일으킬 수 있다.

현재 널리 시행되고 있는 치료법은 광응고요법(photocoagulation)이다. 광응고의 기전에는 아직 불명확한 점이 많지만, 치료원리는 망막의 저산소 영역을 응고에 의해 반흔화시켜 혈관 신생인자의 방출을 저하시키거나, 광범위한 망막의 응고에 의해 망막의 산소수요를 저하시키는 방법 등이다.

망막광응고술에는 병소응고와 범망막응고법이 있지만, 중요한 것은 후자인 범망막광응고법(panretinal photocoagulation)이다. 이것은 황반부위 근처를 제외한 망막 전역에 수백에서 최대 2,000개의 광응고반을 만드는 방법이다(**그림 94**). 광선에는 argon laser나 krypton laser 등이 사용된다.

또한 백내장이나 유리체 출혈 등으로 안저까지 빛이 도달하지 않아 광응고를 할 수 없는 경우에는 망막냉동응고술(-40℃ 이상의 저온을 공막을 통해서 망막에 가하는 방법)을 이용한다. 유리체 출혈이나 망막박리가 진행되고 있는 경우에는 유리체 절제술이 행해진다(**그림 95**).

지금까지 당뇨망막병증에 대해서 살펴보았는데, 당뇨병에서는 망막증 외에도 눈의 병변을 동반하는 경

우가 있다. 그 대표적인 것으로서 다음의 두 가지가 있다.

- 녹내장(glaucoma)
- 백내장(cataract)

녹내장은 역시 혈관신생에 의해 안방수(humor aqueous)의 흡수가 장애를 받아 일어나는 것으로 알려져 있다. 백내장의 발병기전은 아직 밝혀지지 않았다.

3) 당뇨병콩팥병증 (diabetic nephropathy)

당뇨병콩팥병증은 앞에서 설명한 당뇨망막병증과 마찬가지로 미세혈관이 장애를 받는 대표적인 질환이다. 콩팥병에서 보아도 만성 신부전이 되어 투석요법을 도입해야 하는 증례의 원인질환으로서 제1위이므로 매우 중요하다. 당뇨병콩팥병증은 당뇨병에 의한 고혈당과 토리 고혈압으로부터 토리 구성세포의 기능이상이 일어나 세포외기질 생산 항진을 유발하는 것이 원인이 되어 발생한다. 신사구체 고혈압에는 고혈압이 악영향을 미쳐 신사구체 수입세동맥의 확장, 그리고 신사구체 국소에서의 angiotensin II가 수출세동맥을 수축시키는 것이 악화의 요인이 된다. 또한 유전인자가 당뇨병콩팥병증의 발병과 진전에 크게 관련되어 있다는 것도 명백하다. 다만, 어떤 인자가 관여하는지에 대해서는 아직 연구중이다(**그림 96**). 당뇨병콩팥병증의 병리조직상은 당뇨병성 토리경화로 인해 미만성 병변에서 결절성 병변으로 진행해간다. 당뇨병성 결절성 병변은 Kimmelstiel Wilson 결절이라고도 불린다.

당뇨병콩팥병증의 진행과정은 크게 1기에서 5기로 분류된다. 제1기(신증후군 전기)는 신장에 명확한 영향이 없는 시기이다.

제2기(조기 신증후군)는 미량의 알부민뇨가 검출

그림 94 **범망막광응고(panretinal photocoagulation)의 모형도**

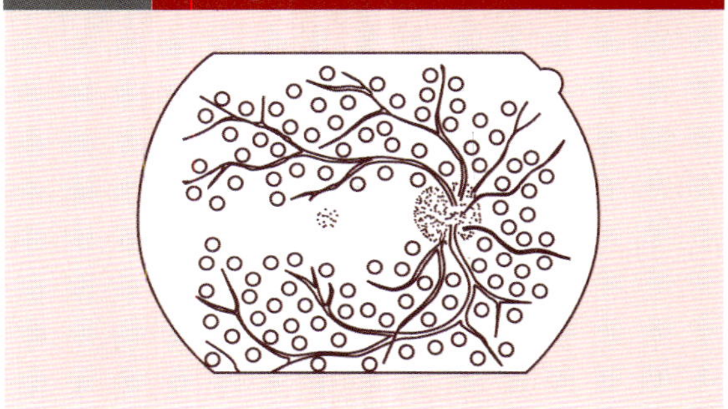

그림 95 **유리체 절제술**

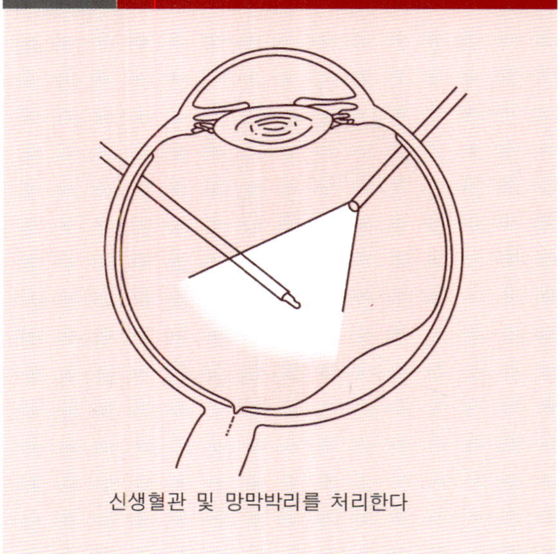

그림 96 **당뇨병콩팥병증의 원인**

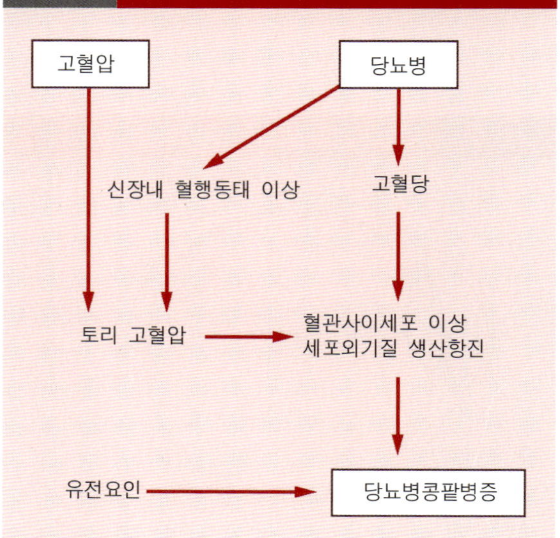

되는 시기이다. 1기와 2기에서는 토리여과치(GFR)가 정상이거나 오히려 증가한다.

그 이유는 토리의 출구인 수출세동맥이 수축함으로써 여과압이 상승하기 때문이다. 제3기는 A와 B로 나뉜다. 제3기 A(현성 신증후군 전기)는 지속성 단백뇨(1g/일 미만)가 나타나지만, GFR는 저하되지 않는 시기이다. 제3기 B(현성 신증후군 후기)는 지속성 단백뇨(1g/일 이상)가 나타나고 GFR의 저하도 나타나는 시기이다. 이 시기가 되면 토리경화증은 진행되고 토리모세혈관 내강이 협소해지며 여과면적이 감소하고 GFR이 저하된다. 제4기(신부전기)는 지속성 단백뇨가 나타나고 GFR이 현저하게 저하되며, 혈청 creatinine의 상승이 나타나는 시기이다. 제5기(투석요법기)는 신장기능이 상실되고 생명유지를 위해 투석이 필요한 시기이다.

치료에서는 혈당의 조절도 중요하지만 그에 못지않게 혈압의 조절이 중요하다. 보통, 합병증이 없는 고혈압증의 혈압 강하 목표는 140/90mmHg 미만이 되어 있으나, 당뇨병콩팥병증이 있는 경우에는 130/80 mmHg 미만, 제3기 B 이후에는 125/75mmHg 미만으로 한 단계 혈압을 낮출 필요가 있다. 제1 선택약은 renin angiotensin계를 억제하는 강압제인 angiotensin 전환효소 억제제나 angiotensin II 수용체 길항제이다. 신부전이 진행되면 혈당 조절은 쉬워진다. 그것은 신장에서 인슐린이 분해되지 못해 인슐린의 생물학적 반감기가 연장되기 때문이라고 생각한다. 분비량은 같아도 대사가 늦어지면 작용이 강해지는 것이다. 따라서 혈당강하제로 치료하는 경우에는 저혈당에 주의를 기울여야 한다.

4) 당뇨병신경병증

당뇨병에 의한 미세혈관 장애는 신경에 영양을 전달하는 작은 혈관에도 영향을 미치기 때문에 신경에 충분한 영양이 도달하지 않게 되어 신경장애를 일으킨다. 당뇨병의 신체 합병증으로서는 이 신경장애의 빈도가 가장 높다고 알려져 있다. 특히 당뇨병에서는 전신의 모세혈관이 장애를 받기 때문에 말초신경 장애가 조기부터 눈에 띄게 나타난다.

① 대칭성 말초성 다발신경장애 (peripheral polyneuropathy)

좌우대칭으로 사지의 원위부(특히 다리)에 지각장애가 조기부터 나타난다. 장갑과 양말을 착용하는 부분에 지각장애가 일어나기 때문에 glove and stocking형 장애라 불린다. 지각장애 중에 특히 가장 처음에 나타나는 것은 다리의 진동각(vibration sense) 장애이다. 이것은 다리의 진동각을 담당하는 신경이 가늘고 길기 때문에 영양을 보내는 혈관이 장애를 받으면 침범될 기회도 많아지기 때문이라고 생각된다.

그 밖에, 다음과 같은 지각장애가 나타난다.

- **자발통증**
- 촉·압각의 둔화
- 지각과민

② 당뇨병성 근육위축증 (diabetic amyotrophy)

넙다리근육, 골반근육, 팔연결근육(상지대근) 등과 같은 근위근이 비대칭성으로 침습당해 근력저하나 근육위축이 일어나, 종종 근육통 등의 증상을 나타내는 것을 당뇨병성 근육위축증이라고 한다. 말초신경장애가 사지의 원위부에 좌우대칭으로 일어나는 것에 비해, **당뇨병성 근육위축증은 근위부의 근육에 비대칭성으로 일어난다**. 증상의 유형이 정반대이므로 구별해서 알아두자.

③ 단신경장애형 신경장애 (mononeuropathy)

앞에서 말한 다발성 신경장애와는 달리 단신경장애가 일어나는 경우가 있다. 이것은 장애를 받는 부위도, 패턴도 다르기 때문에 주의하기 바란다. 단신경장애가 일어나는 부위로서 특히 중요한 것은 뇌신경(III, IV, VI)이다. 눈돌림신경(III), 도르래신경(IV), 갓돌림신경(VI) 모두 안구의 움직임을 담당하는 신경이므로 이들의 장애는 안구운동의 장애로서 나타난다. 당뇨병에 의한 단신경장애에서는 안구운동의 장애가 비교적 조기에 일어나기 쉬운데 비해, 빛반사(light reflex)는 소실되는 경우가 거의 없다. 그 이유는 무엇일까?

눈돌림신경(III)에는 안구나 눈꺼풀의 움직임을 담당하는 바깥눈근육(위곧은근·아래곧은근·안쪽곧은근

·아래빗근, 위눈꺼풀올림근)의 지배신경 외에 도, 빛반사나 시력조절을 담당하는 안쪽눈근육(동공조임근, 섬모체근〈Ciliary muscle, Muller근〉)의 움직임을 지배하는 신경이 통과하고 있다.

그림 97에 나타나 있는 것처럼 안쪽눈근육을 지배하는 신경은 눈돌림신경의 바깥쪽을, 바깥눈근육을 지배하는 신경은 눈돌림신경의 안쪽을 통과하고 있다. 눈돌림신경에 영양을 전달하는 혈관은 눈돌림신경의 바깥쪽에서 안쪽으로 진입하므로, 영양혈관의 원위측 즉, 눈돌림신경의 안쪽이 영양을 받지 못하게 되어 장애를 받는다. 한편, 눈돌림신경의 바깥쪽은 신경 주위를 둘러싼 비특이적 혈관으로부터도 영양을 받을 수 있으므로 곧바로 장애를 받지는 않는다. 따라서 안쪽을 통과하는 외안근을 지배하는 신경의 장애가 먼저 나타나고, 바깥쪽을 통과하는 내안근을 지배하는 신경의 장애가 늦게 나타나기 때문에 안구운동의 장애가 먼저 나타나고 빛반사의 장애는 잘 나타나지 않는 것이다.

V

그림 97 **당뇨병에 의한 눈돌림신경마비**

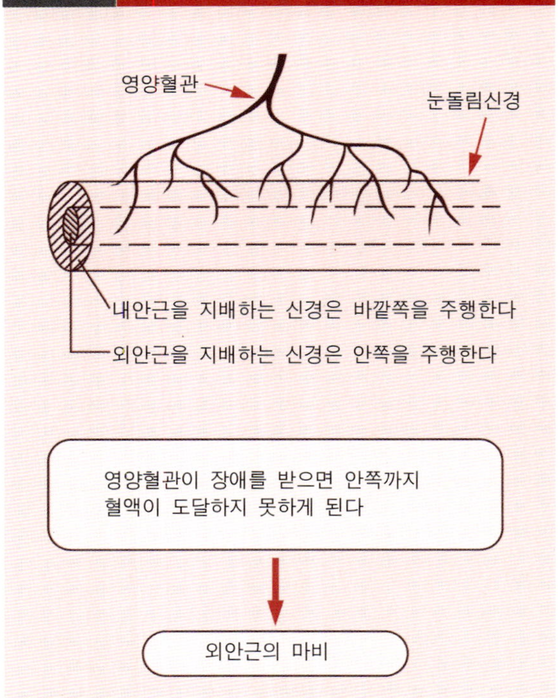

④ **자율신경장애**

자율신경의 장애는 매우 다양한 증상으로 나타난다. 예를 들면 다음과 같은 증상이 나타난다.

- **기립성 저혈압**
- **눈깜빡임의 지연**
- **소화관의 이상**

소화관의 꿈틀운동이 저하되어 **변비경향**이 나타나는 경우가 있다. 그러나 쓸개의 수축도 나빠지기 때문에 쓸개즙산이 잘 나오지 않게 되며, micelle 형성이 나빠져 지방의 흡수가 저하되므로 지방변이 되어 **설사경향**이 나타나기도 한다.

- 역행성 사정
- 이완성(저긴장성) 방광
- 발기부전

⑤ **Charcot 관절**

통각신경이 장애를 받고 있기 때문에 관절을 지나치게 사용해도 통증을 느끼지 못하므로 과도한 사용에 의해 관절이 염증을 일으켜 부어오르는 경우가 있다. 심한 경우에는 관절이 변형되기도 한다. 이와 같은 관절의 무통성 종창과 변형은 다리 관절에 발생하는 경우가 많은데 이를 Charcot 관절이라고 한다.

이상으로 당뇨병에 의한 미세혈관의 장애로 일어나는 합병증에 대해서 살펴보았다. 증상이 매우 다양하므로 한 번에 기억할 수는 없겠지만, 당뇨망막병증, 당뇨병콩팥병증, 당뇨병신경병증에 관한 부분은 여러 번 읽어 완전히 마스터하기 바란다.

9 당뇨병에 의한 감염증

당뇨병에는 혈관장애 외에 또 한 가지 중요한 장애가 일어난다. 바로 면역력의 저하이다. 이것도 정확한 발병기전에 대해서는 명확하게 밝혀져 있지 않지만, 당뇨병 환자를 진찰할 때 잊어서는 안 되는 병태의 한 가지이다. 구체적으로는 호흡기 감염증, 요로 감염증 등이 많지만, 소화관 감염증(대장염, 특히 곁주머니염)도 발생하는 경우가 있으므로, 모든 부위의 감염증에 주의할 필요가 있다. 또한 기회감염을 일으키므로 보통 때에는 감염되지 않는 병원체(녹농균이나 cytomegalovirus)의 감염에도 주의해야 한다.

10 당뇨병의 치료

당뇨병의 치료는 어떻게 해야 할까? '신체적 합병증' 부분에서 이미 설명한 바와 같이 당뇨병의 합병증은 너무 진행되면 비가역적 상태가 되어 혈당치를 정상으로 되돌려도 아무런 효과를 기대할 수 없는 상태가 된다. 그런 경우에는 당뇨병 그 자체의 치료보다도 신부전에 대한 치료나 망막박리에 대한 직접적인 치료가 필요하다. 따라서 당뇨병 본래의 치료가 아니라 각 과별 치료가 필요해진다. 당뇨병 본래의 치료에서는 가능한 한 조기에 혈당치를 조절하는 것이 중요하다. 여기에서는 그러한 당뇨병의 치료에 대해서 상세하게 설명하겠다.

당뇨병의 치료 목표는 "당뇨병 환자가 건강한 사람과 똑같이 활동적인 사회생활을 오랫동안 지속할 수 있는 것"이다. 이 목표를 달성하기 위해서는 먼저, 치료 그 자체가 일상생활에 장애가 되지 않아야 하며(치료는 입원을 하지 않는 것을 원칙으로 하고, 만일 인슐린 주사가 필요한 경우에는 자기가 직접 주사하는 것을 원칙으로 한다), 또한 대사상태를 정상화하여 당뇨병성 혼수, 저혈당, 감염 등 생명을 위협하는 것으로부터 환자를 보호하는 것과 동시에 장기간에 걸쳐 발생하는 각종 혈관장애에 의한 합병증을 예방해야 한다. 이것을 실현시키기 위해서는 당뇨병이라는 질환에 대한 환자의 이해와 사회적인 지원일 것이다. 따라서 환자가 당뇨병에 대해서 올바른 지식을 가질 수 있도록 교육시켜 지나친 공포심을 없애며 또한 치료 도중에 좌절하지 않도록 하는 것이 무엇보다도 중요하다. 환자가 올바른 지식을 갖고 있지 않다면 혈당치의 조절도 불가능한 것이다.

치료법은 구체적으로 다음 세 가지로 나눌 수 있다.

a. 식사요법
b. 운동요법
c. 약물요법

각 치료법에 대해 상세하게 살펴보기로 하자.

a. 식사요법 Diet

당뇨병의 치료에서 식사요법에 대한 중요성은 두말할 필요도 없이 중요하다. 그러나 실제의 당뇨병 치료에서는 가장 소홀해지기 쉬워 끈기와 노력이 가장 요구되는 요법이라고 할 수 있다. 따라서 우리는 식사요법에 대한 기본적인 개념을 잘 이해하고 그것을 환자에게 잘 전달하도록 해야 한다.

1) 칼로리

당뇨병의 식사요법에서 기본이 되는 것은 "**필요 최소한의 에너지를 영양소의 균형에 맞추어 공급해 주는 것**"이라고 할 수 있다. 이 말은 표현은 간단하지만, 예전의 식사요법에 대한 사고방식을 근본적으로 부정하는 면이 있다. 예전에는 중증일수록 무조건 칼로리를 절제하지 않으면 안 된다고 생각했었다.

그러나 최근의 사고방식은 당뇨병 환자의 식사는 환자의 생활과 활동에 필요한 에너지를 공급하되, 필요량 이상으로 초과해서는 안 된다는 것이다. 최저량이면서 동시에 필요량이 되어야 하는 것이다. 따라서 당뇨병 환자의 식사량(칼로리)은 당뇨병의 중증도에 따라 정해지는 것이 아니라 필요 에너지에 따라 정해지는 것이다. 예를 들어, 운동량이 많은 사람이라면 당뇨병이 중증이어도 칼로리를 많이 공급해 주어야 하는 것이다. 구체적으로 하루에 섭취하는 칼로리는 표준체중과 활동량에 따라 산출된다. 활동량의 차이로 본 경우, 표준체중 1kg당 하루에 필요한 칼로리는 다음과 같다.

- 중노동 : 35~40kcal/kg
- 중간노동 : 30~35kcal/kg
- 경노동 : 25~30kcal/kg

특별한 전제가 없는 한, 25~30kcal/kg을 기준으로 하면 된다. 예를 들어, 표준체중이 50kg의 경노동자라면, 1,250~1,500kcal가 하루에 필요한 에너지이다. 또한 임신 중인 경우의 칼로리 산출은, 위의 방법으로 구한 값에 **임신 전반에는 150kcal/day, 임신 후반에는 350kcal/day를 추가한다**.

2) 영양의 균형

영양소의 균형에 대해 단적으로 말하면, "**각 영양소에 대해서 최저 필요량을 충족시켜야 한다**"는 것이다. 이를 초과하여 섭취하는 경우라도 최저 필요량을 충족시키면 일단 균형을 유지할 수 있는 것으로 간주한다. 이러한 사고방식에 근거하여 당뇨병의 식사요법을 실시하기 위해서 실제로는 **식품교환표**라는 것을 이용한다(**그림 98**). 이 식품교환표를 사용해 환자에게 식사요법에 대해서 설명하고 이해시킨 다음에 실행하는 경우가 많다.

이 교환표에서는 지시된 섭취 에너지를 지키기 위해 모든 식품에 대해서 80kcal에 해당하는 양을 1단위로 한다. 따라서 하루에 1,600kcal의 에너지를 섭취하려면 20단위의 식사를 하면 되는 것이다.

이 식품교환표에서는 식품을 탄수화물, 단백질, 지방, 비타민, 미네랄 등의 함유량에 따라 여섯 개의 그룹으로 나누고 각 그룹 안에서는 식품의 교환이 가능하며, 각 영양소의 하루 최저 필요량을 충족시키기 위해 필요한 각 그룹의 단위를 나타낼 수 있게 되어 있다.

기본적인 영양소의 균형은 칼로리 비율로 탄수화물 : 지방 : 단백질 = 60 : 25 : 15가 기준이다. 단백질은 1~1.2g/kg/day(표준 체중 1kg당)을 기준으로 생각하면 된다. 또한 어린이 당뇨병 환자에 대한 식사요법에서는 하루 칼로리를 연령에 맞는 소요량으로 하고, 영양소 균형은 탄수화물 : 지방 : 단백질 = 50 : 30 : 20

그림 98 식품교환표에 의한 당뇨병 식사요법의 기본

1일 1,600kcal, 20단위(1단위=80kcal)

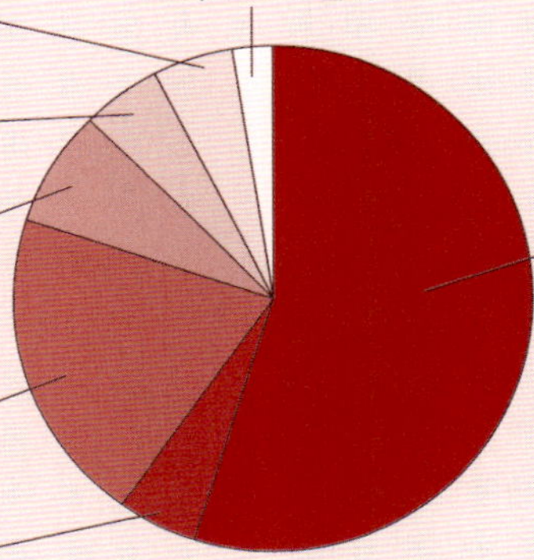

주요 식품의 1단위(80kcal)를 함유한 무게(g)

밥	50	사과	150	쇠고기등심	40	우유	120	버터	10	야채류	300
식빵	30	수박	200	돼지고기	40	저지방우유	160	식물성기름	10	해조, 버섯, 곤약은	
우동	80	귤	200	연어	60	요구르트	120	마요네즈	10	제한이 없다	
감자	110	바나나	100	계란	50			참깨	15		
잠두콩	70	딸기	250	두부	100			베이컨	20		

으로 한다. 성인에 비해 탄수화물을 낮게 억제하고 지방과 단백질을 조금 많게 한다. 이것은 지방이나 단백질에는 필수지방산과 필수 아미노산 등 반드시 섭취해야 하는 영양소가 많이 함유되어 있어 그것들을 줄이면 성장에 나쁜 영향을 미치기 때문이다. 한편, 탄수화물에는 필수요소가 없으므로 다소 줄여도 성장장애를 일으키지는 않는다.

그림 98에서 보면 총계 20단위, 1,600kcal의 배분이 되는데 이 균형을 당뇨병 기초식이라고 한다. 이것으로 부족하면 별도의 것을 보충하고 많으면 빼면 된다. 이때에 어떤 식품이 1단위에서 몇 g인가 하는 것도 식품교환표를 이용해 산출할 수 있다. 식품교환표를 사용하면 각 영양소의 균형에 대해서는 일단 걱정할 필요가 없다.

3) 표준 체중

필요한 칼로리를 결정하는 데 있어서 중요한 인자가 되는 표준체중의 설정 방식에 대해 설명하겠다.

- 체중(kg) ÷ 신장^2(m) = 22

가 되는 경우에 가장 수명이 길다는 보고가 있어 최근 수년간, 이 식으로 표준체중을 산출하는 경우가 많다. 즉,

- 표준체중(kg) = 22 × 〔신장(m)〕^{2}

이 되는 것이다. 예를 들어, 신장이 1.7m의 사람의 표준체중은 다음과 같다.

22 × 1.72 = 약 63.6kg

표준체중은 어디까지나 기준에 지나지 않으므로, 이 숫자가 그대로 목표체중이 되는 것은 아니다. 목표체중은 표준체중의 ±10%가 되는 경우가 많다. 즉 골격이 건강하고 근육이 발달한 사람은 표준체중의 +10%가 목표체중이 되고, 그 반대로 골격이 가늘고 근육이 발달하지 않은 사람은 표준체중의 -10%가 목표체중이 된다. 실제 식사요법에서는 비만한 사람에게는 목표체중을 달성하도록 하며, 또한 더 비만해지지 않도록 엄중히 경고할 필요가 있다. 이것과 반대로 마른 사람에 대해서는 그 마른 상태가 갑자기 발생하여, 어떠한 장애가 되지 않는 한, 즉 건강하다면 현재의 체중을 목표체중으로 해야 하며 표준체중을 목표로 하지 않는다는 것이 원칙이다.

b. 운동요법

운동요법은 특히 운동을 제한할 필요가 있는 합병증이 없는 한, 적극적으로 실시해야 하는 것이 기본적인 견해이다. 예를 들어, **협심증 등의 동맥경화성 병변이 있는 경우에는 운동을 제한**해야 한다. 또 증식성 망막증이나 신증후군이 있는 경우에도 운동은 제한해야 할 것이다. 이러한 경우 이외에는 일상생활에서나 일할 때에 가능한 한 적극적으로 신체를 움직이는 것이 운동요법으로서 바람직하다고 할 수 있다.

운동요법을 실시할 경우에는 식사요법과 함께 2~3가지 주의할 점이 있다. 한 가지는, 비만인 경우에 운동을 했다고 해서 식사량을 늘린다면 아무런 의미도 없어지므로 원칙적으로는 운동량에 따라 섭취량을 늘리지 않는다.

한편 마른 사람이나 인슐린·경구 혈당강하제를 복용 중인 환자가 운동요법을 실시할 때에는 **칼로리를 늘려야 하는데, 주로 탄수화물을 통해서 보충해 주어야 한다**. 특히 저혈당을 일으킬 위험성이 있을 때는 자주 여러 번 섭취할 필요가 있다.

그러면 어느 정도의 운동을 했을 때, 어느 정도 추가로 섭취하면 되는가? 대략적인 기준이지만 "**격렬한 운동을 한 경우에는 약 10분간의 운동으로 1단위(80 kcal)를 보충하면 된다**"고 기억하면 될 것이다.

c. 약물요법·기타 치료법

1) 경구 혈당강하제

표 33에 나타나 있는 것처럼 경구 혈당강하제에는 여러 가지가 있는데 크게 나누면 4가지로 분류할 수 있다.

① β세포의 인슐린 분비를 촉진하는 sulfonylurea계 약제와 그 초속효형 약

② 장관내에서 다당류가 단당류로 분해되는 것을 저해해서 장관으로부터 당의 흡수를 억제하는 α-glucoside 억제제
③ 간에서 glycogen으로부터 glucose로의 분해를 억제하고 또 인슐린에 대한 감수성도 개선하는 비구아니드(biguanide)계 약제
④ 인슐린 감수성을 개선하는 티아졸리딘(thiazolidine)계 약제

이들 약제의 적용은 2형 당뇨병(NIDDM, 성인형 당뇨병)의 경우로 한정되는데, 그것도 약제를 필요로 하며 효과가 있는 경우에만 사용한다. 바꾸어 말하면 식사요법이나 운동요법만으로는 조절할 수 없는 NIDDM이 경구 혈당강하제를 사용하는 조건을 충족시키는 것이다. 원칙적으로 비만한 2형 당뇨병은 식사요법과 운동요법으로 치료해야 하며, 갑작스런 경구 혈당강하제의 투여는 금물이다. 또한 이들 경구 혈당강하제는 결코 인슐린을 대용하는 약이 아니라는 것도 충분히 염두에 두어야 한다. 만약 절대적으로 인슐린을 적용해야 하는 경우(예를 들면, 당뇨병성 혼수와 1형 당뇨병〈IDDM〉)에 대해 경구 혈당강하제를 투여하면 매우 위험한 상태를 초래할 가능성이 있다. 다음으로 각 계통 약제의 작용기전, 부작용에 대해서 상세히 살펴보기로 하자.

① sulfonylurea(요소)계 약제(SU계 약제)

효과가 강한 것부터 순서대로 열거하겠다.

- glibenclamide
- gliclazide
- glimepiride

이들 약제의 작용기전을 간단하게 정리해 보기로 하자.

V

표 33 경구 당뇨병약 일람표

	작용기전	일반명	혈중반감기(h)	작용시간(h)
sulfonylurea	췌장 β세포에 결합해서 인슐린 분비를 촉진	glibenclamide	2.7	12~24
		gliclazide	6~12	6~24
		glimepiride	1.5	6~12*
속효형 인슐린 분비 촉진약	췌장 β세포막상의 SU수용체에 결합해서 인슐린 분비를 촉진(속효성)	nateglinide	0.8	3
		mitiglinide calcium hydrate	1.2	3
α-glucoside 억제제	당의 소화를 억제해서 흡수를 지연	acarbose		2~3
		voglibose		2~3
biguanide계 약제	간에서 당신생을 억제하여 인슐린 감수성을 개선	metformin hydrochloride	1.5~4.7	6~14
		buformin hydrochloride	3	6~14
thiazolidine계 약제	인슐린 저항성을 개선	pioglitazone hydrochloride	5	20

* 기재되어 있는 혈중 반감기는 짧지만 혈당 강하에서 본 작용시간은 glibenclamide와 비슷하다.

(i) 작용기전

a) sulfonylurea계 약제는 랑게르한스섬(Langerhans' island)의 β세포로부터 인슐린을 신속하게 방출시킴으로써 혈당치를 낮춘다.

b) glucose 등 인슐린 분비자극물질에 대한 β세포의 감수성을 높인다. 따라서 정상적인 β세포가 없으면 sulfonylurea계 약제는 작용할 수 없다.

c) 인슐린 수용체의 수를 증가시키며, 또한 수용체 이후의 과정에 작용하여 인슐린의 작용을 증강시킨다.

(ii) 부작용

a) 당뇨병이 없는 사람, 또는 당뇨병 환자라도 과잉으로 투여하면 저혈당을 일으킨다.

b) 발진을 일으키는 경우가 있다.

c) 드물게 간장애, 위장장애, 백혈구 감소, 빈혈을 일으키는 경우가 있다.

마지막으로 sulfonylurea계 약제를 사용할 때에는 약제의 상호작용에 대해서 알아두어야 한다.

(iii) 약제의 상호작용

a) phenylbutazone(pyrazolone계 소염제 : 혈중에서 90% 이상이 단백질과 결합한다), probenecid(통풍약), salicylic acid, β-blocker 등을 병용하면 sulfonylurea계 약제의 작용이 증강되는 경우가 있다.

b) 반대로 부신피질호르몬, 갑상샘호르몬, 경구피임약, 이뇨제 등을 병용하면 작용이 감소된다.

<속효형 sulfonylurea계 약제>

(글리니드계 약제)

nateglinide, mitiglinide calcium hydrate는 sulfonylurea계 약제이지만 속효성이 있기 때문에 식후 고혈당을 나타내는 경증 당뇨병 환자가 식사 직전에 복용하면 식후 고혈당의 개선효과가 있다.

② α-glycosidase 억제제

acarbose, voglibose 등이 있다. 이것은 다당류에서 단당류로의 분해를 지연시키기 때문에 탄수화물을 지나치게 많이 섭취한 환자에게 적합하다. 또한 식후 고혈당을 나타내는 환자에게 적합하다. 주된 부작용은 복부팽만감과 방귀이다.

③ biguanide계 약제

이 약의 이름은 당뇨병성 혼수 부분에서 lactic acidosis를 일으킬 수 있는 약제로 나온 적이 있다(p.169). 그 때 간단히 설명했지만 이 약은 혐기성 해당작용을 촉진하여 당의 새로운 생산을 억제함으로써 혈당치를 낮추는 작용을 한다. 작용기전도 앞의 sulfonylurea계 약제와는 완전히 다르다(적어도 sulfonylurea계 약제와 같이 랑게르한스섬에 대해서는 작용하지 않는다).

구체적으로는 다음의 두 가지가 있다.

- metformin
- buformin

penformin이라는 약도 있지만 lactic acidosis의 발생, 사망률이 높기 때문에 판매가 중지되어 있다. 따라서 biguanide계 약제의 부작용은 당연히 lactic acidosis이다.

그 외에도 위장장애(식욕부진, 오심, 구토, 설사) 등의 부작용이 있다. 이처럼 큰 부작용이 있는 약이므로 신중하게 적용하지 않으면 안 된다. 예를 들어 과민증이 있기 때문에 도저히 sulfonylurea계 약제를 사용할 수 없는 2형 당뇨병 환자나 sulfonylurea계 약제의 단독 투여로는 충분히 조절되지 않으며, 시력장애나 기타의 이유로 인슐린 치료가 곤란한 2형 당뇨병 환자에게 biguanide계 약제가 사용되는 경우가 있다. 그러나 최근에는 biguanide계 약제가 인슐린 감수성을 개선한다고 하여 2형 당뇨병의 초기부터 사용하는 경우가 많아지고 있다.

마지막으로 biguanide계 약제의 사용이 금기되는 경우에 대해서 정리해 보자. lactic acidosis를 유발하기 쉬운 경우에 금기가 된다.

(i) 신장기능 장애, 간기능 장애 등 lactic acidosis를 유발하기 쉬운 환자에는 금기이다.

(ii) **수술 전후, 중증 감염증, 심각한 외상**이 있는 환자도 역시 lactic acidosis를 유발하기 쉬운 상

V

태가 되기 때문에 biguanide계 약제의 사용은 금기이다.

④ 티아졸리딘(thiazolidine) 유도체

Pioglitazone은 PPAR γ를 자극해서 인슐린 감수성을 높여 당뇨병을 개선한다. 비만 경향이 있고 인슐린 저항성이 있는 환자에게 효과가 높지만 다른 경구약으로 조절이 안 되는 증례에서도 효과가 있으며, 인슐린으로 치료받는 사람의 인슐린 필요량도 감소시키는 효과가 있다. 부작용에는 수분의 저류(부종, 심장기능상실)와 드물게 간기능 장애가 있다.

2) 인슐린 요법

① 인슐린 요법의 적용

인슐린 요법의 적용은 원칙적으로 다음과 같다.

(i) 당뇨병성 혼수

(ii) 1형 당뇨병(IDDM)

랑게르한스섬(Langerhans' island)의 β 세포로부터 인슐린의 분비가 영구적으로 완전히 상실되어 버린 경우이다.

(iii) 2형 당뇨병(NIDDM)

2형 당뇨병 가운데서 아래의 조건을 충족시키는 경우로 제한한다.

- 경구 혈당강하제가 효과가 없는 경우
- 경구 혈당강하제에 과민증을 나타내는 경우
- 중등도 이상의 간, 신장장애를 동반하는 경우
- 대수술을 받을 경우
- 중증의 감염증을 동반하는 경우
- 임신 예정, 또는 임신한 환자의 경우

(경구 혈당강하제는 기형을 유발할 위험이 있다. 따라서 임신부에게는 인슐린 투여가 원칙이다)

당뇨병성 혼수일 경우의 인슐린 사용법에 대해서는 이미 설명했으므로, 여기서는 1형 당뇨병(IDDM)과 2형 당뇨병(NIDDM)에서의 인슐린 사용법에 대해서 정리해 보기로 하자. 그러나 그 전에 인슐린 제제의 종류에 대해서 간단히 살펴보겠다.

② 인슐린 제제의 종류

인슐린 제제는 작용 지속시간의 차이에 따라 다음과 같이 분류된다.

- 초속효형
- 속효형
- 이상성
- 중간형
- 혼합형
- 지속형

일반적으로 인슐린은 피하주사를 이용하지만, 속효형 제제에 한해서는 긴급시에 정맥내, 또는 근육내 투여도 가능하다. 중간형 제제는 작용시간을 늘리기 위한 지속제로서 아연을 이용하는 제제와 protamine을 이용하는 제제가 있다. 혼합형 제제는 속효형과 중간형이 혼합된 제제로, 속효 성분이 식후의 고혈당을 억제하는 데 적합하다.

이처럼 인슐린 제제의 종류는 매우 다양하다. 이것을 각각의 경우에 맞게 사용해서 환자의 혈당치, 당대사를 정상치(정상 범위)에 가깝게 유지시키는 것이 무엇보다도 중요하다.

또한 종전에는 주사기를 사용하여 인슐린을 투여해 왔는데, 주사방법이 번잡하고 주사기에 대한 혐오감 때문에 저항감을 느끼는 환자가 많았다. 그와 같은 방식으로는 하루에 몇 번씩이나 주사하는 것이 어렵기 때문에, 혈당치 조절의 어려움이나 환자의 drug compliance의 저하(좀처럼 약을 사용하고 싶어 하지 않는 것을 이르는 말) 등 여러 가지 문제가 있었다. 그러나 최근 pen-type의 주사기가 등장하여 조작의 간편성과 편리한 휴대성이라는 장점 때문에 인슐린 요법에 대한 환자의 compliance를 현저하게 개선하였다는 좋은 평가를 받고 있다.

③ 인슐린 제제의 사용법

(i) 2형 당뇨병(NIDDM)의 인슐린 요법

NIDDM 환자의 경우 sulfonylurea제의 효과가 없어지면, 즉 충분한 양의 인슐린이 분비되지 않을 때에는 sulfonylurea제의 사용을 중지하고, 즉시 인슐린

요법을 실시하는 것이 일반적이다. 실제로 인슐린의 투여방법은 건강한 사람의 인슐린 분비동태와 유사하도록 하는 것이 기본이다. 건강한 사람의 인슐린 분비동태는 **그림 99**에 있는 것처럼 24시간에 걸친 기초분비와 식후 혈당상승에 동반되는 추가분비의 합으로 규정되어 있다.

NIDDM 환자에 대해서 인슐린 요법을 실시할 때에도, 대상 환자의 인슐린 수요와 체외로부터의 인슐린 공급의 불균형을 최소한으로 하는 것이 목표가 된다. IDDM 환자의 경우에는 인슐린의 기초분비와 추가분비가 모두 현저하게 저하되지만, NIDDM 환자의 경우에는 일반적으로 처음에 추가분비가 장애를 받고, 중증화됨에 따라 기초분비도 감소되는 형태를 나타낸다. 따라서 당뇨병의 진행상황에 맞추어 투여하는 인슐린의 양, 시간, 형태 등을 변화시킬 필요가 있다. 또한 투여된 인슐린이 혈중농도에 따라 효과를 나타낸다고 생각해서는 안 된다. 인슐린의 효과는 환자의 인슐린 감수성에 의해 좌우된다. 특히 **비만, 대사 실조, 감염증 등을 동반했을 경우 인슐린 감수성은 저하되므로** 인슐린은 효과를 나타내기 어려워진다. 따라서 더욱 세밀하게 인슐린의 투여량을 조절해 주어야 한다.

일반적인 인슐린 제제의 사용법에 대해서 다시 한 번 반복하지만, **원칙적으로 인슐린의 분비가 정상치에 근접해지도록 투여하는 것이 최선의 사용법이다.** 그러나 환자 한 사람 한 사람에 대해 인슐린 분비의 특징을 조사하여 그 부족한 부분을 보충하도록 인슐린을 투여하는 것은 현실적으로 상당히 어렵다. 그래

그림 99 **건강한 사람에게서 볼 수 있는 인슐린 분비 특성 및 1형 당뇨병, 2형 당뇨병에 대한 인슐린 투여법과 그 효과**

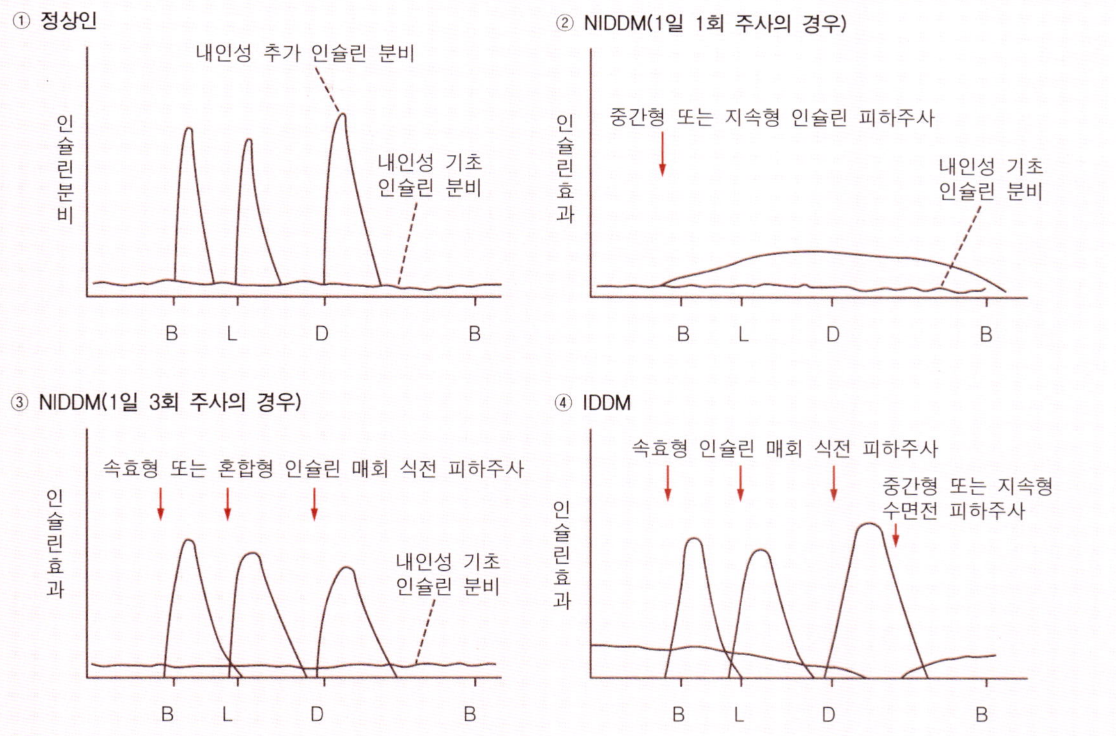

B : 아침식사, L : 점심식사, D : 저녁식사, ↓인슐린 피하주사

서 여기에서는 일반적인 인슐린 요법에 대해서 정리하겠다.

일반적으로 처음에는 8~12단위(약 10단위)의 중간형(또는 지속형) 인슐린 제제를 하루 1회, 피하주사로 투여한다(**그림 99-②**). 투여하는 시간은 아침식사 전이나 취침 전으로 한다. 그 후 4~5일간은 아침식사 전의 혈당치를 참고로 하여 추이를 보면서 필요에 따라 4단위 정도 증감시켜 준다. 단 중간형(또는 지속형)의 경우에는 작용이 나타나기까지 시간이 걸리므로, 아침식사 후의 고혈당이 문제가 되는 경우가 있다. 그러한 경우에는 앞에서 설명한, 식후의 고혈당을 억제하는 데 적합한 혼합형 제제(속효형과 중간형이 3 : 7로 혼합된 제제)를 사용하기도 한다(**그림 99-③**).

NIDDM의 인슐린 분비 형태의 특징은 앞에서도 설명한 것처럼 "식후의 혈당치 상승에 대응하는 인슐린의 추가분비가 결여되어 있다"는 점이며, 그러나 "기초분비는 제대로 이루어지지 않고 있을 뿐 결여된 것은 아니다(그 이유는 ketoacidosis가 되지 않기 때문이다)"라는 점이다. 이것을 고려하면, 속효형 인슐린 제제를 매회 식사 전에 투여하는 것이 가장 합리적인 인슐린 투여방법이 되는 것이다. 따라서 위와 같은 방법에 의해서도 충분히 조절되지 않는 경우에는 강화 인슐린 요법으로 속효형 인슐린 제제를 높은 빈도로 투여한다. 수술이나 감염증의 합병, 임신중인 환자에 대해서는 이와 같은 강화 인슐린 요법이 선택되는 경우가 많다.

(ii) 1형 당뇨병(IDDM)의 인슐린 요법

IDDM 환자의 경우에는 자가 인슐린의 분비가 완전히 결여되어 있으므로, 건강한 사람의 인슐린 분비 형태와 비슷하게 외부로부터 인슐린을 보충해 줄 필요가 있다(**그림 99-④**). 이 경우, 앞에서 설명한 가장 합리적인 인슐린 투여방법인 **강화 인슐린 요법**을 쓰는 것이 최선이라고 생각되고 있다. 강화 인슐린 요법에는 중간형과 속효형을 조합하여 **자주 주사**하거나, 또는 혼합해서 주사하는 경우, 그리고 **속효형 제제를 인슐린 주입 펌프를 이용해서 주입하는 인슐린 지속 피하주입 요법**이 있다.

인슐린 지속 피하주입 요법은 휴대형 인슐린 주입 펌프로 기초분비에 해당하는 인슐린을 피하에 삽입한 바늘을 통해 지속적으로 주입하고 추가분비량을 매 식사 전에 추가로 주입하는 방법이다. 어떠한 방법이든 강화 인슐린 요법을 실시할 경우에는 **자기 혈당을 측정할 필요가 있다**.

이처럼 최근의 인슐린 제제는 매우 사용하기 편리하게 되어 있지만, 편리한 반면 사용량을 잘못 계산하여 과잉으로 투여하면 저혈당을 일으킨다. 현저한 저혈당이 장시간 계속되면 뇌에 비가역적인 손상을 주어 식물인간 상태가 되는 경우도 있다. 인슐린 치료 중에 의식장애가 일어나면 우선 저혈당을 의심하여, 신속하게 50% 포도당을 20~60ml 정맥 주사하는 것이 중요하다.

잠깐! 한 말씀

Somogyi 효과에 대한 대응, 새벽현상 (dawn phenomenon)에 대한 대응

인슐린 치료를 받는 사람이 새벽에 고혈당이 되는 경우에는, 인슐린의 과잉투여에 의한 야간 저혈당의 반동으로 나타나는 Somogyi 효과 때문인가, 아니면 인슐린 작용부족으로 인한 새벽현상인가를 감별해야 한다.

Somogyi 효과는 일반적으로, 중간형이나 지속형 인슐린의 투여량이 지나치게 많은 경우, cortisol이나 성장호르몬이 분비되어 반응성으로 이른 아침에 고혈당을 일으키는 현상이다. 따라서 Somogyi 효과가 의심되는 경우에는 심야에서부터 이른 아침까지의 혈당치를 측정하여 Somogyi 효과인 것이 판명되면 인슐린 제제를 바꾸거나 또는 투여시간을 변경해야 한다.

한편, 새벽현상은 특히 IDDM 환자에게 볼 수 있는데, 야간에 저혈당이 나타나지 않는데도 이른 아침에 혈당이 상승하는 현상을 가리킨다. 심야에서부터 이른 아침에 걸친 성장호르몬의 분비항진에 의해 인슐린 감수성이 저하되는 것이 원인이 아닐까 추측된다. 치료에 이용하는 인슐린의 양이 부족하거나, 인슐린 제제의 작용시간이 부적절한 경우가 원인이므로 사용 중인 제제를 바꾼다.

Somogyi 효과나 새벽현상 모두, 이른 아침 시간에 고혈당을 일으킨다는 점에서는 같지만 그 원인은 정반대이므로 두 가지를 잘 감별한 다음에 대응해야 한다.

C 저혈당 hypoglycemia

저혈당이란 혈당치가 50mg/dl 이하인 것을 말한다. 저혈당을 일으킬 수 있는 상태를 분류하면 **표 34**와 같다.

1 저혈당의 분류

a. 공복시 저혈당

장시간의 금식 후에 일어나는 저혈당을 말하며, 일상생활 중에는 **이른 아침에 나타나는 경우가 많다**. 일반적으로 기질적 질환이 있는 경우가 많다는 것도 한 가지 특징이므로, 이른 아침에 저혈당이 나타난 경우에는 아래와 같은 질환을 고려하여 검사를 진행할 필요가 있다.

표 34 저혈당의 분류

분류	질환	
공복시 저혈당	인슐린종(insulinoma)	
	이자섬모세포종(nesidioblastosis) 랑게르한스섬 과형성	
	췌장외 종양	
	간질환	후천성 : 광범위한 간병변
		선천성 : 당원병, 갈락토오스 혈증
	알코올 저혈당 및 저영양	
	내분비질환 : 뇌하수체전엽, 부신피질, 갑상샘, 췌장 α세포의 기능저하	
	인슐린 자가면역 증후군	
반응성 저혈당	덤핑증후군(dumping syndrome)	
	초기 당뇨병(reactive secondary to early diabetes)	
	류신감수성(leucin hypersensitivity)	
	기능성(reactive functional)	
외인성 저혈당	의원성(iatrogenic) 인슐린 주사, 혈당강하제 등	
	타살(homicidal)	
	자살(suicidal)	

1) 인슐린종 (insulinoma)

췌장의 랑게르한스섬 종양으로부터 인슐린이 과잉분비되어 발생한다.

2) 이자섬모세포종(nesidioblastosis) 및 랑게르한스섬 과형성

인슐린의 과잉분비에 의해 저혈당이 발생한다.

3) 췌장외 종양

간암, 위암, 간엽계 종양 등의 경우에 저혈당이 나타난다.

4) 간질환

중증 간경변 등에 의해 광범위하게 간조직이 파괴되면 저혈당이 나타난다. 당원병(von Gierke disease)이나 갈락토오스혈증(galactosemia) 등으로도 발생한다.

5) 알코올

알코올은 강력한 저혈당 유발물질이다. 또한 영양상태가 나쁠 때 저혈당이 된다.

6) 내분비질환

뇌하수체전엽 기능저하증, 부신피질 기능저하증, 갑상샘 기능저하증, 췌장 α세포의 기능저하증에서는 각각 ACTH, cortisol, T_3, T_4, glucagon의 분비가 저하되기 때문에 저혈당이 나타난다.

7) 인슐린 자가면역 증후군

인슐린 결합항체에 의해 저혈당이 유발된다. 인슐린에 대한 항체가 형성되어 있으면 인슐린의 작용이 억제되어 오히려 고혈당이 되는 것 아닌가 하고 생각하기 쉽다. 확실히 그렇기는 하지만, 고혈당이 되지 않도록 항상 인슐린이 과잉으로 분비되고 있다고 생각하기 바란다. 즉 분비되는 인슐린이 정상과 비교해 높은 수준이므로, 공복시나 어떤 계기로 항체가 인슐린으로부터 떨어져 나가면, 단번에 인슐린 효과가 발휘되어 저혈당에 빠진다.

b. 반응성 저혈당

식후 일정 시간 후에 나타나는 저혈당으로 기능성인 것이 많다(즉 기질적인 병변은 존재하지 않는다).

그 기전으로는 다음과 같은 것이 있다.

- 소화관으로부터 흡수가 항진되어 급격하게 혈당이 증가하기 때문에 인슐린이 과잉 분비되어 나타나는 경우
- 췌장 랑게르한스섬(Langerhans' island)이 분비자극에 대해서 비정상적으로 반응하여 나타나는 경우

V

이들은 다음과 같은 경우에 나타난다.

1) 덤핑증후군 (dumping syndrome)

위·십이지장 궤양 등의 수술 후에 나타난다.

2) 당뇨병 초기

당뇨병 초기에는 저혈당이 나타나는 경우가 있다.

3) 류신 과민증 (leucine hypersensitivity)

류신에 대해서 췌장 랑게르한스섬이 과민하게 반응하는 경우를 류신 과민증이라고 한다.

4) 기능성 저혈당

정신적인 요인에 의해 발생하는데 원인은 확실하게 밝혀지지 않고 있다.

c. 외인성 저혈당

외부로부터의 인슐린 투여, 또는 인슐린의 분비를 증가시키는 약제의 투여에 의해 발생하는 저혈당이다. 의원성(iatrogenic)으로 발생하는 경우 외에 살인이나 자살 목적으로 인슐린이 사용된 경우에 발생한다.

2 저혈당의 증상

여러분도 정도의 차이는 있겠지만 저혈당을 경험한 적이 있을 것이다. 예를 들어 집중력이 떨어진다거나, 쉽게 피로해진다거나, 자주 졸린다거나 하는 등의 증상이 바로 그것이다. 이러한 저혈당에 의한 증상은 크게 두 가지로 나뉜다(표 35).

① **자율신경 증상(교감신경 자극증상)**
② **중추신경 증상**

중추신경계의 에너지원은 glucose이므로 혈당이 저하되면 그 증상은 뇌의 기능저하 증상으로서 나타난다. 저혈당이 진전됨에 따라 뇌의 산소 소비량이 감소되며, 뇌의 기능장애가 발생하는데 발생학적으로 새로운 대뇌피질로부터 가장 오래된 연수까지 순서대로 장애를 받는다.

그러나 저혈당 증상은 혈당치와 반드시 비례하지는 않는다. 저혈당 상태라는 것은 저혈당의 정도만이 아니라, 혈당치의 강하속도, 강하폭, 지속시간 등에도 영향을 받기 때문이다. 저혈당이 급속하게 진행되는 경우에는 중추신경보다 교감신경의 반응이 현저하게 나타난다. 한편 혈당치가 완만하게 하강하거나, 저혈당 상태가 만성적으로 지속되는 경우에는 교감신경 증상

표 35 저혈당의 증상

자율신경 증상	중추신경 증상
① 심한 공복감	① 정신장애(알코올중독증·정신분열증·조울증과 유사, 지능저하)
② 심한 무력감	② 성격, 인격의 변화(광폭, 지둔함)
③ 식은땀	③ 소발작(petit mal)과 유사한 증상
④ 심한 떨림	④ 간질과 유사한 증상
⑤ 창백	⑤ 기억력 저하
⑥ 빠른맥	⑥ 의식장애(기면 → 혼수)
⑦ 자극성 항진	⑦ 경련
	⑧ 반신마비(뇌졸중과 유사)

을 제외한 중추신경 증상, 즉 정신·신경증상이 중심이 된다(**그림 100**).

전자와 같이 급격하게 혈당치가 떨어지는 경우의 증상은 반응성 저혈당(식후에 일어나는 저혈당)에서 볼 수 있다. 한편 후자와 같이 만성적인 저혈당 상태에서 오는 증상은 기질적 저혈당(이른 아침이나 공복시에 나타나는 저혈당)에서 볼 수 있다.

진단은 우선 임상증상에 주목하는 것이 중요하며, Whipple's triad가 참고가 된다(**표 36**). 혈당치의 측정은 긴급을 요하는 경우가 많기 때문에 간단한 기준으로 신속하게 측정하고, 저혈당이 명확해지면 다시 한번 10ml 정도 채혈하고, 계속해서 50% 포도당을 20~40ml 정맥 주사한다. 또한 환자나 그 주위 사람에게, 증상이 나타났을 때의 식사 섭취의 유무와 약제, 특히 당뇨병과 경구 혈당강하제의 사용 유무에 대해서 물어보아야 한다.

salicylic acid, phenylbutazone 등의 약제는 저혈당을 심화시키므로 주의가 필요하다. 간질환, 내분비질환(뇌하수체 기능저하증, 부신피질 기능저하증, 갑상샘 기능저하증), 알코올중독증, 영양불량 등은 모두

그림 100 저혈당시의 증상

교감신경 자극증상	중추신경 증상
급격한 저혈당	만성적 저혈당

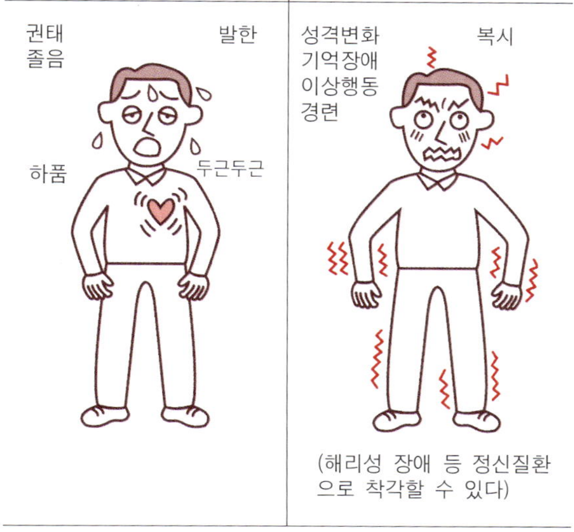

표 36 Whipple's triad

1. 증상에서 저혈당증이 의심된다(사용 약제 및 식사와의 관계를 밝힌다).
2. 혈당을 측정한다(50mg/dl 이하. 단 증상이 없는 경우의 정상치에는 진단적 가치가 없다).
3. 혈당 상승에 의한 증상의 호전을 확인한다.

공복시 저혈당을 초래하지만, 보통은 저혈당 외에도 각 질환에 특이적인 증상이 나타나므로 감별진단은 비교적 쉽다. 이런 것들에 비해 저혈당이 유일한 증상인 경우에는 인슐린종(insulinoma), 인슐린 자가면역증후군, 외인성 인슐린 또는 경구 혈당강하제의 과잉투여에 의한 저혈당을 감별해야 한다.

반응성(식후성) 저혈당은 저혈당이 식후 조기에 나타나는 것과 지연되어 나타나는 것 2종류로 분류된다. 전자와 같이 **식후 곧바로 교감신경 자극증상이 전면에 나타날 때에는 덤핑증후군(dumping syndrome)인 경우가 많고, 반면에 후자와 같이 증상이 느리게 나타날 때에는 경증 당뇨병인 경우가 많다.**

3 인슐린종 insulinoma

a. 인슐린종이란 어떤 병인가?

얼핏, 외모로 보아 건강한 사람(**40~60세에 많다**)이 **공복시에 저혈당 증상을 일으켰을 때에는 인슐린종일 가능성**이 가장 높다고 생각할 수 있다. 증상으로는 아급성, 만성의 저혈당 증상을 보이므로 **중추신경 장애에 의한 증상이 먼저 나타난다**. 또, 진행되면 비가역적으로 중추신경기능 장애를 일으키므로 정신질환으로 착각하는 경우가 있다. 실제로 인슐린종 환자가 정신병원에서 발견되는 경우도 드물지 않다.

흥분성 조증, 간질, 몽롱한 상태, 건강염려증(hypochondria), 혼미 등의 증상이 중심이 되어 나타나기 때문이다. 또한 인슐린종에서는 비만 경향이 종종 나타난다고 하는 점이 중요한데, 이것은 인슐린에 동화를 촉진하는 작용이 있기 때문이다.

이 질환의 90%는 양성이며 단발적으로 발생하지만, 때로 악성 종양으로 발견되거나 또는 부갑상샘종, 뇌하수체샘종을 동반하는 경우가 있다(이 세 가지를 모두 갖춘 것은 다발성 내분비샘종증 I형 : MEN type I, 또는 Wermer 증후군이라고 한다). 인슐린종에 양성 종양이 많다고 하는 점은 췌장에 발생하는 또 한 가지의 유명한 종양인 가스트린종(gastrinoma ; Zollinger-Ellison 증후군을 일으키는 것으로 유명)에 악성 종양이 많다고 하는 것과 정반대이므로 함께 기억해 두는 것이 좋다. 발생하는 장소를 보면 대부분 췌장의 몸통·꼬리부분이다.

b. 진단

Whipple's triad가 진단가치가 높다. 또한 공복시의 저혈당과 그때의 높은 혈중 인슐린 수치가 증명되면 된다. 즉 저혈당이 나타나면 인슐린이 분비되지 않는 것이 정상적인 반응이지만, 반대로 인슐린의 분비가 상대적으로 높은 수치를 지속하고 있다는 점이 인슐린종의 특징이다. 인슐린종에서는 인슐린 분비에 자율성이 있어 분비억제를 받지 않는다.

따라서 혈중 인슐린이 정상 범위에 있다고 해도 혈당이 낮으면 상대적으로 인슐린이 과잉 분비되고 있다는 진단이 내려진다. 이와 같은 경우를 진단하기 위해 "**수정 인슐린 혈당치**"라고 하는 지표가 사용되기도 한다.

$$\text{수정 인슐린 혈당치} = \frac{\text{공복시 IRI}(\mu U/ml)}{\text{공복시 혈당}-30(mg/dl)} \times 100$$

이 수정 인슐린 혈당치가 200 이상이면 인슐린종이라고 진단해도 된다. 이 식에서 보면 건강한 사람은 혈당치가 30(mg/dl) 이하까지 내려가면 인슐린의 분비가 0이 된다고 하는 점이다. 인슐린의 정상치는 5~10(μU/dl)이므로, 예를 들어 공복시 인슐린이 10으로 정상수치를 나타내어도, 공복시 혈당이 35(mg/dl)라고 한다면 수정 인슐린 혈당치는 200이 되어 인슐린종이라고 진단을 내리는 것이다.

또한 이와 같은 수정 인슐린 혈당치 등을 사용하지 않고 단순히 다음과 같은 것을 지표로 하는 진단법도 있다.

혈당/인슐린 : **2.5 이하이면 인슐린종**
(정상이라면 2.5 이상)
인슐린/혈당 : **0.5 이상이면 인슐린종**
(정상이라면 0.3 이하)

어쨌든, 공복시 인슐린과 공복시 혈당의 두 가지를 측정하는 것은 인슐린종의 진단에서 매우 중요한 것임을 알아야 한다.

c. 그 밖의 검사법

1) C-peptide 억제시험

인슐린을 주사해서 저혈당을 유발하면 건강한 사람에서는 인슐린의 분비가 억제되므로 C-peptide의 분비가 절반 이하까지 감소한다. 그러나 인슐린종 환자에서는 인슐린이 자율적으로 과잉 분비되고 있으므로 C-peptide의 분비는 감소되지 않는다.

이상이 인슐린종의 검사법이다. 일반적으로, 호르몬의 분비과잉이 의심될 때에는 진단시 분비 억제시험을 이용하는 것이 원칙이다. 따라서 인슐린종의 경우에도 환자를 저혈당 상태로 하여 인슐린의 분비가 억제되는 방향으로 유도한다는 점이 중요하다. 그래서 "억제되지 않으면 인슐린종"이라는 식으로 진단을 내릴 수 있기 때문이다.

2) 영상진단

① 복부 CT
조영 CT에서 enhancement된 종양으로 보인다.

② 선택적 혈관조영
혈관이 많은 종양 농염상이 나타난다.

3) 선택적 동맥내 자극물 주입시험 (SASI test)

Ca을 이용한 SASI test를 실시하여 종양의 위치를 결정한다.

d. 치료

치료는 기본적으로 수술을 실시하여 샘종을 제거하는 것이 가장 좋다(**그림 101**). 그러나 혈관조영에 의한 진단율은 20% 이하라는 보고도 있고, 종양이 발견되지 않아 부위를 진단할 수 없는 경우도 있었지만 최근에는 앞에서 말한 SASI test를 병용함으로써 거의 100% 국소진단이 가능하게 되었다. 절제가 불가능한 증례에 대해서는 다음과 같은 약물요법이 사용된다.

- 항암제
- streptozotocin(STZ) : 췌장 β세포를 선택적으로 파괴하는 약이다.
- somatostatin analogue : 인슐린종(insulinoma)은 somatostatin 수용체 발현이 50% 정도이므로 절반은 무효이다.

또한 야간의 저혈당에 대해서는 위장 카테터를 통해 소량의 포도당을 지속적으로 투여하는 것이 효과적이다.

e. 감별진단

인슐린종과의 감별진단이 필요한 질환으로서 **인슐린 자가면역 증후군**이 있다. 증상은 인슐린종과 같지만, 때때로 반응성(식후성) 저혈당증과 유사한 증상을 나타내는 경우가 있다. 진단은 혈중 인슐린에 대한 항체가 검출되면 확정된다. 또한 혈중 인슐린 수치가 비정상적으로 높게 나타나면 인슐린 자가면역 증후군을 의심해야 한다. 저혈당이 지속되는 경우에는 부신피질스테로이드제를 치료에 사용한다.

그림 101 인슐린종의 혈관조영

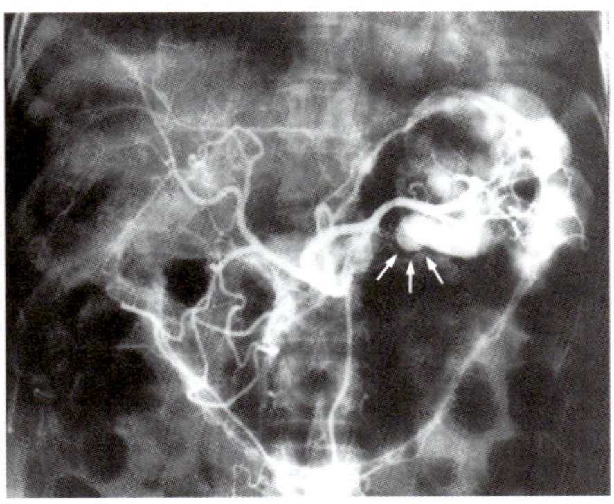

화살표는 병변부위를 가리킨다

4 반응성 저혈당증

reactive hypoglycemia

식사 후나 포도당을 섭취한 후에 볼 수 있는 반응성 저혈당증으로, 기질적인 병변을 나타내지 않는 것을 가리킨다. 대표적인 질환은 위 절제 후에 일어나는 덤핑증후군(dumping syndrome)이 유명하다. 덤핑증후군은 식사중이나 식사후 곧 일어나는 조기 덤핑증후군과 식사후 2~3시간 지나서 저혈당 증상을 보이는 만기 덤핑증후군으로 나뉜다.

먼저, 조기 덤핑증후군에 대해서는 위를 절제한 사람의 기분이 되어 보면 알 수 있다. 자신의 위가 없다고 생각하며 식사를 한다면 상당히 불안할 것이다. 특히 수술한 지 얼마 되지 않았을 때에는 매우 불안한 느낌이 든다. 그런 상태에서 식사를 할 때 심계항진이 일어나거나 식은땀을 흘리거나 현기증이 발생하거나 메스꺼워 토해버리거나 하는 것이 조기 덤핑증후군이다. 따라서 심리적인 요인이 크고, 저혈당이 있는 경우도 있지만 없는 경우도 있다. 기전은 입으로부터의 들어온 음식이 식도에서 갑자기 작은창자로 떨어져 버리기 때문에(dumping) 삼투압 균형이 붕괴되는 등의 원인으로 작은창자에서 다양한 소화관 호르몬이 분비되어, 그것들이 복잡하게 작용함으로써 일어나는 것으로 추측되지만 명확한 것은 밝혀지지 않고 있다. histamine이나 serotonin, bradykinin 등의 인자가 혈중에서 증가하는 것이 원인이라고 주장하는 사람도 있다.

한편 만기 덤핑증후군은 기전이 조금 더 확실하다. **위 절제 후에는 포도당의 흡수가 촉진된다**. 따라서 식사를 한 후에 일과성으로 급격하게 혈당치가 상승

V

한다. 실제로 위 절제 후의 환자에게 포도당을 경구 섭취시키면 30~60분 후에는 혈당치가 급격하게 상승하여 대부분 180mg/dl 이상이 된다. 그로 인해 인슐린의 분비가 촉진되지만 인슐린의 작용으로 혈당치가 정상화된 후에도 혈중에 잔존하는 인슐린이 기능을 유지하기 때문에 혈당이 지나치게 내려가 버린다. 이 때문에 혈당치는 급격하게 저하되어 저혈당 증상이 일어나게 된다. 저혈당 증상이 나타나는 것이 만기 덤핑증후군이다. 일반적으로 식사 후 2~3시간이 경과하면 저혈당 증상이 나타난다.

덤핑증후군(dumping syndrome)의 치료는 조기이든 만기이든 우선 식사를 소량으로 나누어서 자주 먹게 하는 것이 중요하고, 식사 내용물은 흡수가 느린 지방과 단백질을 중심으로 천천히 소화, 흡수되는 것으로 구성한다.

5 소아, 신생아의 저혈당

신생아의 저혈당은,

- 성숙아인 경우 30mg/dl 이하
- 미숙아인 경우 20mg/dl 이하

또,

- 소아의 저혈당은 40mg/dl 이하

로 정의된다. 영유아기 저혈당의 원인도 역시 한 가지가 아니라 여러 가지이다(**표 37**). 영유아기에 저혈당을 일으키는 질환의 특징은 발병 연령 및 월령(개월수)이 그 개개의 병에 따라 밀접하게 관련된다는 점이다(**그림 102**).

신생아기에 일과성으로 나타나는 일과성 저혈당증은 미숙아나 임신 고혈압증후군, 당뇨병에 걸린 모친에게서 태어난 아이에게서 나타나기 쉽고, 이 시기에 가장 높은 빈도로 나타나는 저혈당이다. 일과성이기 때문에 예후는 양호하지만, 만약 저혈당증이 지속되는 경우에는 유전적 질환에 의한 저혈당증을 의심해야 한다(간효소의 결손에 의한 당원병이나 류신(leucine) 과민증 등의 가능성을 생각할 수 있다). 그 외에 케톤(ketone)혈성 저혈당증은 18개월 이후부터 10세 정도에 나타나고 인슐린종(insulinoma)은 4세 이후에 증가한다.

표 37 소아의 저혈당

	특 징	원인질환
① 신생아 저혈당증	Ⓐ 미숙아에게 일과성으로 나타나는 저혈당 Ⓑ hyperinsulinemia를 동반하는 것	ⓐ 당뇨병 모체로부터의 출생아 ⓑ 태아 erythroblastosis ⓒ 과형성(류신 과민증) ⓓ nesidioblastosis(이자섬모세포종)
② 소아 저혈당증	Ⓐ 췌장 β세포질환에서 hyperinsulinemia를 동반하는 것 Ⓑ 케톤혈성 저혈당증 Ⓒ 간효소 결손에 의한 저혈당증	ⓐ 당원병 ⓑ fructose 1, 6-diphosphatase 감소증 ⓒ 유전성 과당 불내증 (fructose 1-phosphate aldolase감소증) ⓓ galactosemia ⓔ glycogen synthetase deficiency

그림 102 **신생아 · 소아 저혈당증의 발병시기**

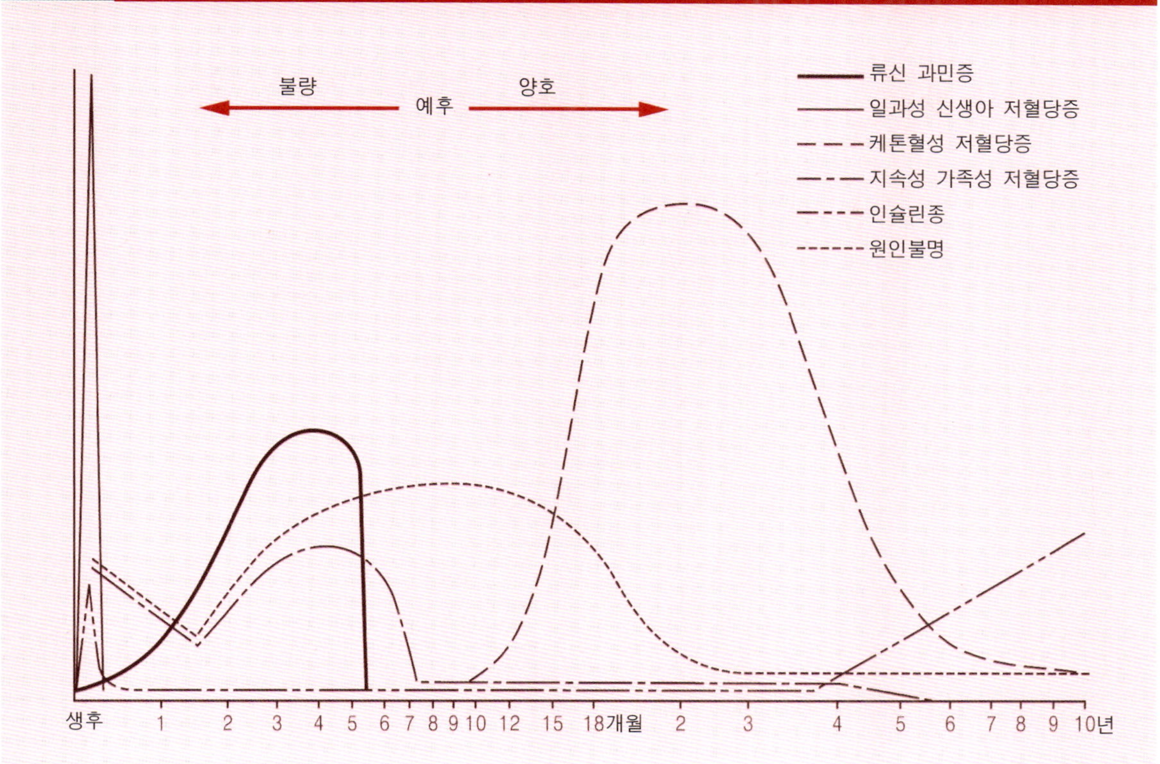

Cornblat M, and Schwartz. R., In Disorders of carbohydrate metabolism in infancy. W.B. Saunders Co. Philadelphia, 1996.

VI 생식샘 gonad

1 남녀의 성차

유전적으로 보았을 때 남성은 Y염색체를 갖고 있으며 여성은 갖고 있지 않다. 또 내분비학적으로 보면 남성은 고환을 갖고 있고 여성은 난소를 갖고 있다. 유전적인 성차는 모친의 난자와 부친의 정자가 가진 성염색체에 의해 결정된다. 난자(X염색체만 가질 수 있다)와 Y염색체를 가진 정자가 수정하면 남성이 되고, X염색체를 가진 정자가 수정하면 여성이 된다(**그림 103**).

남녀, 각각의 생식샘은 태아 초기에는 원시 생식샘이라고 불리는 것으로, 이것은 남녀 어느 쪽의 생식샘도 될 수 있다. 이것이 Y염색체에 코드(code)되어 있는 고환결정유전자(sex determing region of Y chromosome ; SRY)의 유무에 의해 변화되어 태생기부터 내분비를 함으로써 남녀 생식기의 차이가 발생하게 되는 것이다(**그림 104**).

남성의 경우에는 SRY에 의해 원시 생식샘의 수질이 발생하여 태생기 고환이 되는데, testosterone, MIS (Müllerian duct inhibiting substance : müller관 억제인자)를 분비한다. MIS는 Müllerian duct를 없애고, 계속해서 testosterone의 작용으로 Wolffian duct는 부고환과 수정관과 정낭이 된다. 또한 testosterone은 외생식기를 만든다. 여성의 경우에 원시 생식기는 그 피질이 발달하여 태생난소가 되지만 이것은 아무 것도 분비하지 않는다.

그림 103 X염색체와 Y염색체

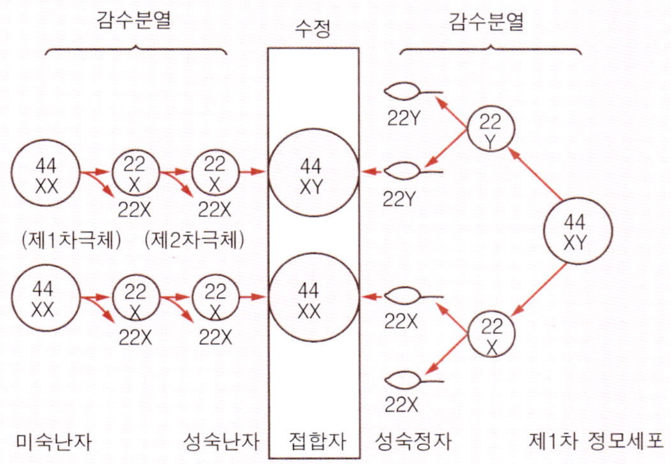

그림 104 **생식기의 발생**

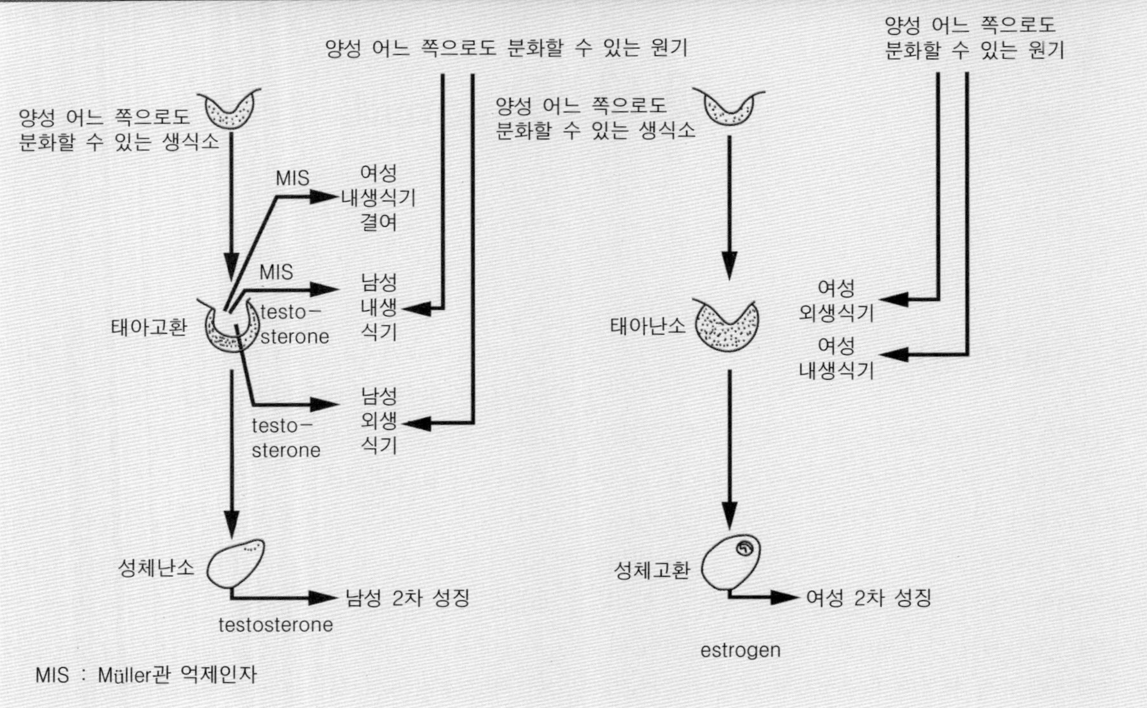

그림 105 **성분화의 남녀 차이**

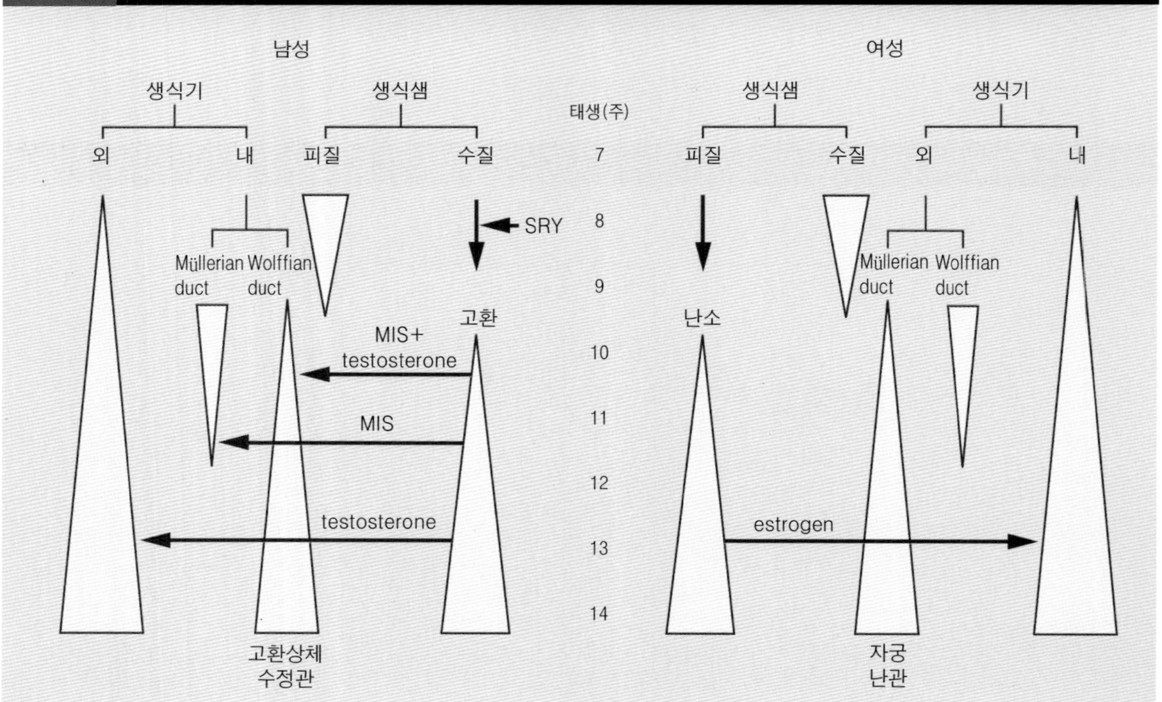

그 때문에 남성과는 반대로 Wolffian duct가 없어지고 Müllerian duct가 난관과 자궁, 질의 2/3가 된다. 이상을 정리하면 **그림** 105와 같다.

2 남성 생식샘

a. 남성 생식샘이란?

남성 생식샘이란 고환을 말한다. 고환의 역할은 정자의 형성과 남성호르몬인 testosterone의 분비이다. 정자는 정세관 속의 Sertoli 세포가, 뇌하수체에서 분비되는 호르몬인 난포자극호르몬(FSH)과 고환 자신으로부터 분비되는 testosterone의 자극을 받아 형성된다. testosterone은 고환의 간질에 있는 Leydig cell이 같은 뇌하수체로부터 분비되는 호르몬인 황체형성호르몬(LH)의 자극을 받아 분비된다.

b. testosterone이란?

Leydig cell로부터 분비되는 testosterone은 가장 강한 남성호르몬이다.

c. testosterone의 생합성

testosterone은 부신의 steroid 합성계와 유사한 경로에 의해 콜레스테롤에서 만들어진다. 단 고환에는 21 β-hydroxylase나 11 β-hydroxylase 등은 존재하지 않기 때문에 cortisol이나 DOC 등은 만들어지지 않는다(**그림** 106).

그림 106 testosterone의 생합성

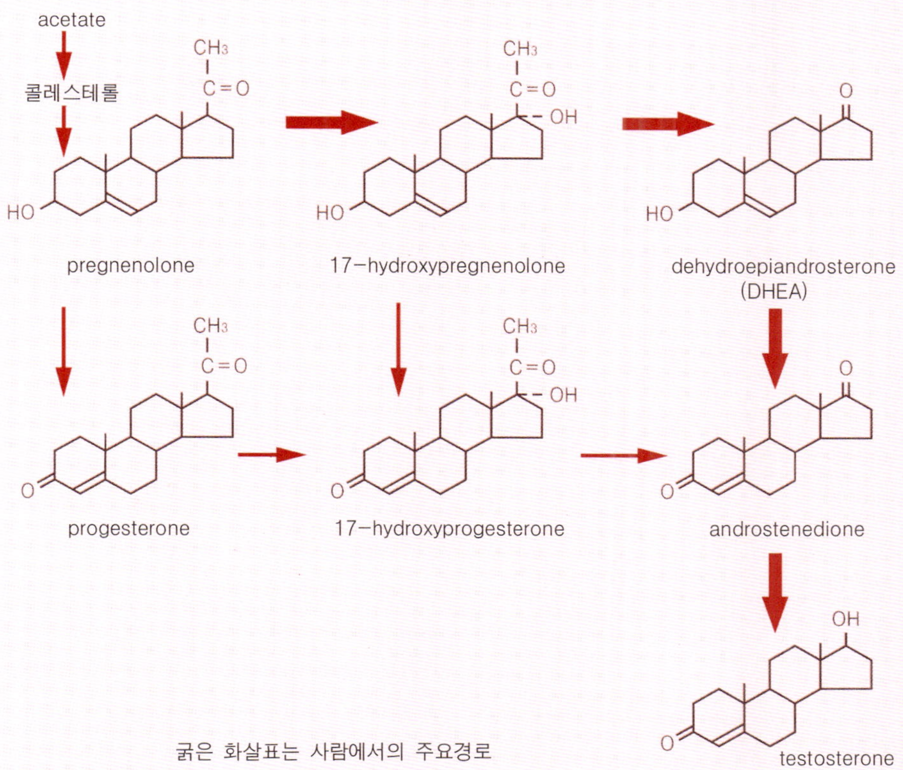

testosterone은 표적기관에서 5α-reductase에 의해 생리활성을 갖는 dehydrotestosterone이 되어야 작용할 수 있다.

d. testosterone의 분비조절

뇌하수체에서 분비되는 황체형성호르몬(LH)에 의해 testosterone의 분비가 촉진된다.

e. testosterone의 작용

1) 남성 생식기를 발달시킨다

태생기에 부고환, 수정관, 정낭, 전립샘, 음경 등의 발달에 관여한다.

2) 남성 2차 성징을 발달시킨다

외생식기에 대해서는 음경을 굵게 만들고, 음낭에 색소를 침착시키며, 주름이 많아지도록 작용한다. 또 내생식기에 대해서는 정낭의 크기를 증대시켜 과당의 생산을 촉진한다. 그리고 전립샘과 망울요도샘을 크게 만들어 분비기능을 촉진시킨다.

사춘기가 되면 변성기를 맞게 되는데 이것은 testosterone이 후두를 크게 하여 성대의 길이와 두께를 증가시키도록 작용하기 때문이다. 또한 testosterone은 털의 성장을 촉진시킨다. 이 작용에 의해 수염이 나기 시작하며 남성형 음모가 생긴다. 겨드랑이 부분, 가슴부분, 항문주변에 털이 나기 시작하여 몸 전체로 퍼진다. 정신적 활동도, 보다 공격적이고 활동적인 행동으로 바뀌며 이성에 대한 흥미를 갖게 된다. 신체의 외형도 어깨폭이 넓어지고 근육이 발달하여 우람한 체형이 된다.

3) 배우자(gamete) 형성

정자의 조성에 있어서 testosterone은 중요한 역할을 한다.

4) 단백동화 촉진작용

단백질의 합성을 증가시켜 분해를 감소시키고, 성장속도를 높이는 작용이 있다. 2차 성징에 동반해서 나타나는 신장의 증가는 이러한 testosterone의 작용에 의한 것이다. 그런데 성조숙증이라 하여 2차 성징이 정상보다 빨리 나타나는 이상 증상이 있다(여성은 8세 미만, 남성은 10세 미만에서 2차 성징이 나타난다). 이러한 이상 증상에서는 소아기에 급격한 신장 증가가 나타난다. 그러나 너무 일찍 키가 커버리면 장관골의 성장판이 빨리 폐쇄되기 때문에 사춘기 이후에는 오히려 저신장이 된다.

5) 뇌하수체로부터 LH의 분비를 억제한다

LH는 testosterone의 분비를 촉진하므로 그 negative feedback이라 생각된다.

3 여성 생식샘

a. 여성 생식샘이란?

여성 생식샘이란 난소를 말한다. 이 난소는 매우 복잡한 체계로 조절을 받고 있는데, 여기에는 난소주기라는 것이 있다. 난소에 대한 LH, FSH의 작용은 이전에 뇌하수체의 항목에서 설명하였으므로, 여기에서는 간단히 살펴보겠다(**그림 107**).

뇌하수체로부터 분비된 FSH에 의해 원시난포 몇 개가 성숙되기 시작한다. 그 다음에는 LH에 의해 그 중의 하나가 완전히 성숙한 상태로 발전하고, 나머지는 폐쇄난포가 된다. 성숙해지면 estrogen을 분비하게 되고, 그 분비가 어느 정도 선을 넘으면 뇌하수체에 대해서 positive feedback이 걸린다. 이로 인해 LH가 급격하게 분비되고(LH-surge) **배란(ovulation)**이 일어난다. 난포의 나머지 부분은 황체(corpus luteum)가 되고, LH의 작용으로 estrogen과 progesterone을 분비한다. 그리고 배란으로부터 2주일이 경과하면 **황체**가 퇴화되어(왜 퇴화되는가는 아직 알려져 있지 않다) estrogen과 progesterone이 감소하며, 뇌하수체에 대한 negative feedback이 풀리고 LH, FSH의 상승이 재개되어 다음 주기에 들어간다. 황체가 퇴화됨에 따라 자궁내막을 유지하는 호르몬이 감소하여 내막이 허혈상태가 되고, 괴사를 일으켜 출혈과 함께 탈락되는 것이 월경이다.

b. estrogen이란?

난포의 내협막세포, 과립막세포황체, 태반으로부터 분비되는 성호르몬이다.

c. estrogen의 생합성

그림 108을 보기 바란다. estrogen에는 estrone (E_1), estradiol(E_2), estriol(E_3) 등의 종류가 있는데 작용은 E_2가 가장 강하다.

그림 107 **난소주기**

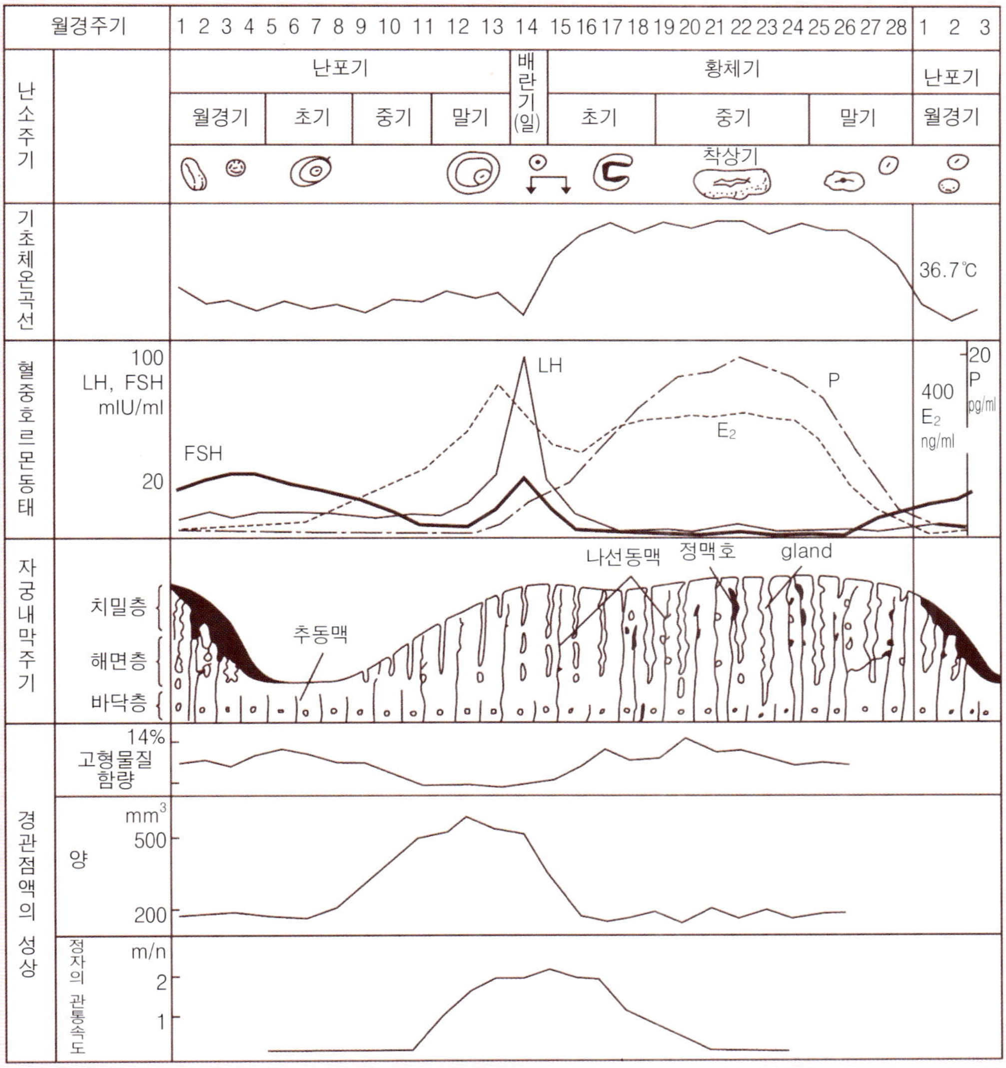

d. estrogen의 작용

1) 여성 생식기에 대하여

다양한 기능을 가지고 있으므로 상세하게 살펴보자.

- 난포의 성장을 촉진한다.
- 난관의 운동을 촉진한다.
- 자궁내막의 증식과 분비를 유지한다.
- 자궁경부의 점막을 얇게 하며 알칼리성을 높인다.
- 질 상피의 각질화를 촉진한다.
- 자궁의 혈류량을 증가시킨다.
- 자궁근육이 발달되어 흥분성이 커진다.

2) 행동에 대하여

성욕을 증가시키는 작용을 한다.

3) 젖샘에 대하여

젖샘속 젖샘관의 성장을 촉진한다.

젖꽃판의 색소침착을 촉진한다.

4) 여성 2차 성징에 대하여

estrogen이 분비되고 testosterone이 분비되지 않음으로써 2차 성징이 나타난다. 여성의 2차 성징은 다음과 같이 나타난다.

- 유방, 자궁, 질이 비대해진다.
- 어깨폭이 좁아지고 골반이 넓어진다.
- 가슴과 엉덩이에 여성형 지방분포가 나타난다.
- 후두는 변화하지 않고 음성이 고음이 된다.
- 체모는 일반적으로 적어지고, 반대로 두발이 많아진다.
- 음모는 위쪽이 수평인 역삼각형 모양이 된다.

그림 108 estrogen의 생합성

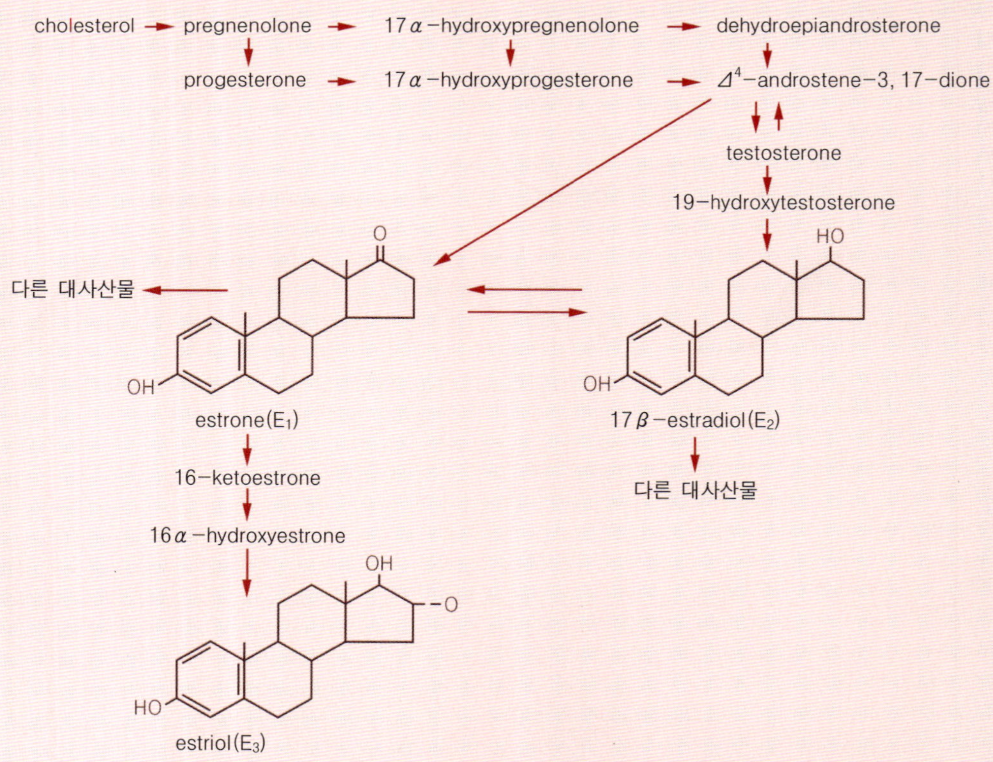

5) 기타

- 소금과 염분의 저장을 늘린다.
- 기름샘의 분비액을 묽게 한다.
- 혈중 콜레스테롤을 저하시킨다.
- PTH를 억제한다.

e. progesterone이란?

황체나 태반에서 분비되는 성호르몬을 말한다.

f. progesterone의 생합성

그림 106을 참조하기 바란다.

g. progesterone의 작용

조목별로 간단하게 정리하면 다음과 같다.

- 자궁내막에 임신전 변화를 일으킨다.
- 자궁경부의 점액을 진하게 한다.
- 질에서 진한 점액이 분비되고 상피세포가 증식한다.
- 자궁근육의 흥분성을 저하시킨다.
- 젖샘의 샘소엽과 샘꽈리의 발달을 자극한다.
- 열생산 작용이 있다.
- 호흡중추를 자극한다.

4 특수검사

a. 남성 생식샘

1) 이학적 소견

고환의 크기, 경도 등을 조사한다. 또한 2차 성징의 유무(수염, 음낭의 주름, 색 등)도 본다.

2) 고환기능 검사

① **정액 검사**

정자의 수·운동성 등을 본다.

② **고환 생검** (biopsy)

Sertoli cell, Leydig cell 등을 본다.

③ **호르몬 검사**

(i) 기초값

testosterone은 연령에 따라 변동이 상당히 크다.

- 소아 3~10(ng/dl)
- 사춘기 30~400
- 성인 350~1,200

(ii) 분비자극시험

- clomiphene 시험
- HCG 시험

clomiphene 시험은 testosterone에 의한 뇌하수체로의 negative feedback을 제거하기 때문에 LH의 분비가 촉진되는 결과 testosterone의 분비가 자극된다.

HCG 시험은 LH와 같은 작용을 갖기 때문에 testosterone의 분비가 촉진된다.

(iii) 분비억제시험

- androgen 부하시험

Fluoxymesterone 등의 androgen을 투여하면 뇌하수체에 대해 negative feedback이 작용하여 LH가 저하되고 testosterone도 저하된다.

b. 여성 생식샘

1) 이학적 소견

- 난소의 성상을 촉진(touch)하는 것은 익숙하지 않으면 상당히 까다롭다.
- 2차 성징(체형, 유방, 음모 등)이 있는지의 여부를 조사한다.
- 월경에 관해서도 조사한다.

2) 난소기능 검사

① **기초체온 측정** (basal body temperature ; BBT)

progesterone에 열량 생산작용이 있으므로 정상이라면 그림 107과 같이 변화한다.

② 경관 점액검사

자궁경부의 점액은 estrogen에 의해 분비량이 증가하고 점조도가 저하되며 견사성(spinnbarkeit)이 증가하는 것에 비해, progesterone에서는 점조도가 높아지므로 그것을 조사하면 대략적인 호르몬의 동태를 알 수 있다.

③ 질세포 도말표본검사

질의 상피는 표층에서부터 각화상피세포(=표피세포), 중층세포, 방기저세포(parabasal cell), 바닥세포로 구성되어 있지만 estrogen의 작용으로 각화상피세포가 증가하고, progesterone의 작용으로 방기저세포가 증가한다. 각화상피세포는 세포가 큰 데 비해서 핵이 적다는 특징이 있고 또한 세포질은 Papanicolaou 염색에 의해 붉게 물들기(=eosinophilic) 때문에 질세포 도말표본으로 호르몬의 동태를 알 수 있다. 참고로 말하면 방기저세포는 핵이 크고 세포질은 파랗게 염색된다.

④ 자궁내막 조직검사

VI

자궁내막은 estrogen에 의해 증식되고 여기에 progesterone이 가담하여 분비성 변화를 나타내므로 내막을 보아도 호르몬의 동태를 알 수 있다.

⑤ 호르몬검사

(i) 기초값

- 혈장 estrogen
  이것도 연령이나 월경주기에 의해 차이가 있다.
  소아 0~4(ng/dl)
  난포기 2~15
  황체기 5~30
  폐경기 11
  임신 400~900
  (임신 주수가 늘어남에 따라 증가한다)
- 혈장 progesterone
  소아 0~0.05(μg/dl)
  난포기 0.002~0.09
  황체기 0.60~3.0
  폐경기 0.003~0.03
  임신 2~20
  (임신 주수가 늘어남에 따라 증가한다)
  (남성 : 0.01~0.03)

(ii) 분비자극시험

- clomiphene 시험
- gonadotropin 부하시험
- 부신억제·난소자극시험

clomiphene 시험은 고환의 경우와 마찬가지이다. gonadotropin 부하시험은 LH 대신에 HCG, FSH 대신에 hMG를 사용하여 난소를 자극한다.

부신억제·난소자극시험은 androgen이 과잉으로 분비되는 경우, 그 분비원을 조사하기 위해 dexamethasone을 투여해서 부신의 작용을 중단시킨 다음 거기에 HCG를 투여해서 난소를 자극해 보는 시험이다.

5 염색체 이상에 의한 생식샘 분화의 이상

a. 원인

성숙한 정자나 난자가 형성될 때의 감수분열 과정에서 둘로 나누어져야 할 성염색체가 어느 한쪽의 세포에 들어가 버리는 것을 성염색체의 불분리라고 한다. 그러한 성염색체의 불분리를 일으킨 비정상적인 정자나 난자가 그대로 수정되면, 46XY, 46XX 이외의 핵형태가 되어 생식샘의 분화에 이상이 발생한다.

b. Klinefelter 증후군

1) 핵형

전형적인 예에서는 XXY를 보이지만 다양한 염색체 이상이 나타난다.

2) 증상

사춘기까지는 정상이지만 사춘기를 지나도 고환은 커지지 않고 더욱 딱딱해진다.

- 2차 성징도 장애를 받는다.
- 고자닮은증(eunuchoidism) 체형
  키가 크고 사지의 끝으로 갈수록 길며 상반신에 비해 다리의 발육이 현저한 체형이 된다.
- 여성형 유방
- 지능저하
- 내외의 생식기는 남성이지만, 기능저하를 일으키며 androgen이 결핍되어 있다.

3) 검사소견

- testosterone의 낮은 수치
- HCG 시험에 무반응
- 혈중 LH, FSH의 높은 수치
- 요중 17-KS는 정상 또는 약간 낮은 수치

c. Turner 증후군

1) 핵형

전형적인 예는 45X이다(그러므로 표현형은 여성이다). 그러나 이것도 다양한 염색체 이상이 나타난다.

2) 증상

- 저신장(140cm 이하)
- 성기의 발육부전
- 외음부·자궁 등은 정상이지만 소아와 유사하다. 난소는 streak ovary라고 하는 흔적형이다.
- 2차 성징 없음
- 원발성 무월경
- 다양한 신체 기형
  변형된 귀, 물고기 모양의 입, 양쪽 눈의 격리, 바깥굽은팔꿉(cubitus valgus), 익상경(webbing of neck), 방패모양(scutiform)가슴
- 만성 갑상샘염(Hashimoto병), Graves병을 동반하는 경우가 있다.

3) 검사소견

- 혈중 LH, FSH의 상승
- estrogen의 낮은 수치

d. 진성 반음양 true hermaphroditism

XX/XY라는 모자이크의 핵형을 갖기 때문에 난소와 고환 양쪽을 모두 가지고 있어 외음부에서는 성별 판정이 불가능하다.

e. 혼합성 생식샘 형성장애

한쪽은 고환과 정관, 또 다른 한쪽은 미분화 생식샘과 난관을 갖는 경우이다. 자궁과 질도 있다. X/XY, X/XXY 등의 핵형을 갖는다.

f. 순생식샘 형성장애

생식샘이 발육되지 않고 성의 성숙도 보이지 않지만, 표현형은 여성이고 키도 정상이다. XX, XY, 다양한 모자이크 핵형을 나타낸다.

g. 기타

- XXX, XXXX (super female)
  외음부는 여성형이지만 월경이 없다.
- XYY, XXYY (YY syndrome)
  표현형은 남성이지만, 성기는 발육부전 상태이다.
- XX (XX male syndrome)
  XX이지만 표현형은 남성이다.

6 남성 가성 반음양 male pseudohermaphroditism

a. 정의

고환을 갖고 있지만, 내외 성기에 여성으로서의 특징을 어느 정도 갖고 있는 질환이다.

b. 분류

다음과 같은 이유로 testosterone이 결핍되어 발생

한다.

① **testosterone 생합성의 효소장애**

- 콜레스테롤 측쇄절단효소 결손증
  고환과 부신의 양쪽에서 발생한다. 내생식기는 남성이지만 외음부는 여성형이다.
- 3β-hydroxysteroid oxidoreductase 결손증
  이것도 고환과 부신 양쪽에서 발생하고, 외음부는 불완전한 남성형이다.
- 17, 20-desmolase 결손증
- 17β-hydroxysteroid oxidoreductase 결손증
  불완전하게 남성화된다.

② **testosterone의 활성형으로의 전환장애**

testosterone은 표적세포 내의 5α-reductase에 의해 dehydrotestosterone이 되어야 비로소 작용을 나타내지만, 이 5α-reductase가 결손되어도 불완전하게 남성화가 된다.

③ **고환성 여성화 증후군(고환 여성증)**

핵형은 XY로 정상이고 복강내 또는 서혜부에 고환을 가지고 있으며, testosterone의 분비나 dehydrotestosterone으로의 전환에도 이상은 없지만, 그 작용기전에 이상이 있어 발생하는 질환이다. dehydrotestosterone의 세포질 수용체의 결손으로 남성호르몬에 대해 반응이 저하되는 것이 원인이다.

- 체형, 체격은 여성
- 자궁이 없고 질이 얕으며 끝이 막혀 있다.
- 원발성 무월경
- 음모의 결여

7 여성 가성 반음양

female pseudohermaphroditism

a. 정의

난소, Müllerian duct의 발육은 정상이지만 외음부에서 음핵 비대 등의 남성화가 나타나는 질환이다.

b. 원인

태아의 발육과정에서 androgen이 작용함으로써 발생한다.

c. 분류

① **남성화형 선천성 부신 과잉증식**

21-hydroxylase 결손증, 11β-hydroxylase 결손증으로 발생한다.

② **모체에 대한 남성호르몬의 투여**

8 남성 생식샘 기능저하증

male hypogonadism

a. 분류

표 38과 같이 크게 세 가지로 분류된다.

1) 저고나도트로핀성 생식샘기능저하증
(hypogonadotropic hypogonadism)

뇌하수체로부터 LH, FSH의 분비가 저하됨으로써 발생한다.

2) 고고나도트로핀성 생식샘기능저하증
(hypergonadotropic hypogonadism)

고환에 원발성 이상이 있기 때문에 negative feedback에 의해 LSH, FSH의 분비가 증가하여 발생한다.

3) 정상 고나도트로핀성 생식샘기능저하증
(normal gonadotropic hypogonadism)

원인불명이다.

여기에서는 중요한 것으로서, 단독 gonadotropin deficiency에 대해서 살펴보겠다.

b. 정의

LH, FSH의 분비가 함께 장애를 받은 것이다.

표 38 남성 생식샘 기능저하증

A. hypogonadotropic hypogonadism
1. 고나도트로핀 단독 결핍증 (hypogonadotropic eunuchoidism) 완전형 LH 단독 결손증, FSH 단독 결손증
2. 다종 뇌하수체호르몬 결손증 사춘기 전 발병 사춘기 후 발병
B. hypergonadotropic hypogonadism
1. 선천성 Klinefelter's syndrome 기타 염색체 이상 양측 무고환증 Reifenstein syndrome Noonan's syndrome Sertoli-cell-only syndrome Leydig cell aplasia
2. 후천성 또는 성인형 testitis 방사선 조사(irradiation) myotonic dystrophy Werner's syndrome trauma 남성 갱년기장애 거세
C. normal gonadotropic hypogonadism
남성 불임증

c. 원인

시상하부 장애에 의한 황체형성 호르몬 방출호르몬(LHRH)의 저하 또는 작용 부족이 원인이다. X연쇄형 유전형식을 나타내며, 후각 이상을 동반하는 경우 Kallmann 증후군이라고 한다. 이것은 KAL-1 유전자 이상으로 발생한다. 상염색체 열성인 것은 LHRH 수용체 이상에 의한 것이라고 알려져 있다.

d. 증상

- 고자닮은증(eunuchoidism) 체형이다.
- 고환은 사춘기 전의 크기이며 부드럽다.
- 음경의 발육이 불량하다.
- 목소리가 높다.
- 수염과 음모 이외의 체모는 적다.
- 후각장애(Kallmann 증후군)

e. 검사소견

- testosterone의 낮은 수치
- 요중 17-KS는 부신에서 유래하는 것이므로 반드시 저하되지는 않는다.
- 혈중 LH, FSH의 낮은 수치
- HCG 시험에서 testosterone의 상승

9 여성 생식샘 기능저하증

female hypogonadism

a. 분류

- 시상하부 장애 : 신경성 식욕부진증 등
- 뇌하수체성 장애 : 뇌하수체 종양, Sheehan 증후군
- 난소성 장애 : 호르몬 생산종양, 생식샘 형성부전증후군(Turner 증후군)
- 기타 : 다낭포 난소 증후군, 갑상샘계, 부신계의 장애

1) 호르몬 생산종양

① 에스트로겐 생산종양

- 과립막세포종과 협막세포종을 들 수 있다
- 어느 시기의 무월경에 이어서 자궁출혈이 초래된다.
- 혈중 estrogen의 상승, 요중 17-KS, 17-OHCS의 상승
- FSH, LH의 저하

② 안드로겐 생산종양

- 남성화 배세포종, 부신유사 종양, 난소문 세포종이 androgen을 분비한다.

VI

- 탈여성, 남성화
- 무배란, 무월경
- 유방의 퇴축, 다모, 음성의 변화, 음핵 비대
- testosterone 상승

2) 다낭포 난소 증후군 (polycystic ovary syndrome : PCOS)

: Stein-Leventhal syndrome

① 정의

양쪽의 다낭포 난소를 동반하는 무월경증

② 원인

확실히 밝혀지지 않았으나 남성호르몬이 분비되기 때문에 성 호르몬 합성효소의 이상이라 생각된다.

③ 증상

- 무월경, 불임
- 다모, 남성화
- 비만

④ 검사소견

- LH는 높은 수치, FSH는 정상 또는 낮은 수치
- 부신억제·난소자극시험에서 estrogen, testosterone의 높은 수치
- 혈중 testosterone의 높은 수치
- 요중 17-KS의 높은 수치

VI

b. 무월경을 초래하는 질환

무월경을 초래하는 질환을 아래에 열거한다.

- 뇌하수체 기능저하증
- Sheehan 증후군, 뇌하수체샘종
- 성장호르몬 분비부전성 저신장증
- 말단비대증(acromegaly)
  (뇌하수체 기능저하증, Sheehan 증후군, 뇌하수체샘종은 모두 뇌하수체 기능저하증을 일으켜 LH, FSH가 감소한다)
- 고프로락틴혈증(hyperprolactinemia)을 일으키는 질환
- 시상하부 장애
  때때로 비만을 동반하는 것과 신경성 식욕부진증(anorexia nervosa)이 있다.
- 갑상샘 기능항진증
- Grave병
- Cushing 증후군
- Addison병
- 21-hydroxylase 결손증
- 11β-hydroxylase 결손증
- 17α-hydroxylase 결손증
- 3β-hydroxysteroid dehydrogenase 결손증
- 콜레스테롤 측쇄절단효소 결손증
- Turner 증후군
- superfemale 증후군
- 고환 여성화 증후군
- 여성 생식샘 기능저하증
- Stein-Leventhal 증후군

시험에 잘 나오는 「~를 초래하기 쉬운 내분비질환」

(「~를 초래하는 내분비질환」과 구별하여 외우자)

고혈압

고혈압을 초래하기 쉬운 질환

- acromegaly
- hyperthyroidism
- hypothyroidism
- Cushing's syndrome
- 11β-hydroxylase deficiency
- 17α-hydroxylase deficiency
- primary aldosteronism
- pheochromocytoma
- Liddle syndrome

저신장

저신장을 초래하기 쉬운 질환

- 뇌하수체 소인증
- cretinism
- Cushing's syndrome
- pseudohypoparathyroidism
- Turner's syndrome
- Laron 소인증 … somatomedin의 합성장애, GH는 증가
- Pigmy형 소인증 … IGF-I(somatomedin C)가 낮은 수치

나트륨

hypernatremia를 초래하기 쉬운 질환

- 요붕증(DI)
- Cushing's syndrome
- 11β-hydroxylase deficiency
- 17α-hydroxylase deficiency
- primary aldosteronism
- Liddle syndrome
- Bartter's syndrome을 제외한 secondary aldosteronism

hyponatremia를 초래하기 쉬운 질환

- SIADH
- Addison's disease
- 21-hydroxylase deficiency(단, Na^+ 소실형)
- 3β-hydroxysteroid dehydrogenase deficiency
- 18-hydroxylase 또는, 18-hydroxysteroid dehydrogenase deficiency
- hyporeninemic hypoaldosteronism
- Bartter's syndrome

PRA(혈장레닌 활성)

PRA가 높은 수치를 나타내기 쉬운 질환

- secondary aldosteronism
- Addison's disease
- hyperthyroidism
- pheochromocytoma
- 21-hydroxylase deficiency
- 3β-hydroxysteroid dehydrogenase deficiency
- 18-hydroxylase deficiency 또는 18-hydroxysteroid dehydrogenase deficiency
- 임신
- 요붕증

PRA가 낮은 수치를 나타내기 쉬운 질환

- primary aldosteronism
- Liddle syndrome
- 11β-hydroxylase deficiency
- 17α-hydroxylase deficiency
- hyporeninemic hypoaldosteronism
- SIADH

체중

비만을 초래하기 쉬운 질환

- 시상하부성 비만
- Fröhlich's syndrome
- Kallmann's syndrome
- Prader–Willi syndrome
- Laurence–Moon–Biedl syndrome
- hypothyroidism
- Cushing's syndrome
- Stein–Leventhal syndrome
- 당뇨병(특히, NIDDM)
- insulinoma
- Turner's syndrome

체중감소를 초래하기 쉬운 질환

- 신경성 식욕부진증(anorexia nervosa)
- hyperthyroidism
- Addison's disease
- pheochromocytoma
- primary hyperparathyroidism
- 당뇨병(특히, IDDM)

칼슘

hypercalcemia를 초래하기 쉬운 질환

- primary hyperparathyroidism
- 악성 종양의 뼈전이
- Vit. D intoxication
- hyperthyroidism

hypocalcemia를 초래하기 쉬운 질환

- secondary hyperparathyroidism (만성 신부전)
- secondary hypoparathyroidism
- pseudo hypoparathyroidism

다모

다모를 초래하기 쉬운 질환

- acromegaly
- Cushing's syndrome
- 21–hydroxylase deficiency
- 11β–hydroxylase deficiency
- 3β–hydroxysteroid dehydrogenase deficiency
- androgen 생산 종양
- Stein–Leventhal syndrome

칼륨

hyperkalemia를 초래하기 쉬운 질환

- Addison's disease
- 21–hydroxylase deficiency(Na^+ 소실형)
- 3β–hydroxysteroid dehydrogenase deficiency
- 18–hydroxylase deficiency 또는 18–hydroxysteroid dehydrogenase deficiency
- diabetic nephropathy
- hyporeninemic hypoaldosteronism

hypokalemia를 초래하기 쉬운 질환

- Liddle syndrome
- primary aldosteronism
- secondary aldosteronism
- Cushing's syndrome
- 11β–hydroxylase deficiency
- 17α–hydroxylase deficiency

INDEX

ㄷ

ㅁ

ㅂ

ㅅ

ㅇ

ㅈ

ㅋ

ㅌ

ㅍ

ㅎ

내분비질환 *Part* 9

인　　쇄	2008년 4월 10일
발　　행	2008년 4월 20일
총 감 수	村川裕二
역　　자	연세대학교 의과대학 차봉수

발 행 인	김정찬
발 행 처	도서출판 정담
주　　소	서울특별시 송파구 가락동 10-2 동원빌딩 4층
전　　화	02-443-2683, 2791
팩　　스	02-430-7370
홈페이지	www.jdb.co.kr
등　　록	제 22-135호
정　　가	20,000원

ISBN 978-89-8085-410-3